AF474685

MANUEL PRATIQUE

DE

DIAGNOSTIC BACTÉRIOLOGIQUE

ET DE

TECHNIQUE APPLIQUÉE

A LA DÉTERMINATION DES BACTÉRIES

MANUEL PRATIQUE

DE

DIAGNOSTIC BACTÉRIOLOGIQUE

ET DE

TECHNIQUE APPLIQUÉE

A LA DÉTERMINATION DES BACTÉRIES

PAR

R. LE BLAYE

Ancien interne des Hôpitaux de Paris
Professeur suppléant et chef des travaux
de bactériologie
à l'École de médecine de Poitiers

H. GUGGENHEIM

Ancien interne
des Hôpitaux de Paris

PARIS

VIGOT FRÈRES, ÉDITEURS

23, PLACE DE L'ÉCOLE-DE-MÉDECINE, 23

1914

MANUEL PRATIQUE

DE

DIAGNOSTIC BACTÉRIOLOGIQUE

ET DE

TECHNIQUE APPLIQUÉE

À LA DÉTERMINATION DES BACTÉRIES

INTRODUCTION

Un ouvrage de bactériologie, même s'il est destiné à des médecins, ne doit pas se borner à une étude descriptive des bactéries pathogènes. Le diagnostic bactériologique, fondé sur la détermination méthodique des bactéries, doit y occuper une place considérable. Or, dans nos traités classiques, ce chapitre dont l'importance pratique ne paraît pas discutable, est à peine ébauché quand il ne fait pas complètement défaut.

De tels livres peuvent être d'excellents ouvrages de vulgarisation, mais ils constituent des guides insuffisants pour les travaux de laboratoire et même pour les examens bactériologiques courants que tout médecin doit savoir pratiquer. Au point de vue diagnostique, le lecteur y trouve bien quelques indications générales, mais dès le début de la recherche il est livré à lui-même. Il a peu de chances d'atteindre au but alors qu'il ignore et les fausses routes auxquelles il est exposé et les éléments de diagnostic différentiel, variables selon les circonstances, dont la connaissance lui permettrait de surmonter les difficultés et d'éviter les erreurs.

En tant qu'ouvrages de vulgarisation, on peut reprocher à de tels livres de donner de nos connaissances une idée non seulement incomplète, mais inexacte. Un ouvrage, dont le plan aurait été conçu sans qu'il soit tenu aucun compte des bactéries dites saprophytes supposerait par cela même qu'une distinction nette peut être établie entre les espèces pathogènes et les espèces inoffensives.

Or, les faits nous enseignent que la virulence est le plus variable des caractères de l'espèce ; aussi l'étude des bactéries pathogènes nous paraît-elle inséparablement liée à celle des bactéries non pathogènes.

Cette proposition qui s'impose de par la biologie — la virulence pour les différents animaux apparaissant comme un cas particulier de l'adaptation au milieu — est tout aussi vraie au point de vue de la médecine pratique.

D'une part, parmi les bactéries inoffensives, il en est qui semblent constituer des races « dénaturées » ou « dégénérées » d'espèces très virulentes : leur connaissance est d'un haut intérêt au point de vue prophylactique. D'autre part, il n'est guère possible de faire une recherche en vue de l'isolement d'un germe pathogène pour l'espèce humaine sans rencontrer dans les tubes de culture des « saprophytes » parfois très voisins des bactéries précédentes par leurs caractères botaniques et même par leurs propriétés chimiques. On conçoit que l'erreur soit inévitable si l'on ignore quelles sont ces bactéries saprophytes susceptibles de prêter à confusion et si l'on n'étudie pas les signes différentiels qui permettent de séparer des espèces qui présentent un si grand nombre de caractères communs.

Il ne suffit donc point, pour qu'un livre de bactériologie soit de quelque utilité au cours des examens de laboratoire, que l'on y trouve la description du plus grand nombre possible des bactéries de la nature, il faut encore, dans un tel ouvrage, que les microrganismes soient soumis à une étude méthodique et comparée.

Telles sont les considérations qui nous ont engagés à écrire ce livre.

Les obstacles auxquels on se heurte lorsqu'on tente un essai de détermination méthodique des bactéries sont considérables ; ils relèvent de plusieurs causes.

Une première difficulté est due aux descriptions incomplètes qui abondent dans la littérature bactériologique. Ces bactéries insuffisamment caractérisées peuvent être rangées en deux catégories. Les premières sont soit des espèces communes qu'il est facile d'isoler à nouveau, soit des espèces plus rares mais dont on peut trouver des échantillons dans les collections. Il fallait les redécrire et procéder à la revision comparée du groupe auquel elles se rattachent, à l'exemple de ce que Chester, Weber, Holzmüller ont fait pour les groupes *subtilis*, *proteus* et *mycoïdes*. Une deuxième catégorie comprend les bactéries incomplètement étudiées dont il n'existe plus de cultures dans les collections des différents laboratoires et dont les descriptions originales ne répondent avec quelque netteté à aucun des microrganismes que l'on isole communément. De telles descriptions ne servent qu'à encombrer les livres de bactériologie systématique : plusieurs d'entre elles pourraient se rapporter — plus ou moins vaguement — à une seule et même espèce bactérienne, aucune ne permet une détermination précise. Nous les considérons donc comme inutilisables et nous les rayons du cadre des tableaux de diagnostic [1].

Nous ne pouvions cependant les passer complètement sous silence car, dans le nombre, il se trouve certainement des bactéries distinctes des espèces bien connues, ne seraient-ce que les nombreux ferments qui n'ont guère été étudiés au point de vue systématique et qui parfois même n'ont pas été cultivés sur les milieux solides. Ces microrganismes figurent dans un *Appendice* où nous les rangeons, pour faciliter la recherche, en liquéfiants, mobiles, sporulés ou non.

Mais la difficulté principale résulte de la variabilité des caractères morphologiques et des propriétés chimiques des espèces.

En effet, il n'est pas un caractère qui, dans une seule et même espèce, ne soit susceptible de varier d'une culture à l'autre. Cette variabilité s'observe surtout à la suite d'un séjour prolongé dans les milieux artificiels. On ne saurait trop insister sur ces faits. Nous examinerons donc un à un les éléments qui nous servent à la différenciation des espèces bactériennes. A propos de chacun de ces caractères nous mettrons en relief les erreurs auxquelles nous exposent les variations qu'il peut subir dans les milieux artificiels et dans l'habitat naturel ; nous étudierons ensuite dans quelle mesure et par quels moyens on peut éviter les fausses routes.

*
* *

1. Par bactéries incomplètement décrites nous entendons les bactéries non chromogènes dont le Gram est inconnu, et, dans certains groupes, celles dont le Gram est connu mais qui ne peuvent être comparées à leurs voisines par suite de l'insuffisance des caractères culturaux ou chimiques connus.

S'il est incontestable que le caractère *anaérobie* ou *aérobie* n'est pas un attribut de l'espèce (puisque l'on peut obtenir, par des artifices de culture, des races aérobies de bactéries qui sont d'ordinaire strictement anaérobies, et inversement), il ne s'ensuit pas qu'il faille dénier à ce caractère toute valeur indicatrice. Est-il besoin de rappeler le grand nombre de bactéries qui, transportées de leur habitat sur les milieux de culture, se comportent invariablement comme des anaérobies stricts?

Il faut concéder, toutefois, que certaines espèces strictement anaérobies paraissent avoir leur représentant dans le domaine des bactéries facultativement aérobies. Le nombre de ces races facultatives d'espèces habituellement anaérobies est peut-être destiné à s'accroître ; actuellement il n'est pas considérable si l'on se borne à retenir ce qui est bien établi.

La *morphologie* des bactéries varie selon la nature du milieu de culture. Sans parler des espèces du groupe proteus (Hauser) dont le polymorphisme est presque caractéristique, il en est d'autres qui présentent, à un moindre degré, cette variabilité de longueur et de forme. Tels sont par exemple Bact. prodigiosum, Micr. melitensis qui, suivant le milieu, apparaissent soit comme des micrococques soit sous forme de courts bâtonnets.

La *mobilité* n'est pas davantage une propriété constante de l'espèce.

Il arrive qu'une bactérie nettement ciliée et mobile lors de sa description première, se montre par la suite absolument immobile, alors même que l'examen porte sur un échantillon provenant des repiquages de la culture originale. Dans les cas de ce genre, la culture prolongée dans les milieux liquides ne permet pas toujours de restituer à la bactérie sa mobilité perdue.

D'autre part, les recherches de Meyer et Ellis ont montré que certains microrganismes (la presque totalité des sarcines) que tout le monde considérait comme immobiles sont, en réalité, douées d'une mobilité éphémère qui se manifeste vers le troisième jour et qui est due à la présence de cils.

Ainsi apparaît une notion nouvelle dans la biologie des bactéries *non* sporogènes, celle de la mobilité *transitoire* opposée à la mobilité *permanente*.

La réaction des bactéries à la coloration de GRAM est un peu moins sujette à variation. Il est des espèces — peu nombreuses si l'on tient compte des irrégularités de technique qui peuvent être évitées — dont certaines races sont Gram-positives, d'autres Gram-négatives. Citons comme exemples, entre autres : Bact. vulgare (proteus vulgaris) (Hauser), M. mastitidis (Nocard). Il n'est pas rare, par contre, d'observer qu'une espèce qui prenait le Gram dans les premières cultures, ne résiste plus à la décoloration après un séjour parfois peu prolongé dans les milieux de culture. L'inverse se produit rarement.

La variabilité des *caractères de cultures* est assez considérable.

Le développement ou le défaut de culture d'une espèce sur un milieu donné, n'est pas un fait constant ; mais ces différences résultent plus souvent d'un acclimatement artificiellement obtenu que de l'aptitude ou de l'inaptitude spontanée à la végétation sur ce milieu nutritif.

L'*aspect* de la culture peut présenter d'un échantillon à l'autre, d'un tube à l'autre, d'une colonie à sa voisine des différences sensibles (Exemple : Sarcina variabilis). A la notion des *variétés* de culture qui peuvent, à coup sûr, dérouter au cours d'une détermination, il convient d'opposer l'existence de certaines races extrêmement voisines, ne différant les unes des autres que par des nuances minimes, différences qui se maintiennent avec une constance remarquable pendant des années. Telles sont par exemple les quatre races de B. mycoïdes décrites par Holzmüller.

Les *propriétés chimiques* des bactéries, quoique plus fixes que les caractères botaniques, n'échappent pas à la loi de la mutabilité. La *fermentation des différents sucres*, propriété d'après laquelle on a établi des espèces nouvelles, même dans ces tout derniers temps, peut varier pour une même espèce bactérienne après acclimatement plus ou moins prolongé à des milieux additionnés d'un sucre donné ; certaines bactéries qui étaient sans action sur ce sucre peuvent acquérir la propriété de le faire fermenter. C'est ainsi que des échantillons non coagulants de B. pneumoniae (Friedlænder-Weichselbaum) ont pu être amenés à coaguler le lait après culture prolongée dans ce milieu, se transformant de la sorte en B. lactis aerogenes (Escherich).

Arrivons au *pouvoir tryptique* des bactéries à l'égard de la *gélatine*. Certaines espèces parmi celles que nous classons comme « non liquéfiantes » n'attaquent pas la gélatine à 10 °/$_{0}$ à 20-22° parce qu'elles ne donnent qu'une culture grêle à la température de la chambre. Quelques-unes d'entre elles, cultivées dans le même milieu à une température plus élevée, seraient susceptibles de peptoniser la gélatine parce qu'elles s'y développeraient plus abondamment [1].

Ce fait montre que les propriétés des bactéries présentent d'une espèce à l'autre des différences d'ordre quantitatif plutôt que des dissemblances absolues. Il ne constitue pas une cause d'erreur au cours de la détermination, car dans toute méthode de diagnostic bactériologique on

1. On peut réaliser cette culture soit en employant une gélatine dure (à 15 °/$_{0}$) qui peut-être maintenue solide à 25° et au-delà soit en ensemençant sur gélatine liquide, placée à l'étuve ; l'attaque est mise en évidence par l'impossibilité de solidifier le milieu par refroidissement.

a soin de préciser les conditions de milieu et de température, ainsi que le moment de l'observation.

Mais nous allons nous heurter à une réelle difficulté : le pouvoir liquéfiant d'une espèce qui se développe bien sur gélatine à 22° peut varier selon les races alors même que l'on observe dans les conditions indiquées.

Dans des cas rares les écarts peuvent être considérables : une bactérie peut cesser de liquéfier la gélatine après un certain nombre de repiquages. Lévy a noté le fait pour une race de B. proteus, Macé pour Sarcina aurea, etc. Ce qui est plus déconcertant, c'est qu'il est possible d'isoler de la nature ou de l'organisme animal des races liquéfiantes d'espèces habituellement dépourvues de tout pouvoir tryptique. On connaît ainsi des *coli liquéfiants*, des *streptocoques pyogènes liquéfiants*. Burri a trouvé une race liquéfiante de M. (streptococcus) acidi lactici (Grotenfeldt).

Ces écarts énormes sont heureusement exceptionnels; ils rendraient tout diagnostic bactériologique impossible. Habituellement il s'agit de différences de degré, certaines races liquéfiant plus ou moins fortement, plus ou moins rapidement. Certes, il arrive souvent qu'un échantillon ne liquéfie pas du tout, alors qu'un autre de la même espèce attaque un peu la gélatine. Nous verrons au chapitre suivant que la difficulté qui résulte de ce fait n'est pas insurmontable.

Le pouvoir de produire de l'*indol* par fermentation des matières protéiques peut varier dans des proportions considérables pour une même espèce microbienne.

La *réaction indol-nitreuse* que Koch avait considérée comme constante dans la culture du vibrion cholérique, s'est montrée, par la suite, très variable selon les échantillons : nette après vingt-quatre heures avec certains vibrions, faible et tardive avec d'autres, négative avec le vibrion cholérique authentique de Rome (du moins dans les premières cultures).

L'exemple de B. coli, var. anindolicum montre la variabilité du phénomène de la production d'indol après addition de nitrites.

Le *pouvoir pathogène* pour les animaux de laboratoire est le plus inconstant des caractères de l'espèce.

D'une part, des cultures très virulentes peuvent perdre leur virulence par un séjour parfois peu prolongé dans les milieux artificiels. D'autre part, il est d'observation courante que l'on peut isoler de la nature ou de l'organisme animal tantôt des races virulentes, tantôt des races avirulentes d'une même espèce : l'exaltation de la virulence par passages en série permet de démontrer cette identité. L'action pathogène des espèces dites saprophytes est soumise aux mêmes variations ; tel échantillon se montre pathogène pour les animaux d'expérience alors que par tous ses autres caractères il répond exactement à une espèce qui, habituellement, ne se multiplie pas dans l'organisme animal. La *virulence élective*, « spécifique » d'une bactérie pour une espèce animale déterminée est également sujette à variations. L'observation de Knorr est très instructive à ce point de vue. Cet auteur a constaté qu'en exaltant la virulence d'un streptocoque pyogène pour la souris il avait affaibli son action pathogène pour le lapin.

Rappelons enfin qu'il n'y a pas de rapport entre la virulence d'une bactérie pour les animaux d'expérience et son pouvoir pathogène pour l'homme.

La variabilité des espèces diminue la valeur diagnostique des caractères que l'on considère, à juste titre, comme les plus importants pour la détermination des bactéries.

Une classification est cependant nécessaire. Aucun

bactériologiste n'osera préconiser le retour au chaos sous prétexte que l'on arrivera un jour, par des artifices de culture, à transformer les unes dans les autres des espèces très distinctes en apparence.

L'utilité d'un plan de diagnostic méthodique des bactéries n'est pas plus contestable que la nécessité d'une systématisation, et quelque grandes que soient les difficultés que présente cette étude systématique, elles ne sont pas de nature à défier toute détermination méthodique.

Disons, tout d'abord, qu'un diagnostic méthodique n'est possible que si l'on opère avec des cultures fraîchement retirées de l'habitat naturel. Ainsi se trouveront éliminées les erreurs innombrables qui résulteraient des modifications que subissent les caractères morphologiques et biologiques des espèces sous l'influence du séjour dans les milieux artificiels. Il est bien exceptionnel, d'ailleurs, que l'on ait à procéder à la détermination de vieilles cultures.

De la sorte, le bactériologiste ne se trouve aux prises qu'avec les causes d'erreur qui résultent de la mutabilité que les bactéries subissent spontanément dans leur habitat naturel.

Cette variabilité spontanée ne se manifeste pas, habituellement, par les écarts déconcertants dont nous avons cité quelques exemples : il s'agit, en général, de différences de degré et non de contrastes essentiels. L'erreur devient inévitable, par contre, lorsque des propriétés radicalement opposées se rencontrent dans différents échantillons d'une même espèce, à moins, toutefois, qu'il ne s'agisse d'une race aberrante bien connue et décrite. Dans ce cas on arrive à déterminer la race atypique sans plus de difficulté que n'en comporte le diagnostic des races typiques.

Enfin, le fait qu'au cours de toute recherche ayant pour

but un diagnostic d'espèce on s'astreint à observer dans des conditions rigoureusement déterminées et toujours les mêmes réduit, dans une notable mesure, les causes d'erreur qui résultent de la mutabilité des bactéries.

Il n'en est pas moins vrai qu'un essai de diagnostic des espèces bactériennes qui ne tiendrait pas compte de cette variabilité serait un ouvrage qui ne s'appuierait sur aucun fondement solide et ne fournirait que des indications trompeuses.

Il importait donc d'éviter l'erreur commise par les auteurs qui s'occupèrent de bactériologie systématique à l'époque peu reculée où régnait le dogme de l'immuabilité des espèces. Ces auteurs juxtaposaient, sans aucun effort critique, comme s'il s'agissait invariablement d'espèces distinctes, toutes les bactéries décrites, alors même que l'insuffisance des caractères relevés les rendaient inaptes à la détermination. Or, les seules bactéries qui doivent figurer dans le cadre d'un tableau de détermination sont : 1° celles dont les cultures ont pu être réétudiées d'une manière comparée et 2° celles dont on ne trouve plus d'échantillons dans les laboratoires mais dont les descriptions fournissent tous les éléments de comparaison nécessaires à la revision critique.

Parmi ces bactéries complètement ou suffisamment étudiées il en est qui peuvent être assimilées les unes aux autres ; d'autres ne diffèrent entre elles que par un caractère fragile et doivent être considérées comme des *variétés* facilement réductibles, c'est-à-dire susceptibles de se transformer l'une dans l'autre au cours d'une série de cultures. En effet, ce qui oppose l'espèce et la race, d'une part, à la variété bactérienne, de l'autre, c'est la fixité relative des caractères propres à travers les générations successives.

Mais une grande difficulté subsiste : elle résulte de l'impossibilité où nous sommes, à l'heure actuelle, de fixer les caractères distinctifs nécessaires et suffisants à l'établissement d'une espèce, en d'autres termes, de donner une définition de l'espèce et de la race en bactériologie. Les expressions « espèces très voisines » et « races d'une même espèce » n'ont pas de signification précise : elles recouvrent les mêmes faits.

Si la variabilité des bactéries est un phénomène général, elle n'apparaît pas au même degré dans toutes les espèces. C'est ainsi, par exemple, que la fixité relative du bact. d'Eberth ou de la bactéridie charbonneuse s'oppose à l'extrême mutabilité du vibrion cholérique ou du coli.

La plupart des espèces semblent reliées par une chaîne ininterrompue de formes de passage — races atypiques ou espèces secondaires — dérivées par mutation d'une espèce principale originelle. D'autres bactéries, beaucoup moins nombreuses, paraissent constituer, au contraire, des espèces bien distinctes de leurs voisines, plus nettement individualisées que les précédentes parce que moins sujettes à variation.

En présence de la nécessité d'enfermer dans le cadre d'un tableau synoptique des espèces reliées entre elles par des degrés de parenté si divers, il fallait éviter l'écueil de les mettre toutes sur le même plan, de les juxtaposer sans faire ressortir que des distances très inégales séparent les unes des autres les bactéries qui s'y succèdent.

Aussi avons-nous pensé qu'il était rationnel de réunir en *groupes* certaines bactéries voisines — celles dont on ne peut dire si ce sont des espèces proches parentes ou des races d'une même espèce. Les membres constituants d'un tel groupement, reliés entre eux par un certain nombre de caractères communs, s'agencent autour d'une espèce principale dont ils pourraient bien dériver par des modifications successives. Le groupe ainsi formé apparaît bien comme un groupe naturel.

En d'autres endroits de ce livre on verra, au contraire, se suivre dans un même tableau de détermination des espèces qui diffèrent foncièrement l'une de l'autre tant par l'importance que par la fixité héréditaire relative des caractères distinctifs. En ne rattachant de telles espèces à aucun groupe nous avons voulu indiquer au lecteur la distance qui les sépare : de pareilles bactéries ne se trouvent juxtaposées que par le hasard et l'artifice inévitable de toute classification.

Il nous reste à expliquer sur quelles bases nous avons établi les groupes bactériens. L'idéal serait, à coup sûr, de ne réunir en groupe que les bactéries transformables l'une dans l'autre par acclimatement à des milieux divers. (C'est ce qui a été fait, par exemple pour B. coli immobile, B. pneumoniæ et B. lactis aerogenes.) Mais une homologation aussi parfaite n'a pu être réalisée, à l'heure actuelle, que pour un petit nombre de microrganismes. Habituellement la base du groupement sera fournie par la constatation d'un faisceau commun de caractères morphologiques et culturaux, de propriétés chimiques et surtout de réactions biologiques (réactions d'immunité, recherche de sensibilisatrices par la méthode de Bordet-Gengou, etc.). Enfin, quand il s'agira de bactéries incapables de fournir un immun-serum expérimental, nous nous contenterons de l'analogie étroite de la morphologie et des cultures jointe à celle des propriétés chimiques.

*
* *

La détermination de l'espèce ne constitue pas toujours un problème facile ; la solution reste souvent imprécise en dépit des recherches les mieux conduites. Or, un travail tel que celui que nous nous sommes proposé, loin de masquer les difficultés, doit refléter, autant que possible, les incertitudes du diagnostic bactériologique.

Nous signalerons donc, chemin faisant, les cas où la différenciation des espèces comportera des difficultés particulières qui pourront obliger le lecteur à renoncer à la détermination précise et à se contenter d'un diagnostic d'orientation. Dans certains cas, il est impossible, en l'état actuel de nos connaissances, de poursuivre les recherches au delà du diagnostic du groupe auquel appartient la bactérie étudiée ; il en est ainsi par exemple des B. du groupe paratyphosum-enteritidis qui ne peut pas être démembré même à l'aide des réactions biologiques les plus sensibles. Il est permis de s'arrêter à la détermination du groupe lorsque l'espèce étudiée n'est exactement superposable à aucune des bactéries qui constituent le groupe, mais ne se distingue que par des nuances ou par des caractères fragiles. Souvent, en effet, la culture que le lecteur aura en mains sera non pas une bactérie rigoureusement identique à telle espèce classique, mais une variété de celle qui servit à la description originale.

Pour conclure à l'existence d'une espèce nouvelle, il ne suffit pas d'avoir trouvé des caractères distinctifs importants, il faut en avoir vérifié la fixité par une longue série de cultures. Il serait très désirable que l'on renonçât enfin à l'habitude détestable qui consiste à édifier des « espèces nouvelles » fondées sur des particularités fragiles. Bon nombre de ces descriptions de bactéries soi-disant nouvelles — certaines même sont très récentes — ne s'expliquent que par l'absence de tout effort d'identification.

*
* *

Quelque convaincus que nous soyons de la possibilité de réaliser la détermination méthodique — exception faite pour les cas où la variabilité des espèces se manifeste par des écarts énormes qui rendent l'erreur inévitable — nous espérons n'avoir négligé aucune considération qui soit de nature à mettre en relief les difficultés d'un tel essai et les faiblesses inévitables de toute systématisation bactériologique.

Le lecteur devra donc corriger par une saine interprétation ce qu'a de trop schématique la forme d'un ouvrage de ce genre, alors même que les auteurs se sont efforcés de ne pas sacrifier la vérité à la clarté. Jamais on ne perdra de vue cette notion que les espèces sont reliées entre elles par des formes de passage qui apparaissent comme l'expression actuelle de la mutabilité des caractères morphologiques et culturaux ainsi que des propriétés biologiques des bactéries.

PREMIÈRE PARTIE

MARCHE A SUIVRE
POUR LA DÉTERMINATION MÉTHODIQUE
DES BACTÉRIES

PREMIÈRE PARTIE

MARCHE A SUIVRE POUR LA DÉTERMINATION MÉTHODIQUE DES BACTÉRIES

Pour que le lecteur soit à même d'utiliser les tableaux de détermination qui suivent, il nous paraît nécessaire de lui fournir quelques éclaircissements au sujet de la marche à suivre pour l'étude des éléments du diagnostic différentiel.

Il est un certain nombre de caractères dont la recherche est indispensable au cours de toute détermination bactérienne; il en est d'autres, au contraire, dont l'étude n'est utile que dans des cas particuliers.

Nous allons passer en revue les uns et les autres ; chemin faisant, nous mettrons en relief ceux dont la recherche est indispensable dans tous les cas.

Chacun de ces caractères sera étudié d'une manière complète et suivant une méthode invariable. Le lecteur doit s'y conformer rigoureusement ; l'exactitude du diagnostic bactériologique est à ce prix.

Plan d'étude. — La détermination d'une bactérie isolée en culture pure repose sur l'étude minutieuse des caractères suivants :

1° Recherche des conditions nécessaires à la culture : influence de l'oxygène, de la température, de la composition du milieu nutritif sur le développement de la bactérie à déterminer.

2° Examen des cultures sur les différents milieux.

3° Etude des caractères morphologiques, de la mobilité, de la colorabilité de la bactérie ; étude de la sporulation.

4° Etude des produits formés dans les cultures.

5° Recherche des propriétés biologiques *in vivo*.

Les erreurs d'observation constituent la grande cause de fausses routes au cours des essais de détermination bactériologique. Aussi estimons-nous qu'il n'est pas inutile d'attirer l'attention du lecteur — de celui, tout au moins, qui n'est pas rompu de vieille date aux travaux de microbiologie — sur les difficultés et sur les causes d'erreur qu'il pourra rencontrer dans l'appréciation et dans l'interprétation des caractères morphologiques et des réactions biologiques. En bactériologie comme en clinique, la connaissance parfaite de la sémeiologie constitue la base indispensable de la diagnose.

1° Recherche des conditions de milieu et de température nécessaires au développement de la bactérie.

a) *Influence de l'oxygène.* — Un premier élément de diagnose nous est fourni par la notion de l'influence de l'oxygène sur le développement de l'espèce isolée : il est donc nécessaire de poursuivre l'obtention de cultures pures parallèlement par le procédé des plaques et par celui des dilutions successives dans la gélose glucosée profonde en tubes de Liborius-Veillon (voir *Technique*).

On notera avec soin le niveau auquel se développent les colonies dans ce dernier milieu. La culture peut se faire uniquement à la surface ; dans d'autres cas, les colonies, tout en se développant à la surface du milieu, se forment également dans les couches sous-jacentes de la gélose, à un ou plusieurs centimètres, parfois à quelques millimètres seulement au-dessous de la surface. Dans ces deux ordres de circonstances, il s'agira de bactéries aérobies. Elles sont strictement aérobies dans le premier cas, facultativement dans le second.

Seules les bactéries qui ne présentent aucun développement à la surface des milieux aérés et qui, dans les tubes de gélose glucosée à haut culot (10 à 12 centimètres) ne se développent que dans les couches profondes, devront être considérées comme strictement anaérobies. Avant de se décider à entreprendre la détermination d'une espèce à l'aide des tableaux que nous réservons aux anaérobies, le lecteur fera bien de vérifier le caractère exclusivement anaérobie de la bactérie étudiée en l'ensemençant comparativement à la surface de milieux aérés et à la surface de milieux privés d'air (Voir *Technique*).

De très rares espèces [ex. Bact. abortus (Bang)] ne se développent ni à la surface des milieux aérés, ni dans les milieux totalement privés d'air, mais seulement en présence d'une proportion déterminée d'oxygène, inférieure à celle de l'air. De telles bactéries, ensemencées par piqûre dans de la gélose glucosée profonde, ne se développent qu'à une certaine distance au-dessous de la surface aérée et sur une hauteur limitée : aucune colonie n'apparaît au-dessous et au-dessus de ce niveau.

b) *Influence de la température. Recherche des températures limites et de la température optima.* — En vue de toute détermination bactérienne, on ensemencera plusieurs séries des milieux nutritifs. Une première série (gélatine, gélose, pomme de terre, bouillon, lait) sera exposée à la température de 20°-22°. Une deuxième série [gélose, pomme de terre, milieux liquides (bouillon, gélatine, lait), milieux albumineux et sanglants] sera placée à l'étuve à 37°. Une troisième série de milieux de culture (quelques tubes de gélose) sera maintenue à la température de 56°-60°. Ces trois séries de cultures suffiront, dans un premier temps, à orienter la recherche ; souvent il sera nécessaire de compléter ces renseignements par l'étude de l'optimum ; parfois même il faudra déterminer les températures minima et maxima.

L'immense majorité des bactéries se développent à 20° et à 37°, l'optimum étant tantôt à la température de la chambre, tantôt à l'étuve à 37°, tantôt à une température intermédiaire. Les limites de la végétation sont, dans ce cas 15° et 42° en général.

A côté de ces bactéries *mésophiles*, il existe quelques espèces qui se développent fort bien à 0°.

La limite supérieure de ces espèces dites *psychrophiles*, peut être 20° et même 15°. Exemple : Bact. phosphorescens Fœrsteri.

Il est une troisième catégorie de microrganismes qui ne peuvent être cultivés sur aucun milieu à 20°-22° et qui se développent bien à 37°.

L'étude de la limite supérieure de leur végétation permettra de ranger ces espèces, à leur tour, en deux sous-classes : 1° celles qui ne se développent pas au-dessus de 42° et 2° celles qui pullulent encore au-delà de 45°.

Parmi ces dernières, les unes ont leur optimum à 37° ; le registre thermique de leur végétation est particulièrement étendu, la température maxima pouvant dépasser 55° et atteindre 60° (*bactéries thermo-tolérantes*).

Les autres se développent à partir de 37° mais leur optimum est notablement plus élevé, à 45°, 50 ou 60° (*bactéries facultativement thermophiles*).

Une dernière catégorie de bactéries ne présentent aucun développement à 37° quelque soit le milieu nutritif employé ; elles ne peuvent être cultivées qu'à une température plus élevée (*bactéries obligatoirement thermophiles*).

c) *Influence de la composition chimique du milieu. Étude des milieux nutritifs nécessaires au développement de l'espèce.* — Toute détermination nécessite la culture du germe isolé à l'état pur :

1° Dans les milieux liquides (bouillon, lait).

2° Sur les milieux solides *usuels* (gélatine, gélose, pomme de terre) et *spéciaux* [milieux glycérinés (gélose et pomme de terre glycérinées) milieux albumineux (gélose additionnée de liquide d'ascite ou de sérum, sérum coagulé), milieux sanglants (gélose au sang)].

(Pour la préparation de ces milieux, voir *Technique.*) La culture-mère devra être ensemencée simultanément sur quatre tubes au moins de chaque milieu nutritif : deux de ces tubes seront exposés à 20°-22°, deux à 37°.

En outre, on ensemencera deux tubes de gélose ordinaire à l'étuve à 56°.

Tous ces tubes seront examinés quotidiennement. On notera le moment où la culture devient apparente à l'œil nu et la rapidité de l'extension des colonies sur les différents milieux. Cet examen comparé mettra en évidence le *milieu de choix* de l'espèce bactérienne ; dans certains cas, il montrera qu'il est des milieux impropres au développement de la bactérie étudiée. Il est de toute nécessité de prolonger cet examen pendant un temps suffisant avant de conclure qu'un germe ne peut être cultivé sur un milieu donné [1]. Cette remarque s'applique surtout

1. Quand nous disons d'une bactérie qu'elle ne se « développe pas » ou qu'elle « ne présente pas de culture apparente » sur tel ou tel milieu, nous n'entendons parler que des cultures premières. Beaucoup d'espèces peuvent devenir moins exigeantes à la suite d'un nom-

aux espèces qui ne présentent qu'un développement lent et grêle sur tous les milieux : dans ce cas, il est parfois nécessaire d'attendre deux et même plusieurs semaines avant de se prononcer.

Supposons que la bactérie qui est l'objet des investigations ne se développe pas sur les milieux solides usuels ; la recherche se trouve d'emblée localisée à une catégorie de bactéries dont le nombre est relativement restreint.

L'action favorisante de la glycérine, celle des substances albuminoïdes sur le développement du germe mettra en évidence son degré d'exigence en substances nutritives. C'est là une des notions qui orienteront de la façon la plus sûre la marche de la détermination. Lorsqu'il s'agira de bactéries dont la culture nécessite un milieu albumineux, on trouvera des indications utiles en recherchant si la présence d'hémoglobine est indispensable (bactéries dites *strictement hémoglobinophiles*) ou non (bactéries *sérophiles*).

Supposons au contraire, que la bactérie étudiée, peu exigeante en substances nutritives, se développe sur les milieux dits usuels : dans ce cas, il y a de précieuses indications à tirer du fait qu'elle peut être cultivée sur tous les milieux usuels ou qu'elle ne se développe que sur certains d'entre eux.

Le développement d'une espèce sur plaques de gélatine ordinaire, exposées à la température de 20°-22°, ou son défaut de culture sur ce milieu sont, en général, fonction des conditions thermiques nécessaires à la multipli-

bre variable de repiquages et s'acclimater à des milieux nutritifs primitivement impropres à leur multiplication.

Au moment où l'on constate cet acclimatement la détermination sera déjà faite, sauf dans quelques cas particulièrement délicats.

Dans ces derniers cas, la notion de la possibilité ou de l'impossibilité d'acclimater une bactérie à un milieu donné pourra fournir des indications qui mettront tardivement sur la voie d'une diagnose qui restait hésitante.

cation du germe. Lorsque dans le cours de cet ouvrage nous parlerons de culture sur gélatine ordinaire cela signifiera culture sur plaques de gélatine à 10 °/₀, solide à 20°-22°. Le lecteur qui, ayant recours aux tableaux de détermination de ce livre, n'aurait pas pris soin de faire ses cultures dans les conditions de température et de milieu sus-indiquées, s'exposerait à des erreurs.

En effet, un certain nombre de bactéries que nous rangeons parmi celles qui ne « se développent pas sur gélatine ordinaire » donneraient des cultures nettement apparentes sur des milieux contenant de plus grandes quantités de gélatine, sur de la gélatine dure à 15 °/₀ qui reste solide à 25°.

Le défaut de développement d'une bactérie sur gélatine peut être dû à un autre facteur qu'à son caractère plus ou moins psychrophobe. Il est des espèces qui ne peuvent être cultivées ni sur gélatine solide à 20°, ni sur gélatine solide ou liquide à des températures plus élevées, mais fort bien sur gélose à la température de la chambre.

C'est alors le *milieu* qui est impropre au développement de l'espèce. De même, certains microrganismes ne se développent pas sur pomme de terre. Ce caractère négatif ne présente pas, au point de vue de la détermination bactériologique, une valeur indicatrice comparable à celle que nous avons attribuée au fait qu'une espèce ne peut être cultivée sur la gélatine ordinaire. Souvent, en effet, le développement d'une bactérie ou son défaut de culture sur la pomme de terre dépend de la réaction de ce milieu. Or, la pomme de terre naturelle présente une réaction variable suivant les échantillons. Souvent elle est un peu acide et cette légère acidité suffit à empêcher le développement de bon nombre d'espèces. Ainsi s'explique le fait qu'un seul et même spécimen d'une espèce bactérienne puisse donner, entre les mains de différents opérateurs, les résultats les plus opposés, tel bactériologiste obtenant une culture abondante sur pomme de terre alors que tel autre ne constate aucun développement apparent sur ce milieu. L'exemple de Bact. diphteriæ avium (Loir et Ducloux) est très démonstratif à ce point de vue : la culture originale qui avait fourni un revêtement abondant sur pomme de terre fut revue par Guérin qui n'obtint pas le moindre développement sur ce milieu.

L'absence de culture sur pomme de terre constitue, par contre, un caractère différentiel d'une haute valeur dans les cas où il est établi qu'une espèce est incapable de se multiplier sur le tubercule alors même qu'il a été préalablement alcalinisé.

L'influence de la réaction du milieu sur le développement d'une bactérie peut, dans certains cas, fournir au diagnostic des renseignements intéressants. L'immense majorité des espèces ne se développent pas en milieu nettement acide, aussi prend-on soin d'alcaliniser légèrement les milieux nutritifs habituels. Il est cependant un groupe de bactéries (B. dites acidophiles) qui se développent bien dans le bouillon acétique à 0,5-1 °/₀ et qui résistent même à une acidité beaucoup plus forte (jusqu'à 6 °/₀ et 8 °/₀). Le bouillon acidifié permet ainsi la sélection des espèces acido-tolérantes.

Il peut être utile, dans certaines circonstances, d'étudier l'*influence de l'humidité du milieu* sur le développement de la bactérie à déterminer. Ainsi, Bact. ulceris cancrosi (Ducrey) ne se développe d'une manière appréciable que dans le liquide de condensation de la gélose-sang. Stein a même réussi à le cultiver sur plaques de gélose au sang en maintenant dans l'étuve une atmosphère humide.

Il existe quelques rares espèces dont le développement est, au contraire, favorisé par la sécheresse du milieu. [Exemple : M. xerophilus, M. pulcher (Glage).]

2° Examen des cultures

Relevé méthodique de leurs caractères morphologiques.

L'examen des cultures en vue d'une détermination microbienne ne saurait consister en un vague relevé des principaux caractères des colonies. Une analyse méthodique et complète est indispensable. Nous allons énumérer les caractères qui doivent être notés ; à propos de certains d'entre eux nous conviendrons avec le lecteur de la signification à attribuer aux termes employés dans nos tableaux.

A) De la propriété chromogène

Nous dirons qu'une culture est dépourvue de propriétés chromogènes quand il s'agira de colonies blanches ou grises. Nous appellerons *chromogènes* les microbes qui donnent des *colonies colorées sur gélatine ou sur gélose*.

De cette définition, il résulte que les bactéries qui, se développant en colonies blanches ou grises sur gélatine et sur gélose, n'élaborent de pigment que sur la pomme de terre ou sur tout autre milieu nutritif, devront être recherchées parmi les espèces non chromogènes.

Par contre, une espèce sera dite chromogène lorsque ses colonies, non colorées par elles-mêmes, élaborent un pigment qui diffuse dans la gélatine ou la gélose ambiante. Une espèce est-elle susceptible de produire deux ou plusieurs pigments différents, c'est le plus rare d'entre eux qui servira d'indicateur dans la marche de la détermination. Les pigments élaborés par les bactéries sont, par ordre de fréquence : p. jaune, p. brun, p. vert, p. rouge, p. violet, p. bleu.

[Exemple : une bactérie donne-t-elle une culture grisâtre sur gélatine, jaune sur gélose, c'est dans les tableaux des chromogènes jaunes qu'il faudra poursuivre la détermination.

Autre exemple : une espèce donne-t-elle des colonies jaunâtres sur gélatine, jaunes sur gélose avec coloration verte du milieu environnant, c'est parmi les B. élaborant un pigment vert qu'il faudra chercher.]

Convenons encore que les cultures très faiblement teintées (blanc-jaunâtre, blanc bleuâtre ou à reflets nacrés) seront considérées comme non chromogènes. Ce n'est donc qu'en présence d'un pigment de quelque intensité que le lecteur cherchera parmi les bactéries chromogènes. Certaines bactéries douées de propriétés chromogènes faibles peuvent donner lieu à des hésitations ; pour prévenir les erreurs qui auraient pu résulter de ces différences d'appréciation, nous leur avons ménagé une place dans les deux ordres de tableaux, ceux des B. chromogènes et ceux des B. non chromogènes.

Il est entendu, enfin, qu'une culture ne sera pas considérée comme chromogène parce que le milieu (gélatine, gélose) brunit à la longue. Ce caractère s'observe trop fréquemment quand les cultures vieillissent pour que l'on en puisse faire un signe distinctif.

B) Description des cultures sur les différents milieux

I. — Gélatine. — 1° *Ensemencement par piqûre dans des tubes à culot droit. Etude de la liquéfaction.* — Dans un nombre de cas assez restreint la propriété liquéfiante peut varier selon les races d'une même espèce ; mais, en règle générale, on peut déduire de ce phénomène une indication très importante pour la détermination de l'espèce bactérienne.

L'appréciation du caractère liquéfiant ou non d'une espèce est habituellement très facile [1]. Mais il y a des degrés dans l'action peptonisante. Convenons, pour éviter des longueurs inutiles dans le corps de ce livre que la liquéfaction sera qualifiée de *très rapide*, si elle se fait 24-48 heures après l'apparition de la culture; de *rapide*, si elle se fait 2, 3 ou 6 jours après l'apparition de la culture ; de *lente*, si elle se fait plus d'une semaine après l'apparition de la culture ; de *très lente*, si elle se fait plusieurs semaines après l'apparition de la culture.

Lorsque la liquéfaction se fait avec une extrême lenteur, le phénomène peut être d'une appréciation peu aisée : le liquide s'évapore au fur et à mesure de sa production ; il en résulte une dépression sèche, généralement cupuliforme. La rétraction que subit à la surface du culot une gélatine vieille et desséchée ne devra pas être prise pour une liquéfaction lente, faute que bon nombre de bactériologistes ont commise dans leurs descriptions. Nous espérons mettre le lecteur à l'abri d'erreurs de détermination grossières en l'avertissant que notre classification est établie de telle sorte que, dans les cas où la peptonisation est assez minime pour que la gélatine liquéfiée s'évapore complètement au fur et à mesure de la liquéfaction, laissant une cupule sèche, c'est dans la catégorie des bactéries non liquéfiantes qu'il devra continuer ses recherches.

On notera la *date d'apparition* de la liquéfaction, son évolution *quantitative* (notez, le cas échéant, le moment où elle a envahi le fond du tube), sa *forme* enfin, la liquéfaction pouvant être en cupule, en sphère, en entonnoir, en doigt de gant ou cylindrique (atteignant les parois du tube).

1. Cette recherche se fera de préférence avec des cultures en piqûre dans des tubes à culots droits. On y perçoit les particularités du phénomène plus aisément qu'avec des cultures sur plaques.

S'agit-il de bactéries qui ne liquéfient pas la gélatine ou d'espèces qui la liquéfient lentement, on pourra noter quelques détails de culture. On verra si le développement se fait également bien à la surface et dans le trait (culture en clou à tête plate ou bombée) ou s'il se fait plus abondamment dans l'une des deux zones. La culture de la surface est lisse, ridée ou plissée. Du trait de piqûre peuvent irradier en tous sens des arborisations latérales par lesquelles la culture avance dans la gélatine ambiante. Aux termes « trait ramifié ou arborisé », nous opposerons celui de « trait filiforme ». Suivant la direction et la longueur (égale ou inégale) des arborisations latérales du trait, on dira que la culture est « en échelle » « en sapin renversé », « en racine ».

2° *Culture sur plaques de gélatine.* — On relèvera la date d'apparition de la culture, les dimensions acquises par les colonies au bout de vingt-quatre et quarante-huit heures.

Pour les bactéries liquéfiantes on se contentera de relever : 1° la forme et l'aspect que présentent les colonies avant le début de la liquéfaction (surtout la présence ou l'absence de prolongements périphériques) ; 2° l'aspect de la colonie entourée de sa zone de liquéfaction ; la gélatine liquéfiée peut être claire, uniformément troublée ou floconneuse.

La description détaillée des colonies des bactéries liquéfiantes sera faite d'après l'examen des plaques de gélose.

Au contraire, quand il s'agira d'une espèce non liquéfiante, on devra décrire avec soin les caractères morphologiques macro-et microscopiques des colonies sur plaques de gélatine. (Voir *Technique*.)

II. — Culture sur gélose. — La bactérie à déterminer sera ensemencée :

a) Sur gélose inclinée, par strie ;

b) En gélose à culot droit, par piqûre ;

c) En gélose coulée en boîtes de Pétri.

On notera l'aspect de la colonie à l'œil nu et son aspect au faible grossissement. Les détails à relever sont les suivants :

Les colonies peuvent être transparentes, opalescentes ou opaques ; minces, pelliculaires ou épaisses. Leur consistance, éprouvée avec une anse de platine, peut être molle ou dure, cohérente ou facile à dilacérer, adhérente au milieu ou facile à détacher. On notera le relief de la colonie. Sa forme est ronde (punctiforme ou « en goutte » selon les dimensions) ou irrégulière. La surface apparaît lisse, ridée (chagrinée) ou plissée, brillante ou mate, sèche ou humide (quelquefois même diffluente).

Au microscope (voir *Technique*) on examinera la structure de la colonie (granuleuse, grossièrement grenue, structure radiée ou disposition en cercles concentriques). L'attention portera ensuite sur le pourtour de la colonie.

Certains auteurs recommandent d'en dessiner avec grand soin le contour car ils estiment que l'on peut établir la détermination de certaines espèces bactériennes d'après les différences relevées dans les détails de structure de leurs colonies. Il nous semble que l'on a beaucoup exagéré dans ce sens : le dessin microscopique des colonies d'une espèce est sujet à bien des variations. Nous demanderons au lecteur de se contenter de noter : « colonies à contour net (orbiculaire ou sinueux) sans prolongements » ou « colonies présentant à leur pourtour des prolongements périphériques plus ou moins longs ». Ces prolongements sont rectilignes ou onduleux (en forme de mèches bouclées) ; ils sont enchevêtrés (en touffe de poils) ou ramifiés (en radicelle), isolés ou anastomosés.

III. — Culture dans le bouillon. — On notera les caractères suivants :

a) Le bouillon reste clair, avec ou sans flocons nageant dans le liquide, avec dépôt plus ou moins abondant ;

b) Le bouillon présente un trouble plus ou moins marqué.

Trouble uniforme ou non, persistant ou suivi d'éclaircissement avec formation d'un dépôt ;

c) Le dépôt est faible ou abondant, cohérent, granuleux, pulvérulent ;

d) La bactérie ne présente pas de développement à la surface du bouillon ou bien elle y forme un voile (mince ou épais, lisse ou plissé, cohérent ou facile à dilacérer) ou un simple anneau adhérent aux parois du tube ;

e) Le bouillon a été décoloré ou non ;

f) La culture peut être odorante. Elle peut rendre le bouillon visqueux.

IV. — CULTURE SUR POMME DE TERRE. — Ce milieu présente habituellement une réaction un peu acide [1]. Or, certaines espèces ne se développent que sur la pomme de terre alcaline ; d'autres ne peuvent être cultivées sur ce milieu en dépit de l'alcalinisation.

Le fait sera signalé chemin faisant.

a) A côté des bactéries qui ne se multiplient pas sur la tubercule, il en est d'autres qui s'y développent si faiblement que les colonies ne deviennent pas visibles à l'œil nu. L'expression de *culture non apparente* répondra à ces deux catégories de faits ;

b) D'autres espèces donnent une culture qui, au pre-

1. Selon l'échantillon de pomme de terre, l'acidité du milieu peut être plus ou moins marquée ; elle peut même faire défaut. C'est cette variabilité de la réaction qui explique l'inconstance du développement sur le tubercule de certaines bactéries particulièrement sensibles à l'acidité. Il n'est pas très rare, en effet, de voir une espèce se multiplier assez bien sur telle pomme de terre et ne présenter aucun développement sur telle autre pomme de terre. Dans les cas de ce genre nous avons évité, bien entendu, de prendre comme critérium de la détermination la culture sur pomme de terre.

mier abord, se confond avec la surface du milieu ; en regardant de plus près et à jour frisant on aperçoit comme un mince vernis ou glacis : c'est à un tel aspect que s'appliquera l'expression de *culture peu apparente sur pomme de terre* ;

c) Lorsque l'aspect des cultures sera décrit sans mention spéciale il s'agira de colonies nettement apparentes ;

d) On notera les différents degrés que la culture peut présenter dans son extension en surface :

1° *Colonies isolées* (leur forme, leurs contours sont à décrire) ;

2° *Bande* s'étendant le long de la strie d'ensemencement. Les détails à relever sont : l'aspect des *bords* (plats ou surélevés) et celui de la *surface* (lisse, poudreuse, ridée ou plissée, sèche ou humide, brillante ou mate) ;

3° *Couche étalée* envahissant la totalité ou la plus grande partie de la surface de la pomme de terre.

e) La constatation de la *couleur* et de l'*odeur* de la culture compléteront cet examen ;

f) On étudiera enfin les conditions thermiques qui favorisent la culture en exposant certains tubes à 20°-22°, d'autres à 37°.

V. Cultures dans le lait. — C'est là une recherche indispensable pour toute détermination ; elle devra porter sur les caractères suivants :

a) L'espèce est ou n'est pas cultivable dans le milieu.

b) L'aspect du lait est ou n'est pas modifié.

α) par une propriété chromogène de l'espèce étudiée ;

β) par l'éclaircissement du milieu qui devient transparent, jaunâtre. Ce changement d'aspect qui souvent ne se manifeste que dans le courant de la deuxième semaine, indique une peptonisation de la caséine. Ce fait devra être vérifié par l'analyse chimique (recherche des peptones).

c) *Odeur* butyrique, aigrelette, fétide.

d) *Réaction.* — La réaction normale du lait est amphotère au tournesol. On déterminera s'il y a eu acidification ou alcalinisation.

La culture dans le lait tournesolé doit toujours être faite conjointement avec la culture dans des milieux lactosés tournesolés, car une espèce bactérienne qui est sans action sur le lactose peut acidifier le lait. En effet, le lait contient, en très faible proportion, un corps qui se comporte comme le glucose au point de vue fermentatif (Th. Smith). Exemple : B. paratyphosum A acidifie le lait sans attaquer le lactose.

e) *Coagulation du lait.* — La recherche de ce phénomène est d'une grande importance pour la détermination des bactéries. Son appréciation est habituellement facile. Il y a cependant des degrés dans le pouvoir coagulant. A côté des cas où l'on voit un caillot compact surmonté d'un lacto-sérum transparent, il en est d'autres où la coagulation, moins intense, se fait par petits grumeaux caséeux qui flottent d'abord près de la surface et tombent plus tard au fond du tube. Un examen attentif est donc nécessaire.

Certaines espèces ne paraissent pas modifier le milieu ; cependant si l'on chauffe le tube, le lait se caille.

Il est des cas enfin où la coagulation du lait par une espèce bactérienne dépend du degré d'aération du milieu [c'est ainsi que le Bact. putidum septicum ne coagule le lait que s'il est en couche mince au contact de l'air et ne le coagule pas s'il est en tubes].

Ce détail sera d'ailleurs signalé toutes les fois que sa constatation permettra d'éviter une erreur de détermination.

On notera la *date d'apparition* du caillot, le *degré* de la coagulation, la présence ou l'absence de *gaz*.

Il ne faut pas se contenter de l'enregistrement pur

et simple du fait grossier que le lait a été coagulé.

L'analyse du phénomène est nécessaire : elle conduira à la constatation de propriétés fermentatives très différentes selon les cas.

1° Lorsque le lait coagulé présente une *réaction acide* (constatée par l'ensemencement dans un lait tournesolé), la coagulation indique la *fermentation du lactose*, cette fermentation s'étant faite en quantité suffisante pour que l'acidité produite fasse passer la caséine à l'état insoluble.

2° La coagulation avec *réaction amphotère, neutre ou alcaline* indique que l'espèce dont on poursuit la détermination, sans action notable sur le sucre du lait, exerce un pouvoir coagulant direct sur la caséine.

Ce pouvoir est comparable à l'action coagulante du ferment lab.

Dans le premier cas, le précipité de caséine ne subit souvent aucune modification ultérieure. En effet, en pareille occurrence, l'acidité produite est souvent telle que la culture meurt. Plus rarement, l'acidité, suffisante pour amener la coagulation du lait, est trop faible pour arrêter la culture. La réaction acide peut alors faire place à une réaction neutre puis alcaline : la bactérie, après avoir fait fermenter le lactose, s'attaque en second lieu aux matières protéiques et l'on voit le caillot se redissoudre (peptonisation secondaire).

Dans le second cas, le coagulum peut ou persister ou subir une *redissolution*, suivant que l'espèce bactérienne n'attaque pas les protéides ou qu'elle exerce sur la caséine une action tryptique.

Ainsi, l'interprétation précise du fait grossier de la coagulation et des modifications ultérieures de la caséine coagulée aiguillera, suivant les cas, vers une bactérie ferment du lactose, vers une espèce ferment coagulant de la caséine ou vers une bactérie protéolytique.

Mais, ainsi que nous venons de le voir, une espèce peut

réunir plusieurs propriétés fermentatives : nombre de bactéries sont tout à la fois des ferments lab et des ferments caséolytiques. D'autre part, certaines bactéries coagulent le lait par production simultanée de lab et d'acides (*ferments lab-lactiques de Gorini*). Dans ce dernier cas, la réaction du lait est, en général, faiblement acide.

3° Etude des caractères morphologiques, de la mobilité, de la colorabilité de la bactérie. Etude de la sporulation.

Les caractères morphologiques des bactéries sont, en général, d'une appréciation facile ; dans certains cas, cependant, leur grande variabilité de forme ainsi que l'existence de types de transition entre les genres micrococcus, bacterium, spirillum pourront devenir une cause d'hésitation au cours de la détermination bactérienne. Si les formes de passage qui relient ces genres sont susceptibles d'entraver, dans quelques cas assez rares, la marche de la détermination méthodique, la division plus artificielle encore des coccacées en microcoques et streptocoques, celle des spirillacées en vibrions et spirilles eût ouvert la voie à des erreurs nombreuses : nous avons donc renoncé à faire reposer la détermination sur une classification qui, dans bien des cas, n'eût pas été réalisable. Par contre, il est rare que l'on éprouve de la difficulté à ranger la bactérie à déterminer dans l'un des genres suivants : sarcina, micrococcus, bacillus, bacterium, spirillum.

Une première distinction est à établir entre les bactéries allongées c'est-à-dire celles qui sont au moins deux fois aussi longues que larges et les éléments en forme de grains, arrondis ou irréguliers dont la longueur n'atteint pas le double de l'épaisseur. Or il arrive qu'une seule et même bactérie présente à la fois des formes coccoïdes et des éléments allongés.

Nous n'envisageons en ce moment-ci, bien entendu, que les faits dans lesquels — vu les conditions de culture — on ne peut considérer comme forme d'involution l'un de ces deux types morphologiques. Ces cas sont heureusement assez rares car — il ne faut pas se le dissimuler — ils opposent de sérieuses difficultés à la bonne marche de la détermination. Il suffira, pour s'en convaincre, de se rappeler l'historique de M. (Strept.) acidi lactici (Grotenfeldt) qui était considéré comme un « brachy-bacterium » (Bact. Güntheri, Bact. acidi lactici (Grotenfeldt) jusqu'aux recherches de Kruse qui montrèrent que cette bactérie devait être rangée à côté des micrococques se divisant suivant une seule direction (genre Streptococcus des auteurs).

L'exemple de M. melitensis rend également compte de l'obstacle que crée à la systématisation bactériologique l'existence de ces formes de passage entre les genres bacterium et micrococcus.

Pour faciliter la solution de ces problèmes d'interprétation fort délicats, il nous semble malaisé d'établir une règle générale. Nous dirons cependant : ce qui doit décider, dans les cas où la détermination du genre d'une bactérie donne lieu à des hésitations, c'est la forme qui prédomine à la température optima dans le milieu optimum (qui sera, en général, l'habitat naturel du microrganisme).

a) *Les bactéries en forme de grains* (*Coccacées*) peuvent être rondes, ovalaires ou irrégulières. Si elles se groupent en paquets cubiques — dans les milieux liquides au moins — elles rentrent dans le genre *Sarcina ;* ce groupement particulier est dû au fait que la multiplication s'opère dans les trois directions de l'espace.

Toute bactérie en forme de grain qui ne présente pas

le groupement caractéristique des sarcines sera rangé dans le genre *micrococcus*.

Nous diviserons les microcoques dans le seul but de faciliter la détermination, en deux catégories :

1° Microcoques habituellement disposés en chaînettes (genre Streptococcus des auteurs, dénomination que nous abandonnons [1]) ou susceptibles de présenter cette disposition dans les milieux liquides.

2° Microcoques isolés, groupés par deux (diplocoques des auteurs) ou en amas, mais non réunis en chaînettes.

Conformément à cette division, un microcoque que l'on trouve habituellement isolé, par deux ou en amas, mais qui peut parfois se présenter sous forme de chaînettes (dans le bouillon surtout) figurera dans les deux catégories de tableaux. Les chances de fausse route sont ainsi diminuées.

Les dimensions moyennes des microcoques sont de 0,8 μ-1,2 μ. Par le terme *gros microcoques* nous entendons désigner les éléments d'un diamètre supérieur à 1,2 μ ; quand nous parlerons de *petits microcoques*, nous aurons en vue des microcoques d'un diamètre inférieur à 0,5 μ.

b) Une bactérie de *forme allongée* sera qualifiée de *bâtonnet* lorsque les éléments sont rectilignes; elle sera rangée parmi les *spirilles* s'ils sont incurvés en virgule

1. Si l'on envisage le nombre considérable des espèces qui, classées par la plupart des auteurs dans le genre micrococcus (par opposition au genre streptococcus), peuvent néanmoins se grouper parfois en chaînettes vraies dans les milieux liquides, on comprendra que nous ayons évité de mettre le lecteur aux prises avec les difficultés qu'eût présenté, dans des cas nombreux, la nécessité de décider si un microcoque donné appartient à l'un ou à l'autre des genres sus-cités. Il est des divisions théoriques qui deviendraient la source d'erreurs innombrables si on les adoptait comme clé de diagnose dans la pratique des examens de laboratoire. Nous avons cherché à en débarrasser ce livre autant que possible.

ou en parenthèse ou s'ils décrivent un demi, un ou plusieurs tours de spire. Toutefois un bacterium peut, en s'allongeant, s'incurver et même devenir onduleux. On reconnaîtra qu'il n'appartient pas au genre *spirillum* par les caractères suivants : 1° l'*incurvation* des éléments n'est *pas constante ;* elle ne se produit que dans certaines conditions de culture et il est toujours possible de restituer au microrganisme sa forme restiligne originelle en le réensemençant sur d'autres milieux ; 2° les *flexuosités* d'un bacterium devenu filamenteux sont *irrégulières*. Au contraire, ce qui caractérise les spirilles c'est que ce sont des éléments *régulièrement* incurvés et que cette incurvation est *constante*.

Comme la plupart des auteurs actuels, nous appellerons *bacillus* les bâtonnets des espèces sporogènes, *bacterium* ceux des espèces non sporogènes.

Les dimensions d'une espèce varient selon les races et surtout selon les milieux nutritifs. Pour s'en convaincre il suffit de considérer les divergences considérables des bactériologistes qui se sont appliqués à préciser en micron les dimensions des espèces [1].

Nous préférons donc renoncer à des précisions qui ne sont qu'apparentes et de peu d'utilité au cours des déterminations bactériologiques courantes. En général, nous nous contenterons d'indiquer qu'un bâtonnet est *grêle*, d'*épaisseur moyenne* ou *épais*. C'est là une imprécision intentionnelle qui nous paraît conforme à la réalité des faits. Nous dirons d'un bâtonnet qu'il est mince, lorsque sa largeur ne dépasse pas 0,5 μ ; nous le qualifierons d'épais s'il dépasse 1 μ. Nous appellerons *moyenne* une épaisseur de 0,6 à 1 μ.

1. Un autre facteur explique ces divergences : certains auteurs mesurent les bactéries vivantes en suspension dans l'eau ou le bouillon ; d'autres font porter l'examen micrométrique sur les bacilles tués et colorés dont le corps a été rétracté par la fixation.

La largeur est moins sujette à variation que la longueur. Aussi estimons-nous que la longueur d'un élément bactérien est le dernier élément à faire entrer en ligne de compte au cours d'une détermination méthodique des espèces. Nous n'y avons eu recours, en tant que critérium diagnostique, que lorsque toute la gamme des signes différentiels avait été utilisée. C'est dire qu'il s'agira, dans ces cas, de bactéries très voisines, sinon identiques et que la confusion à laquelle on sera exposé aurait bien peu d'importance.

Mobilité. — Pour juger de la mobilité d'une bactérie nous avons deux procédés à notre disposition.

1° L'examen à l'état vivant. Une goutte de culture en bouillon sera étudiée au microscope ou à l'ultramicroscope ;

2° La recherche des cils après coloration spéciale (Voir *Technique*).

Ces deux recherches devront être faites conjointement au cours de toute détermination car, si la mobilité est en général l'attribut des bactéries ciliées, il n'est pas très rare de constater une mobilité nette alors qu'aucun cil ne peut être mis en évidence. L'étude de la mobilité d'une bactérie doit toujours être faite avec des cultures en milieu liquide.

Juger de la mobilité d'un microrganisme n'est pas toujours chose facile : il faut savoir distinguer la mobilité vraie des mouvements browniens qui sont communs aux microrganismes et aux particules inertes.

La mobilité vraie, active, se traduit par des mouvements de *translation* plus ou moins rapides et plus ou moins étendus. Les mouvements browniens, au contraire, consistent en un tremblotement vibratoire sur place et, lorsqu'il s'agit de bâtonnets de quelque longueur, en oscillations sur place ou même en mouvements rotatoires de court rayon. Jamais il ne s'agit de translation franche.

Avec un peu d'habitude on arrivera à faire cette distinction, assez importante au point de vue du diagnostic bactériologique. En cas de doute, il est bon de recourir au procédé de contrôle indiqué dans la partie *technique*. Une bactérie qui ne présente que des mouvements browniens est une bactérie immobile.

La mobilité d'une bactérie étant reconnue il convient d'en noter le *degré* et de chercher à préciser si elle est *permanente* ou *transitoire*. Certaines espèces sont douées de mouvements d'une vivacité et d'une brusquerie remarquables : dans le corps de ce livre nous les qualifierons de *très mobiles* (Exemple : B. typhosum). D'autres (ex. : B. coli commune) présentent une mobilité faible et lente (nous dirons qu'elles sont *peu mobiles*). Il est des espèces, enfin, comme B. mycoïdes, qui paraissent immobiles à première vue ; ce n'est que par un examen attentif et patient que l'on découvre quelques éléments présentant une très lente mobilité.

Seules les espèces non sporogènes sont susceptibles de présenter une mobilité *permanente ;* les bactéries mobiles sporogènes passent par une phase de repos qui répond à la période de la sporulation : il en résulte que l'on aperçoit dans un champ microscopique des éléments mobiles à côté d'éléments immobiles. Toutes ces modalités de la mobilité bactérienne devront être notées avec soin. Lorsqu'une bactérie ne se montre animée d'aucun mouvement, on se gardera de conclure avant d'avoir vérifié que l'immobilité persiste après plusieurs repiquages dans le bouillon.

Spores. — La recherche des spores devra être faite dans tous les milieux artificiels, à la température de la chambre, à celle de l'étuve, en milieu aérobie et à l'abri de l'air car beaucoup d'espèces ne sporulent que dans des conditions déterminées de température et de milieu. Parmi les bactéries facultativement anaérobies, il en est qui ne forment de spores que dans les cultures à l'abri de l'air; d'autres ne sporulent qu'en milieu aéré.

Pour conclure à l'existence de spores dans une préparation, il faut avoir observé très nettement la *réaction des spores* (voir *Technique*) qui met en évidence une résistance à la décoloration par les acides beaucoup plus forte que celle des bâtonnets eux-mêmes.

Ainsi sera évitée l'erreur qui consiste à prendre pour des spores les aspects granuleux ou vacuolaires ou les formes d'involution coccoïdes que présentent fréquemment un grand nombre d'espèces. L'épreuve de la pasteurisation (voir *Technique*) permet, en cas de doute, de vérifier le pouvoir sporogène de l'espèce bactérienne.

On notera le *nombre* de spores par élément bactérien; généralement il n'y en a qu'une, mais on peut en trouver deux et plus dans certaines espèces. *Le siège* des spores servira quelquefois à la détermination; elles sont médianes, terminales ou intermédiaires au centre et à l'extrémité, plus près de cette dernière, par abréviation nous dirons qu'elles sont situées *vers l'extrémité* (spores paeneterminales).

La *forme* des spores est arrondie, ovalaire ou même quadrangulaire [Bac. ruminatus (Meyer et Neide) p. ex.].

Le *mode de groupement* sera noté. La plupart des espèces donnent des spores isolées, quelques-unes des chaînes de spores très remarquables [Ex. : B. alvei (Cheyne) B. geniculatus (Duclaux).

Les *dimensions* des spores devront être comparées à celles des bâtonnets correspondants.

a) Lorsque la largeur des spores est inférieure à celle des bâtonnets, les bacilles ne subissent aucune déformation lors de la sporulation. Ce fait est constant dans certaines espèces (Ex. : B. anthracis).

b) Lorsque la largeur des spores est égale ou supérieure à celle des bâtonnets, le bacille peut n'être point déformé par la sporulation : c'est ce qui arrive en cas de spore terminale. Il en résulte une figure dite « en baguette de tambour » [Ex. : B. tetani]. Les bacilles seront déformés, par contre, si leur spore est médiane ou paeneterminale, déformation en fuseau dans le premier cas (ancien genre clostridium), en massue dans le second. Enfin, la déformation au moment de la production des spores, au lieu d'être partielle, peut porter sur l'ensemble du corps bacillaire qui s'épaissit uniformément.

Pour déterminer avec précision certaines espèces très voisines [Ex. : groupe subtilis-mesentericus-megatherium], il est nécessaire d'examiner, sur la spore devenue libre, si la membrane de la cellule sporogène, ou une partie de cette dernière est restée adhérente à la membrane propre de la spore, ou bien, au contraire, si aucun vestige n'est resté attaché à la spore [spores nues (Chester)].

Les indications diagnostiques que l'on peut tirer du mode de la *germination* des spores sont peu nettes. En cas de spore ovalaire on se rendra compte si la germination de l'élément jeune se fait aux extrémités du grand ou du petit diamètre (germination polaire ou équatoriale).

Ainsi les spores de B. subtilis germent équatorialement, celles de B. anthracis près du pôle. Mais très souvent les deux modes s'observent dans une même préparation ; l'un des deux prédominant ou non.

A. Meyer et ses élèves ont essayé de trouver un trait caractéristique de l'espèce dans le degré de résistance à la chaleur que présentent les spores. Nous ne croyons pas que cette dernière recherche puisse être utilisée dans un but diagnostique. Par contre, l'étude des détails de la sporulation est indispensable si l'on veut arriver à séparer les unes des autres les espèces très voisines de certains groupes. [Les travaux de Meyer, Gottheil, Neide, Chester, etc. ont montré que c'était là le seul moyen de mettre de l'ordre dans le chaos des bacilles liquéfiants, mobiles, sporulés, gram-positifs.]

Coloration par la méthode de Ziehl-Neelsen. — La constation de l'acido-alcoolo-résistance, en limitant le champ des recherches, hâtera considérablement la détermination.

Coloration par le Gram. — La méthode de Gram est un des plus précieux et des plus sûrs parmi les éléments de diagnose dont nous disposons. En effet, un nombre considérable d'espèces prennent le Gram constamment et très nettement ; un grand nombre d'autres espèces se décolorent toujours avec la même netteté.

Il est cependant des espèces dont certaines races se montrent Gram-positives (le plus souvent, il est vrai, elles gardent faiblement le Gram), alors que d'autres races de la même espèce ne résistent pas à la décoloration. L'erreur de détermination qui pourrait résulter de cette variabilité sera évitée quand il s'agira d'espèces dont la colorabilité inconstante est d'observation courante. [Ex. : Bact. vulgare (proteus vulgaris)] (Hauser), M. mastitidis (Nocard-Guillebeau). [Le lecteur trouvera de telles bactéries dans les tableaux Gram-positifs ainsi que dans les tableaux Gram-négatifs.

Dans tous les cas, d'ailleurs, une bactérie qui ne reste que faiblement colorée par la méthode de Gram et qui ne résiste pas à la décoloration si l'on prolonge tant soit peu l'action de l'alcool, doit être considérée comme ayant un Gram douteux. On en poursuivra la détermination successivement dans les deux catégories de tableaux (Gram +· et Gram —), et on arrivera parfois à réaliser le diagnostic en se fondant sur les autres caractères de l'espèce.

Ces faits de résistance plus ou moins marquée à l'action décolorante de l'alcool montrent la nécessité de se conformer rigoureusement aux moindres détails de la technique exposée plus loin.

Lorsque, dans une même préparation, certains éléments prennent le Gram, alors que d'autres ne le prennent pas, le lecteur poursuivra la détermination dans les tableaux des bactéries prenant le Gram. Il agira de même dans les cas où le corps de chaque élément garde le colorant inégalement dans ses différentes parties.

Nous nous contenterons de mentionner que bon nombre de microrganismes, après avoir gardé le Gram dans les premières cultures, perdent cette propriété plus ou moins rapidement au cours de leur séjour dans les milieux artificiels. Comme il ne saurait être question de déterminer de vieilles cultures (voir Introduction) le lecteur est à l'abri de ces causes d'erreur.

*
* *

4° Étude des produits formés dans les cultures

L'étude des produits élaborés par la culture dans différents milieux artificiels apporte souvent une contribution importante à la détermination de l'espèce :

1° On étudiera les caractères du pigment, s'il s'agit d'une espèce chromogène ;

2° On cherchera à mettre en évidence la production de toxines solubles, d'hémolysines bactériennes ;

3° Il faudra caractériser les produits chimiquement définis formés dans les divers milieux.

Pigments

Nous avons vu précédemment tout le parti que l'on pouvait tirer, dans un but diagnostique, des propriétés chromogènes des espèces.

Dans certains cas (que nous indiquerons chemin faisant) il est nécessaire, pour différencier deux espèces, d'étudier de plus près les propriétés physiques du pigment bactérien, en particulier sa solubilité dans les divers dissolvants ordinaires (alcool, éther, sulfure de carbone, chloroforme, benzine) et dans l'eau.

La plupart des pigments microbiens sont insolubles dans l'eau. On recherchera les modifications (virages) qu'ils subissent sous l'influence des acides et des alcalis.

Toxines solubles

Lorsqu'on est en présence de cultures virulentes pour les animaux d'expérience, on cherchera si les filtrats contiennent ou non des toxines et si ces toxines sont thermolabiles ou thermostabiles.

Hémolysines bactériennes

(Pour la technique, voir Deuxième partie.)

On a beaucoup exagéré le parti que l'on peut tirer de l'étude des hémolysines élaborées par certaines espèces dans les milieux solides et liquides.

On a soutenu que les microcoques du groupe M. pyogenes aureus (Rosenbach) et ceux du groupe M. (Streptococcus) pyogenes produisaient des hémolysines même quand il s'agit d'échantillons avirulents, alors que les bactéries saprophytes voisines par leurs caractères botaniques n'élaboraient pas de substances hémolytiques. Mais ce caractère n'a pas de valeur diagnostique, car il y a de nombreuses exceptions à la règle. De même, on a voulu différencier les vibrions pseudo-cholériques des vibrions cholériques vrais par la production d'hémolysines. Mais, là encore, nous n'avons pas en mains un critérium absolu car il existe des races hémolytiques de vibrions cholériques ; ainsi les vibrions El Tor (Gottschlich), bien que produisant des hémolysines en quantité notable, doivent être considérés comme des spirilles cholériques authentiques ainsi que le démontrent les réactions d'immunité et de déviation du complément.

Produits chimiquement définis

I

Fermentation des hydrates de carbone

1) *Fermentations rares.* — Il est des fermentations exceptionnelles comme celle de la *cellulose* qui constituent le seul moyen de déterminer les espèces douées de cette propriété fermentative, ces bactéries (B. methanii, B. hydrogeni) n'ayant pu être cultivées sur les milieux usuels. [Pour la préparation du milieu spécial nécessaire à cette culture, voir *Technique*.] Certaines espèces bactériennes font fermenter la *pectine*: la recherche de cette fermentation est indispensable pour arriver au diagnostic de ces microrganismes. [Voir à la partie *Technique* la préparation des milieux à la pectine.] Les espèces qui font fermenter la *glycérine* sont rares. Plus nombreuses sont celles qui attaquent *l'amidon*.

Les propriétés fermentatives d'une bactérie à l'égard des hydrocarbones que nous venons d'énumérer ne sont à rechercher que dans des cas particuliers qui seront indiqués au lecteur en lieu utile.

2) *Fermentation des sucres.* — L'étude de la fermentation des sucres devra être faite, par contre, au cours de toute détermination. Dans bien des cas elle présente une grande importance diagnostique.

Sauf indications particulières on se contentera d'étudier l'action de la bactérie sur les sucres suivants : glucose, maltose, lactose, saccharose. Il faut avoir soin de vérifier, avant l'addition du sucre chimiquement pur, que le milieu nutritif a été débarrassé du glucose de la viande. Si l'on omettait de prendre cette précaution, la fermentation de cette petite quantité de glucose pourrait faire croire à tort à la fermentation du sucre ajouté au milieu nutritif (lactose, maltose, saccharose, etc.). [Voir *Technique*, la préparation des *milieux désucrés*.] Il est préférable d'employer la gélatine désucrée que la gélose désucrée qui, par le fait même de la stérilisation, contient toujours une petite quantité de glucose. On ajoute 0,5-1,5 °/₀ de substance hydrocarbonée au bouillon ou à la gélatine désucrée. Ce dernier milieu permet de se rendre compte de la production de bulles gazeuses ; le bouillon additionné de teinture de tournesol sert surtout à mettre en évidence la production d'acides.

La fermentation des sucres se manifeste par l'acidification du milieu sucré associée ou non à la production de gaz.

a) *Acidification.* — Souvent on pourra se contenter de l'apprécier en ensemençant de la gélose ou du bouillon sucré et tournesolé, le milieu virant du bleu au rouge. On peut se servir également de milieux sucrés additionnés de craie ; la production de bulles de CO^2 indique la formation d'acides.

Si l'acidité produite n'est pas suffisante pour arrêter la culture, elle peut faire place à une *alcalinité secondaire* : tout le sucre ayant subi la fermentation, la bactérie peut alors attaquer les substances protéiques.

Parfois il est utile de titrer l'acidité en prenant comme témoin un milieu non ensemencé. Ce titrage d'acidité est utilisé pour le diagnostic différentiel de B. diphteriæ et des B. pseudo-diphtériques.

b) *Production de gaz.* — La production de gaz aux dépens des différents sucres sera mise en évidence par l'ensemencement dans un tube de gélose additionnée du sucre à étudier : le milieu est disloqué ; parfois même le bouchon d'ouate est projeté. Un procédé plus précis consiste à cultiver la bactérie dans du bouillon sucré contenu dans un tube à fermentation (voir *Technique*). Il permet d'apprécier le volume des gaz produits. Ce dispositif permet, en outre, de procéder à l'analyse qualitative des gaz, mais habituellement on pourra se passer de cette dernière recherche.

Cette étude très simple de la fermentation des sucres et des modalités de cette fermentation facilite bien souvent la détermination : certaines espèces, en présence d'un sucre donné, produisent à la fois de l'acide et des bulles de gaz, d'autres espèces acidifient le milieu sans jamais provoquer de dégagement gazeux.

En général, on peut se borner à ces recherches d'une exécution facile ; quelquefois il est nécessaire, pour préciser la détermination, de savoir quels sont les produits de fermentation.

Analyse qualitative des produits non gazeux de la fermentation des hydrates de carbone

On recherchera :

1° Les produits volatils non acides (alcools, aldéhydes, acétones) ;

2° Les produits volatils acides (acides formique, acétique, propionique, butyrique, valérianique) ;

3° Les acides fixes (acide lactique, acide succinique).

Pour l'isolement de ces produits et les réactions simples qui permettent de les caractériser, voir *Technique*. Il est exceptionnel que l'on ait à étudier, dans un but diagnostique, quel est ou quels sont, d'une manière précise, les acides volatils produits; dans ce cas, il faudrait avoir recours à la méthode de Duclaux (V. *Technique*).

Bon nombre de bactériologistes admettent que cette analyse précise des produits de fermentation des sucres est parfois utile au diagnostic : certaines espèces (M. halensis [Kozaï]) produisent uniquement de l'acide lactique aux dépens du lactose, d'autres espèces de l'acide lactique et des acides volatils [M. pyogenes aureus, M. (str.) pyogenes (Rosenbach), par exemple].

Toutefois, l'édification d'espèces bactériennes fondée sur la présence simultanée d'acides fixes et d'acides volatils dans les produits de fermentation ou sur la production exclusive d'acides fixes, n'est pas à l'abri de toute critique, à plus forte raison la différenciation de deux espèces, suivant que c'est tel ou tel acide qui prédomine dans les produits élaborés, est-elle sujette à caution. La nature de l'acide formé paraît dépendre non seulement de l'espèce bactérienne mais aussi de conditions de milieu encore mal élucidées. De pareils signes différentiels manquent de fixité.

II

Produits de fermentation des substances protéiques

Il faut étudier systématiquement le pouvoir fermentatif de l'échantillon bactérien sur les substances suivantes :

1° Albumines naturelles (on se servira de *fibrine*) ;
2° Albumines modifiées (on se servira de *peptones*) ;
3° Protéides (*caséine*).

(Pour la préparation de ces milieux, voir *Technique*.)

En étudiant l'action d'une bactérie comparativement sur la fibrine et sur les peptones, on arrive à établir une distinction importante entre les espèces qui attaquent les albumines naturelles (*ferments protéolytiques de Tissier*) et celles qui ne font fermenter que les albumines hydrolysées (*ferments peptolytiques* du même auteur).

Il est exceptionnel que l'on ait à analyser, dans un but diagnostique, qualitativement et quantitativement tous les produits de fermentation des substances albuminoïdes ; par contre, cette analyse complète doit être faite quand il s'agira de décrire une espèce nouvelle. (Voir à la partie *Technique* la recherche et le dosage méthodique des produits de fermentation des protéiques.)

Pour les déterminations courantes on pourra se contenter, en général, de la recherche des produits suivants : hydrogène sulfuré, ammoniaque, indol.

Hydrogène sulfuré. — Un très grand nombre d'espèces produisent ce corps dans les milieux albuminoïdes, si bien que cette recherche ne fournit que des indications très peu importantes.

Ammoniaque. — La recherche de l'ammoniaque permet de caractériser les bactéries ferments de l'urée. Une partie de l'urée se transformant en ammoniaque par le seul fait de la stérilisation, le dosage comparé du milieu avant et après l'ensemencement est indispensable. (Voir *Technique*.)

Indol. — La production de ce corps dans les milieux peptonés donne des indications utiles dans un grand nombre de circonstances.

La *réaction indol-nitreuse* [1] peut, conjointement avec

1. Voir *Technique*.

d'autres caractères, mettre sur la voie de la détermination des spirilles cholériques ; mais, considérée en elle-même, elle n'a pas la valeur diagnostique que Koch lui avait primitivement attribuée. Elle n'est ni exclusive aux spirilles cholériques (certains spirilles des eaux non pathogènes pour l'homme pouvant donner la réaction du « cholerarot ») ni constante. (Sp. romanum, spirille cholérique authentique, ne donnait pas la réaction pendant les huit premiers mois de culture.) La mutabilité remarquable des spirilles cholériques ne permet plus, à l'heure actuelle, d'étayer une détermination d'une telle importance sur la seule recherche des épreuves chimiques et expérimentales : l'étude des anticorps spécifiques est indispensable dans tous les cas.

La *réaction de l'indol obtenue après addition de nitrite* présente une valeur indicatrice très variable selon les groupes bactériens. Ainsi, Bact. typhosum ne donne jamais cette réaction. Bact. coli est presque toujours, mais non pas constamment indologène (Bact. coli anindolicum). Certaines espèces du groupe des septicémies hémorragiques (Bact. suisepticum, par exemple) ne donnent pas, habituellement, la réaction de l'indol ; cependant certaines races de cette espèce font exception à la règle.

Il y a donc des cas où la valeur indicatrice de cette réaction est considérable et d'autres où l'inconstance de cette épreuve la rend inutilisable au point de vue de la détermination. Nous avons eu soin de ne pas faire intervenir la recherche de l'indol comme clé dichotomique dans les cas où la variabilité de cette propriété chimique d'une race à l'autre eût ouvert la voie à des erreurs.

Quand nous disons d'une bactérie qu'elle produit de l'indol, nous entendons par là que l'on obtient un résultat positif par le procédé classique de Salkowski (voir

Technique). Le réactif d'Ehrlich [1], que l'on doit employer pour décrire des espèces nouvelles, ne sera pas utilisé dans un but diagnostique. En effet, les résultats obtenus par les deux méthodes ne concordent pas toujours, le réactif d'Ehrlich étant beaucoup plus sensible que l'ancien. Or, l'ancien procédé est celui que la plupart des auteurs ont employé dans leurs descriptions. C'est là une considération importante si l'on songe au nombre des bactéries bien étudiées qui ne peuvent être revues, les cultures originales étant perdues.

Lecture des résultats. — Convenons qu'une culture sera considérée comme non indologène lorsque la réaction reste négative après le huitième jour. La réaction positive peut se manifester dès les vingt-quatre ou quarante-huit premières heures ; elle peut être tardive, n'apparaissant que du cinquième au huitième jour. On notera, en cas de réaction tardive, si la coloration est forte ou faible.

5° Inoculation aux animaux

Recherche des propriétés biologiques in vivo

L'inoculation aux animaux devra être pratiquée dans tous les cas. On se bornera d'ordinaire à injecter la cul-

1. L'indol est décelé, d'après la méthode d'Ehrlich, par la coloration rouge obtenue en ajoutant à la culture en bouillon :

5 centimètres cubes de la solution suivante :

Paradiméthyl-amido-benzaldéhyde. .	4 grammes
Alcool à 96 °/₀.	380 cent. cubes
Acide chlorhydrique concentré. . .	80 cent. cubes

puis 5 centimètres cubes d'une solution aqueuse saturée de persulfate de potassium.

ture à déterminer aux animaux de laboratoire usuels (cobaye, lapin, rat, souris). Dans certains cas particuliers que nous signalerons chemin faisant, l'expérimentation portera en outre sur d'autres animaux (chien, chat, singe, oiseaux, etc.). Rappelons que la recherche de la virulence d'une bactérie doit toujours être faite avec des cultures fraîchement retirées de l'habitat naturel et avec des cultures jeunes (de 24 à 48 h. sauf pour les espèces à développement lent).

Il n'est pas un caractère qui soit soumis à des variations aussi considérables que la virulence d'une espèce bactérienne. Il adviendra que l'on isole une bactérie qui se montre dépourvue de virulence à l'égard des animaux de laboratoire mais qui, par tous ses caractères morphologiques, culturaux et chimiques, se superpose à une espèce classique pathogène. Dans les cas de ce genre, il est de toute nécessité de rechercher par l'une des méthodes indiquées au chapitre *Technique* s'il n'est pas possible *d'exalter la virulence* de la culture.

La *maladie expérimentale* de l'animal inoculé sera suivie avec soin ; certaines d'entre elles sont assez caractéristiques pour que leur observation puisse contribuer à résoudre le problème de la détermination. [Exemple : tétanos expérimental, botulisme].

L'*autopsie* des animaux d'expérience peut fournir des éléments de diagnostic importants : bon nombre d'espèces bactériennes déterminent des lésions caractéristiques [par exemple B. œdematis maligni (Koch), B. Chauvei, B. pestis (Yersin), les bacilles du groupe des septicémies hémorragiques, etc.]. On cherchera toujours s'il y a eu septicémie ; à cet effet, le sang du cœur et celui des viscères sera examiné.

La mort de l'animal est-elle survenue sans septicémie, on verra si la bactérie s'est multipliée au voisinage du point d'inoculation.

Dans quelques cas particuliers qui seront mentionnés en temps utile, deux espèces bactériennes très voisines ne pourront être distinguées que grâce à l'absence d'*immunité croisée*. Exemple: B. pestis et B. pseudo-tuberculosis rodentium (Pfeiffer).

Dans l'immense majorité des cas, l'étude systématique des caractères morphologiques, culturaux, chimiques et expérimentaux que nous avons passés en revue permet de mener à bien la détermination bactérienne.

Si la culture étudiée est susceptible de fournir un immun-sérum, la recherche des réactions biologiques (agglutination, bactériolyse, déviation du complément) ne fera que corroborer un diagnostic bactériologique déjà fait. Mais il est des espèces très voisines qui ne peuvent être différenciées les unes des autres sans le secours des *réactions biologiques*. L'attention du lecteur sera attirée sur ces faits dans le cours de cet ouvrage.

Plan d'une Fiche Bactériologique

Fiche N°

Origine de la bactérie isolée.
Forme et mode de groupement.
Influence de l'air.

FORMULE CHIFFRÉE (1)

Température	Milieux	Propr. chromo.	Spores	Colorabilité	Lait	Lactose	Glucose

---

OBSERVATION

1° **Conditions de culture.**

Influence de l'air.

Températures { Limite. / Optima.

Milieux nutritifs nécessaires (2).

2° **Propriétés chromogènes** (3).

3° **Caractères des cultures.**

Gélatine (4).

Gélose.

Bouillon.

Pomme de terre (5).

Lait (6).

Milieux spéciaux.

4° **Morphologie.** Dimensions.

Forme et groupement des cellules.

Spores (7).

5° **Colorabilité** (Gram).

6° **Mobilité** (8).

7° **Propriétés fermentatives.**

a) *Sucres* (9).

Lactose.

Glucose.

Maltose.

Saccharose.

b) *Autres substances hydrocarbonées.*

Amidon.

Glycérine.

Pectine.

Cellulose.

c) *Substances protéiques.*

Albumines { Fibrine. Sérum coagulé. Blanc d'œuf cuit.

Caséine.

Urée (Production d'ammoniaque).

Production d'indol *d'hydrogène sulfuré.*

8° **Toxines** (10).

9° **Hémolysines** (11).

10° **Propriétés pathogènes.**

Maladie expérimentale (12).

Lésions anatomiques.

11° **Réactions d'immunité** (13).

Observations particulières.

Notes de la Fiche Bactériologique

1. Nous proposons de résumer en une formule chiffrée les caractères suivants :

Caractère	Groupe	Détail	Chiffre
Température	Se développant à 22° et au-dessous		1
	Ne se développant pas à 22°. Se développant à 37°.		2
	Ne se développant pas à 37°. Cultivables à 45° et au-dessus.		3
Milieux	Cultivables en gélatine ordinaire à 22° ou au dessous.	Non liquéfiants.	1
		Liquéfiants	2
	Non cultivables sur gélatine ordinaire à 22°.	Cultivables en gélose ordinaire.	3
		Liquéfiant la gélose	4
		Exigeant des milieux albumineux.	5
		Exigeant des milieux à l'hémoglobine.	6
		Exigeant d'autres milieux spéciaux.	7
Propriétés chromogènes	Cultures non chromogènes sur gélatine ou sur gélose		1
	Cultures élaborant sur ces milieux un pigment	Jaune	2
		Brun ou noir.	3
		Rose ou rouge	4
		Vert	5
		Bleu ou violet	6
	Cultures phosphorescentes		7
Spores	Pas de spores		1
	Spores.		2
Colorabilité	Colorables par la méthode de Ziehl-Neelsen		1
	Colorables par la méthode de Gram.		2
	Non colorables par la méthode de Gram		3
Lait	Coagulant le lait	Peptonisant la caséine	1
		Ne peptonisant pas la caséine.	2
	Ne coagulant pas le lait	Peptonisant la caséine	3
		Ne peptonisant pas la caséine.	4
	Ne se développant pas dans le lait		5
Lactose	Ne faisant pas fermenter le lactose		1
	Faisant fermenter le lactose	Avec gaz.	2
		Sans gaz.	3
Glucose	Ne faisant pas fermenter le glucose.		1
	Faisant fermenter le glucose	Avec gaz.	2
		Sans gaz.	3

[Ainsi, la formule chiffrée : *Bacterium aérobie 11.113.222* (qui répond à celle d'un bact. du groupe de B. coli commune) remplacera une longue énumération de caractères. Autre exemple : *Micrococcus aérobie 11.112.233* correspond à un microcoque du groupe de M. (str.) pyogenes (Rosenbach).]

2. Indiquer les milieux appropriés, si la bactérie ne se développe pas, ou se développe mal sur les milieux usuels.

3. Etudier les caractères du pigment, et en particulier sa solubilité dans l'eau, l'alcool, le chloroforme, etc.

4. Noter avec soin les caractères des cultures en gélatine ; le mode et la rapidité de la liquéfaction. Cultiver dans la gélatine même les bactéries qui exigent pour leur développement une température à laquelle la gélatine se liquéfie.

5. Noter si la culture est *nulle*, ou si le développement a lieu, mais ne donne lieu qu'à une culture non apparente.

Cultiver sur pomme de terre *naturelle* et sur pomme de terre *alcalinisée*.

6. Noter les modifications du lait pendant *plusieurs semaines*. On doit aussi faire des cultures dans le lait tournesolé.

7. Noter le mode de germination des spores, leur siège, leur forme, eurs dimensions, leur résistance à la chaleur, et les conditions dans lesquelles a lieu la sporulation.

8. La mobilité de certaines espèces est transitoire et peut n'exister que pendant une très courte période de leur développement.

9. Noter le degré d'acidité à partir duquel la fermentation s'arrête. Rechercher en outre quels sont les acides de fermentation.

10. Etudier la toxicité : 1° Des cultures filtrées ; 2° des corps bactériens ; 3° des cultures entières ; 4° résistance des toxines à la chaleur.

11. Etudier leur résistance à la chaleur.

12. Expérimenter *avec des cultures récemment isolées*, sur le plus grand nombre d'animaux possible. On devra expérimenter au moins sur la souris, le cobaye et le lapin.

13. Rechercher dans le sérum des animaux immunisés la présence des agglutinines, sensibilisatrices et bactériolysines spécifiques.

DEUXIÈME PARTIE

TECHNIQUE

DEUXIÈME PARTIE

TECHNIQUE

CHAPITRE PREMIER

MILIEUX DE CULTURE

Pour l'étude méthodique des espèces microbiennes il est nécessaire de préparer toute une série de milieux nutritifs. Grâce à eux on constate les particularités du développement de chaque bactérie, sa vitalité, l'aspect de ses colonies, les modifications qu'elle fait subir aux substances dont elle se nourrit et les produits de nouvelle formation qui résultent de ses actions fermentatives.

On doit étudier successivement les particularités du développement de la bactérie sur des milieux liquides et solides, sur des milieux contenant ou non de la gélatine, sur des milieux contenant ou non des albumines coagulées, des sucres, etc...

Nous indiquerons le mode de préparation des seuls milieux nécessaires à la détermination des bactéries.

Bouillon. — Le bouillon de viande est le plus fréquemment employé des milieux de culture artificiels. Il se prête particulièrement bien à l'étude de la mobilité des bactéries qui s'y développent, sa préparation exige les opérations suivantes :

1° Faire macérer pendant plusieurs heures 500 grammes de viande de veau dégraissée et hachée dans *un litre* d'eau ordinaire.

2° Passer la macération obtenue à travers une pièce de toile propre. Lorsque la filtration est terminée on enveloppe le hachis de viande restant dans la toile filtrante et on l'exprime aussi complètement que possible.

3° Mettre le liquide obtenu dans une capsule de porcelaine ou dans une capsule émaillée ; ajouter 10 grammes de peptone de bonne qualité et 5 grammes de sel marin.

Chauffer à feu doux, en agitant constamment jusqu'à l'ébullition.

4° Laisser refroidir. Lorsque la température du liquide est suffisamment abaissée on le filtre sur un filtre de papier préalablement mouillé.

(Il est nécessaire de mouiller le filtre pour que toutes les gouttelettes de graisse soient retenues.)

5° Les bouillons de viande ont toujours une assez forte acidité. On neutralise cette acidité avec une solution de soude caustique à 40 °/₀, que l'on verse goutte à goutte en surveillant la réaction du liquide à l'aide d'un fragment de papier bleu de tournesol. Dès que le papier bleu cesse de virer rapidement au rouge, on opère avec prudence et l'on cherche si le papier rouge de tournesol bleuit.

Un bouillon de bonne qualité doit être très légèrement alcalin c'est-à-dire que le papier rouge de tournesol plongé dans le liquide doit virer au bleu lentement, mais nettement. L'alcalinisation est le temps le plus délicat de la préparation des milieux nutritifs à base de viande.

6° Ajouter au liquide de l'eau ordinaire en quantité suffisante pour rétablir le volume primitif (un litre).

7° Porter le bouillon à 120° dans l'autoclave pendant

vingt minutes. Au sortir de l'autoclave le bouillon est fortement troublé.

8° Filtrer sur papier.

9° Répartir le bouillon dans les vases où il doit être définitivement conservé (ballons, tubes à culture, etc...). Les récipients destinés à recevoir le bouillon ont été préalablement bouchés au coton (coton cardé ordinaire) et stérilisés au four à flamber.

10° Stériliser à l'autoclave à la température de 115° pendant vingt minutes.

Le bouillon ainsi préparé constitue un bon milieu de culture pour les bactéries. Toutefois il ne convient pas pour certaines recherches délicates telles que la recherche de la production d'indol, ou même l'étude de la fermentation des sucres.

Bouillon Martin. — Le bouillon préparé suivant la formule de L. Martin ne contient pas de sucres.

On procède de la manière suivante :

1° *Bouillon d'estomacs de porc.* — Broyer et hacher ensemble des estomacs de porc. Pour éviter autant que possible les variations qui pourraient survenir par suite de la quantité inégale de pepsine de chaque estomac, prendre cinq estomacs pour une opération. Placer le hachis dans l'eau acidulée à 50° dans les proportions suivantes :

Hachis d'estomacs de porc. .	200	grammes.
Acide chlorhydrique pur . .	10	—
Eau à 50°	1.000	—

L'eau doit être maintenue à 50° car à cette température la pepsine de la muqueuse stomacale digère plus activement les tissus et les transforme en peptone. Maintenir à l'étuve à 50° pendant douze à vingt-quatre heures.

Puis chauffer le bouillon à 100° pour détruire la pepsine en excès ; passer au tamis, ou mieux sur une couche de coton hydrophile peu serrée.

Chauffer le liquide filtré à 80° et l'alcaliniser à ce moment.

Porter ensuite à 120° à l'autoclave et filtrer sur papier. On obtient ainsi une eau peptonée.

2° *Macération de viande.* — D'autre part, on fait une macération de viande que l'on prépare de la manière suivante : Mettre 500 grammes de viande de veau hachée et dégraissée à macérer dans un litre d'eau. Porter le tout à l'étuve à 35° pendant vingt heures. Au bout de ce temps on passe le liquide dans un linge et l'on exprime la viande. Au liquide recueilli, on ajoute 5 grammes de sel marin.

Pour obtenir le *bouillon définitif* on mélange la macération de viande de veau fermentée à 35° et additionnée de sel marin, *par parties égales* avec la solution de peptone (bouillon d'estomacs) déjà alcalinisée et filtrée comme il a été dit plus haut. Quand on a mélangé par parties égales la macération de viande à 35° et le bouillon d'estomacs, on chauffe le mélange à 70° jusqu'à coagulation des matières albuminoïdes et l'on stérilise par filtration sur bougies.

Il est toutefois plus simple de porter le liquide à 120°, de le filtrer ensuite sur papier et de le stériliser après répartition, par chauffage à l'autoclave à 115° comme le bouillon ordinaire.

Eaux peptonées (ou bouillons de peptone). — Les solutions de peptone constituent des milieux très favorables au développement des bactéries. Elles doivent toujours être employées de préférence pour certaines recherches telles que celle de la production *d'indol*. Mais beaucoup de peptones commerciales ne conviennent pas et il faut s'assurer par ensemencement d'un échantillon connu de *Bact. coli commune* que la peptone employée permet la production d'indol. On trouve dans le commerce des peptones préparées dans ce but. L'eau peptonée se prépare d'une manière très simple :

1° Faire dissoudre 20 à 25 grammes de peptone sèche et 5 grammes de sel marin dans un litre d'eau ordinaire. La dissolution s'effectue aisément en chauffant à feu doux et en agitant constamment. On porte à l'ébullition.

2° Alcaliniser (s'il y a lieu) à l'aide d'une solution de soude, comme il a été dit plus haut. (Certaines peptones étant suffisamment alcalines, ce temps de la préparation peut être supprimé.)

3° Ramener le volume à 1.000 grammes, s'il y a lieu. Porter à l'autoclave à 120° pendant un quart d'heure.

4° Au sortir de l'autoclave, le liquide est fortement troublé. On le laisse froidir et on le filtre sur papier.

5° Le bouillon de peptone filtré est réparti dans des vases bouchés à l'ouate (préalablement stérilisés au four à flamber), puis stérilisé à l'autoclave à 115° pendant vingt minutes.

Gélatine. — Pour obtenir des milieux nutritifs solides à base de gélatine on commence par préparer une macération de viande à laquelle on ajoute de la peptone et du sel marin. La marche à suivre est celle que nous avons indiquée pour le bouillon de viande (jusqu'au temps 4 inclus). (Voir plus haut.) Les opérations ultérieures sont les suivantes[1] :

6° Au bouillon de viande on ajoute 10 à 12 °/₀ de gélatine. On doit se servir d'une gélatine de très bonne qualité, « pour usage bactériologique ». (Les gélatines de qualité inférieure ne supportent pas le chauffage au-dessus de 100°.)

La dissolution est obtenue à chaud au bain-marie en agitant constamment. Il faut s'assurer que la fusion de la gélatine est bien complète avant de procéder à l'alcalinisation.

7° Alcaliniser. Les gélatines commerciales étant toujours très acides, il est nécessaire de procéder avec exactitude à l'alcalinisation, comme pour la préparation du bouillon. Il est bon de savoir qu'une alcalinité trop prononcée favoriserait les altérations de la gélatine par les chauffages ultérieurs et que dans ces conditions, le milieu préparé pourrait avoir perdu la propriété de se solidifier par refroidissement.

8° Après alcalinisation lorsque la température de la solution est tombée au-dessous de 60°, on procède au collage : on ajoute au liquide préparé un blanc d'œuf soigneusement battu dans 100 grammes d'eau. Bien mélanger.

9° Chauffer à l'autoclave pendant une demi-heure à 110°.

10° Filtrer sur papier Chardin.

La filtration se fait aisément si l'on a eu soin de réchauffer le filtre et l'entonnoir en y versant à plusieurs reprises de l'eau bouillante. Il est plus sûr cependant de filtrer dans un entonnoir à filtration chaude, ou dans l'autoclave sans pression.

11° Répartir aussitôt dans des tubes bouchés à l'ouate, préalablement stérilisés au four à flamber.

12° Stériliser à l'autoclave à 105° pendant une demi-heure. On laisse au sortir de l'autoclave les tubes refroidir soit en les plaçant verticalement, soit au contraire en les couchant inclinés sur une baguette de verre. Dans le premier cas la gélatine se solidifie dans le fond du tube en culot, dans le second cas la gélatine solidifiée présente une large surface oblique propre à l'ensemencement.

Note. — Lorsqu'on fait usage de gélatines de qualité

1. On pourrait également préparer des gélatines en partant du bouillon Martin ou de l'eau peptonée.

inférieure, les chauffages auxquels le milieu est soumis ne doivent pas dépasser la température de 100°. Dans ces cas, on doit avoir recours à la stérilisation par chauffage discontinu. Il faut alors porter trois ou quatre jours de suite la gélatine à 100° (dans l'autoclave sans pression), pendant une demi-heure ou une heure chaque fois. Ces précautions sont nécessaires, car les gélatines commerciales contiennent toutes de très nombreuses spores bactériennes très résistantes à la chaleur.

Gélose. — Les milieux nutritifs solidifiés à l'aide de gélose ou agar-agar sont d'un usage courant. Ils n'ont pas comme la gélatine l'inconvénient d'être fusibles à 23 ou 25°. Pour les préparer on fait un bouillon de viande peptonisé suivant la technique indiquée plus haut jusqu'au temps 5 inclusivement On procède ensuite de la manière suivante :

6° Au bouillon alcalinisé on ajoute 18 à 20 grammes de gélose par litre. La gélose doit être coupée en menus fragments et mise à macérer dans l'eau froide pendant plusieurs heures avant d'être ajoutée au bouillon.

7° Porter à l'autoclave à 120° pendant vingt minutes. La dissolution de la gélose s'effectue complètement pendant le chauffage.

8° Laisser refroidir le liquide jusqu'au voisinage de 60°. Ajouter alors un blanc d'œuf battu dans environ 100 grammes d'eau. Bien mélanger.

9° Porter à 120° à l'autoclave pendant un quart d'heure.

10° Filtrer sur papier Chardin après avoir eu soin de réchauffer l'entonnoir et le filtre. Il est plus sûr de se servir d'un entonnoir à filtration chaude ou de filtrer dans l'autoclave sans pression.

11° Répartir rapidement dans les tubes à culture préalablement bouchés à l'ouate et stérilisés au four à flamber.

12° Stériliser à l'autoclave à 115° pendant une demi-heure. On laisse la gelée se solidifier dans les tubes après les avoir inclinés sur une baguette de verre de manière à obtenir une surface oblique propre à l'ensemencement.

Lait. — Pour préparer des milieux au lait il faut recueillir du lait très frais que l'on écrème partiellement. Le lait doit être de réaction neutre. S'il avait subi un commencement de fermentation il serait devenu plus ou moins acide et ne conviendrait pas. Pour l'épreuve de la coagulation du lait on se contente de répartir en tubes du lait neutre préalablement filtré.

On stérilise par chauffages répétés à 100° et le milieu est dès lors prêt à l'emploi.

Pomme de terre. — *Pommes de terre ordinaires.*

1° Découper une pomme de terre bien pelée en demi-cylindres à l'aide d'un emporte-pièce. A défaut d'emporte-pièce, on découpera la pomme de terre au couteau en longs parallélipipèdes.

Les fragments taillés sont mis à tremper, pendant une heure au moins dans de l'eau distillée.

2° Introduire les demi-cylindres de pommes de terre dans des tubes spéciaux dont la partie inférieure est étranglée pour empêcher les fragments de tomber jusqu'au fond du tube (Tubes de Roux). Le fond du tube est rempli d'eau jusqu'au niveau de l'étranglement pour empêcher la dessication trop rapide de la pomme de terre. Les tubes à culture ainsi préparés sont chauffés à l'autoclave à 120° pendant une demi-heure.

Note. — Il est nécessaire d'atteindre la température de 120° et de la maintenir pendant au moins vingt minutes, car la surface de la pomme de terre est riche en spores résistantes à la chaleur.

Pommes de terre alcalines. — Pour les préparer on laisse tremper les morceaux pendant plusieurs heures dans de l'eau additionnée d'environ 3 °/₀₀ de soude caustique.

Sérum coagulé. — Le plus souvent on se sert de

sérum de bœuf recueilli à l'abattoir avec les précautions d'asepsie habituelles. On pourrait aussi se servir de sérosités pathologiques (liquide d'ascite par exemple).

Le sérum est réparti en tubes, comme on répartit le bouillon ou la gélatine liquide puis les tubes sont couchés dans une étuve plate à fond incliné. L'inclinaison doit être telle que le milieu après solidification présente une surface oblique convenable. On chauffe lentement l'étuve jusqu'à une température de 68° à 70° à laquelle le sérum se coagule. Pour obtenir un milieu transparent, il faut éviter de dépasser cette température, il suffit de la maintenir pendant deux ou trois heures, jusqu'à ce que la solidification soit complète.

Si le sérum n'a pas été recueilli avec des précautions d'asepsie très minutieuses on devra le stériliser par chauffage discontinu. On le portera pendant quatre jours consécutifs à 68° pendant une heure en le laissant dans l'intervalle à la température du laboratoire.

Sérum de Lœffler. — C'est un mélange de une partie d'un bouillon de viande glucosé à 1 °/₀ avec trois parties de sérum liquide stérile.

On coagule à l'étuve à 70° à 75° et l'on stérilise par chauffage discontinu.

Sérum liquide. — Ce milieu doit être stérilisé par chauffage discontinu à 58°. Il convient pour l'étude des capsules. Il convient également à la recherche du groupement qu'y affectent certaines espèces (m. pyogenes ; m. lanceolatus, etc...) (Bezançon et Griffon.)

Gélose-ascite. — A un tube de gélose contenant 20 pour 1000 au moins d'agar-agar, on ajoute un tiers environ de son volume de liquide d'ascite recueilli aseptiquement. La gélose est tout d'abord liquéfiée au bain-marie. (Il faut dépasser la température de 80° environ) puis on la laisse refroidir jusqu'à 45 ou 50°, et c'est à cette température que le liquide d'ascite devra être mélangé à la gélose liquide. On recommande, pour obtenir un mélange homogène, de ne pas secouer les tubes, mais de les rouler vivement entre les doigts, et de leur imprimer des mouvements successifs d'inclinaison et de redressement. On laisse le mélange faire prise, les tubes étant couchés dans une inclinaison convenable.

Gélose au sang. — Certaines bactéries exigent la présence d'hémoglobine pour se développer. On prépare les milieux favorables à leur culture en ajoutant à un tube de gélose ordinaire un centimètre cube environ de sang prélevé aseptiquement. On se sert le plus souvent de sang de lapin.

Le mélange se fait comme pour la gélose ascite.

On peut remplacer le sang pour la préparation de ces milieux, par des solutions commerciales d'hémoglobine. (Hémoplase Lumière par exemple.)

On peut enfin se contenter d'étaler quelques gouttes de sang à la surface d'un tube de gélose ordinaire ; (gélose sanglante.)

Note. — Par suite de la facilité avec laquelle des contaminations peuvent se produire pendant le prélèvement du sang, on doit vérifier la stérilité de ces milieux par un séjour préalable de deux ou trois jours à l'étuve à 38°. Pour certains microbes il est nécessaire que le tube renferme encore de l'eau de condensation.

Milieu de Bordet

1° Eau glycérinée à 4 %. . . . . 200 cc.
Pommes de terre en tranches. . . . . 100 gr.
Faire cuire à l'autoclave et filtrer. On a ainsi préparé un extrait glycériné de pommes de terre.

2° Extrait glycériné de pommes de terre. . . 50 cc.
Sérum physiologique. . . . . 150 cc.
Gélose. . . . . 5 gr.
Fondre à l'autoclave.

3° Répartir en tubes à raison de 2 à 3 centimètres cubes par tube.

4° Stériliser.

5° Recueillir aseptiquement du sang d'homme (préférable) ou de lapin.

Défibriner.

6° Ajouter à chaque tube de gélose liquide égale quantité de sang défibriné; mélanger, laisser refroidir les tubes inclinés.

Ce milieu permet la culture du gonocoque, du méningocoque, du B. de Pfeiffer et de celui de la coqueluche. Ne contenant pas de peptone il est peu favorable à la culture des saprophytes.

Milieux colorés. — Pour diverses recherches, en particulier pour l'étude de la fermentation des sucres il est nécessaire d'ajouter aux milieux de culture des substances colorées (réactifs indicateurs). La teinture de tournesol est ordinairement employée à cet usage.

Les milieux colorés ne doivent jamais être préparés d'avance. La teinture conservée en tubes stérilisés est ajoutée aux milieux nutritifs au moment de l'emploi ; s'il s'agit de milieux solides on les liquéfie préalablement au bain-marie.

La teinture de tournesol se prépare de la manière suivante :

1° Le tournesol en pains est pulvérisé au mortier.

2° On y ajoute 5 à 6 volumes d'alcool à 90° et l'on porte à l'ébullition au bain-marie.

3° On décante, et sur la bouillie bleue restante, on verse 6 à 8 parties d'eau distillée. On porte à l'ébullition et on laisse refroidir. On divise la teinture obtenue en deux portions. On rougit très légèrement la première portion par l'acide sulfurique dilué. A cette teinture, presque rouge, on ajoute la teinture bleue restante peu à peu jusqu'à retour à la teinte bleue initiale. On a ainsi obtenu une teinture sensible. On filtre sur papier après refroidissement.

La teinture bleue est répartie en tubes bouchés à l'ouate, et stérélisée à l'autoclave à 115°. Elle est alors prête à l'emploi et peut être longtemps conservée.

Cultures anaérobies

L'emploi de méthodes spéciales permet de cultiver les microbes anaérobies à l'abri de l'oxygène. Nous décrirons les procédés les plus simples, ceux qui n'exigent qu'un matériel peu compliqué et qui suffisent à toutes les recherches.

1° CULTURES EN MILIEUX LIQUIDES.

a) *Cultures dans le vide.* — Le tube à culture ensemencé est étranglé à sa partie supérieure, puis le bouchon de coton est repoussé contre l'étranglement de manière à permettre l'adaptation à l'orifice d'un bouchon de caoutchouc traversé par un tube de verre. Le tube étranglé muni de son bouchon et de sa tubulure est adapté à une trompe à eau. Toutefois la trompe à eau utilisée dans tous les laboratoires ne permet pas d'obtenir un vide suffisamment complet. On y remédie en mettant le système en communication avec un appareil générateur d'hydrogène.

Lorsque le vide (incomplet) a été obtenu par l'action de la trompe à eau, on ouvre le robinet d'admission d'hydrogène ; puis on fait le vide de nouveau aussi complètement que possible. On renouvelle cette manœuvre deux ou trois fois. Ces dépressions successives combinées à cette sorte de lavage d'hydrogène permettent une élimination complète de l'oxygène. Lorsque les opérations sont terminées on scelle le tube à la lampe au niveau de l'étranglement préparé dans ce but.

b) *Cultures en tube cacheté.* — Avant la stérilisation du milieu de culture à l'autoclave, on verse à sa surface dans le tube une couche d'huile de vaseline ou une couche de lanolide liquide et stérilisée, épaisse de 1 à 2 centimètres. La couche d'huile isole le milieu parfaitement et le met ainsi à l'abri du contact de l'air. Il est aisé d'ensemencer en plongeant une pipette effilée chargée de quelques gouttes du culture à travers la couche huileuse.

c) *Absorption de l'oxygène par un corps réducteur.* — On se sert de tubes à culture ordinaires. Après avoir ensemencé, on repousse le bouchon d'ouate *non hydrophile* jusque vers le milieu du tube. Puis on introduit au-dessus de ce premier bouchon un deuxième bouchon d'ouate *hydrophile* peu serré que l'on enfonce moins que le précédent mais assez cependant pour laisser libre l'ouverture du tube. Sur le bouchon d'ouate hydrophile on verse deux centimètres cubes d'une solution d'acide pyrogallique à 20 °/₀, puis deux centimètres cubes d'une solution de potasse à 20 °/₀. On bouche aussitôt après le tube à culture avec un bouchon de caoutchouc bien adapté, assurant une fermeture hermétique.

2° Cultures en milieux solides.

La culture des bactéries anaérobies peut s'effectuer dans le vide ou en présence d'un corps réducteur suivant les méthodes que nous venons d'exposer. Toutefois la méthode suivante plus simple peut être appliquée aux milieux solides.

Tubes de Liborius-Veillon. — Cette méthode est actuellement la plus usitée. On prépare une gélose au bouillon à 10 pour 1000 d'agar-agar suivant les procédés habituels mais on y ajoute en outre 1,5 pour 100 de glucose. Le milieu doit être récemment préparé. Des tubes à culture assez longs sont remplis, jusqu'à la moitié environ de leur hauteur, de gélose qu'on laisse se solidifier en culot. Pour l'ensemencement on liquéfie la gélose au bain-marie. Les tubes doivent être maintenus plongés dans l'eau bouillante pendant au moins vingt minutes, afin de chasser complètement l'air en dissolution. Aussitôt après, on doit plonger les tubes dans l'eau à 40° de manière à abaisser leur température aux environs de 45°. A cette température la gélose est encore en fusion. On l'ensemence soit avec une pipette, soit avec un fil de platine chargé de matériel d'ensemencement. Aussitôt après, le tube doit être roulé vivement entre les mains (*sans secousses*) pour opérer le mélange, puis il est plongé de nouveau dans l'eau *froide* de manière à assurer la solidification rapide du milieu. On ensemence successivement plusieurs tubes sans recharger le fil de platine afin d'obtenir dans les derniers tubes le développement de colonies de moins en moins nombreuses. Dans les tubes ainsi ensemencés les microbes anaérobies se développent dans la profondeur du culot, à l'abri de l'air. La couche la plus superficielle de la gélose seule a pu dissoudre de l'oxygène, aussi les espèces strictement anaérobies ne se développent-elles que dans le fond du tube, à partir d'un ou deux centimètres au-dessous de la surface.

L'emploi de la méthode de Liborius-Veillon est surtout utile pour *l'isolement* des bactéries anaérobies. Veillon conseille de procéder de la manière suivante : On choisit dans la série des tubes ensemencés un de ceux dans lesquels les colonies se sont développées en petit nombre, restant assez éloignées les unes des autres. Avec une pipette effilée dont on a cassé et flambé l'effilure, on pique le culot de gélose en visant la colonie que l'on désire prélever. Si l'on a bien opéré, la colonie pénètre dans l'effilure. Il suffit alors de retirer la pipette que l'on vide dans une boîte de Petri stérile du petit cylindre de gélose qu'elle contient et où se trouve la colonie cherchée.

On peut appliquer la méthode de Veillon à la gélatine. Pour cela on verse à la surface du culot de gélatine liquéfiée, purgée d'air, ensemencée et refroidie, une couche de gélose glucosée que l'on refroidit rapidement. La gélose remplit l'office de bouchon.

Milieux destinés à l'étude des propriétés fermentatives.

Pour l'étude précise de certaines actions chimiques des bactéries il est nécessaire d'avoir recours à des milieux préparés spécialement pour la recherche des propriétés fermentatives. La plupart de ces milieux sont à base de bouillon, ou de solutions de peptone ; on y ajoute certaines substances afin de pouvoir étudier les modifications qu'elles subissent sous l'influence du développement des bactéries.

1° *Pour l'étude de la fermentation des hydrates de carbone*, il faut se servir de bouillons préalablement désucrés ou de gélatines préparées avec eux. On ne doit pas employer de gélose. Le bouillon Martin ou l'eau peptonée conviennent à cet usage. On peut aussi désucrer le bouillon ordinaire en y ensemençant des colibacilles et en les laissant se développer pendant deux jours à 37°. Il suffit ensuite de porter la culture à 115° puis de la filtrer sur bougie de porcelaine et de stériliser le liquide clair restant pour obtenir un bouillon désucré. Pour l'emploi, on y ajoute de 0,50 à 2 °/₀ de la substance à éprouver. On prépare ainsi des milieux avec : 1° Des sucres : glucose, lactose, maltose, saccharose, etc... ; 2° des alcools : mannite, glycérine ; 3° des sels d'acides organiques : lactates, succinates, etc...

Pour l'étude de la production des gaz on peut se contenter des cultures en culot de gélatine, mais si l'on veut faire des recherches quantitatives, il faut faire la culture dans des tubes à fermentation (tubes de Smith) ; l'appareil étant rempli de bouillon stérilisé, puis ensemencé, les gaz produits s'il s'en dégage, s'accumuleront dans la branche verticale. Cet appareil permet un dosage suffisamment précis pour les recherches bactériologiques.

2° *Pour l'étude de la fermentation des matières protéiques*, il est nécessaire de préparer un certain nombre de milieux contenant : de la fibrine, de la caséine, du blanc d'œuf cuit.

α) *Fibrine*. — Un peu de fibrine lavée est mise dans un milieu nutritif quelconque. On stérilise à 100° pendant trois jours consécutifs.

Pour le dosage des produits de digestion de la fibrine, on ajoure cette substance au liquide suivant dans la proportion de 30 grammes pour 250 de liquide (Tissier).

Liquide d'Utchinsky

Eau distil.	100 cc.
Glycérine.	3 à 4 —
Lactate d'ammonium. . .	0 gr. 60 à 0 gr. 70
Asparaginate de soude . .	0 gr. 30 à 0 gr. 40
Chlorure de sodium . . .	0 gr. 50 à 0 gr. 70
Phosphate bipotassique . .	0 gr. 20
Sulfate de magnésie . . .	0 gr. 02 à 0 gr. 01
Chlorure de calcium . . .	0 gr. 01

La culture se fait suivant les cas en milieu aérobie ou à l'abri de l air.

β) *Caséine*. — On prépare la caséine par action du ferment lab ou par l'action des acides sur un lait écrémé. Laver avec soin dans ce dernier cas pour éliminer l'acide aussi complètement que possible. On ajoute un peu de la caséine ainsi préparée à un milieu liquide convenable.

γ) *Blanc d'œuf cuit.* — Il suffit d'ajouter au milieu liquide employé un petit cube de blanc d'œuf cuit.

Milieux spéciaux.

1° *Milieux d'enrichissement* (Voir chap. II).

2° *Milieux d'isolement spéciaux.*

Gélose au lait. — Ce milieu est employé pour l'étude des ferments lab et lactique. On peut se servir soit de gélose ordinaire (au bouillon), soit de gélose à l'eau (3 °/₀). On répartit en tubes la gélose d'une part, le lait d'autre part, car la gélose et le lait doivent être stérilisés séparément, si l'on veut éviter la précipitation du lait. La gélose et le lait sont alors chauffés à 50° et coulés dans des boîtes de Petri stérilisées et préalablement chauffées. On réalise le mélange en imprimant à la plaque des mouvements appropriés. Le mélange gélose-lait peut se faire à parties égales. Lœhnis utilise de préférence le milieu suivant :

Gélose au bouillon	90
Lait	10

Selon la quantité d'acides produite on voit se former le long du trait d'ensemencement soit une zone d'éclaircissement soit une traînée opaque ; un peu d'acide rend la caséine soluble (en milieu salé), une plus grande quantité d'acide la précipite.

Gélose au moût de bière. — Ce milieu sert à l'isolement de certaines bactéries acidophiles qui ne peuvent être cultivées sur les milieux usuels.

On prépare ce milieu en ajoutant 1,5 °/₀ de gélose à du moût de bière ; on a soin de ne pas neutraliser.

Gélose nitratée. — On ajoute à de la gélose au bouillon 0,1 °/₀ de nitrate de potasse. On coule en plaques. Ce milieu favorise l'isolement des bactéries dénitrifiantes préalablement multipliées dans le bouillon nitraté ou dans la solution de Giltay (Voir chap. II, milieux d'enrichissement). Les espèces dénitrifiantes pourront être cultivées ensuite sur les milieux usuels (à 37°).

CHAPITRE II

ISOLEMENT DES BACTÉRIES

Plusieurs méthodes peuvent être employées pour isoler les différentes bactéries d'une culture impure, d'un produit pathologique, etc. Le plus employé consiste à diluer le produit à étudier et à l'incorporer à un milieu solide préalablement préparé, de telle manière que les germes du mélange s'y trouveront peu nombreux, séparés les uns des autres, ce qui permettra le développement de colonies distinctes, *isolées* [1]. Un autre procédé consiste à ensemencer avec le produit impur des milieux spéciaux particulièrement favorables à la culture de l'espèce qu'on veut isoler. Un troisième procédé utilise l'aptitude des bactéries pathogènes à végéter dans l'organisme animal.

La manière de recueillir le matériel à étudier et le mode d'ensemencement varient beaucoup suivant les cas.

L'étude des bactéries de l'eau, de l'air, du sang, etc... comporte en effet l'emploi de techniques propres à chacun de ces milieux.

Eau. — Pour les analyses il faut recueillir une cer-

1. Une colonie isolée obtenue dans ces conditions n'est pas nécessairement une culture pure, car plusieurs cellules microbiennes peuvent être restées accolées, groupées en amas dans le mélange. D'où la nécessité habituelle de faire au moins deux isolements successifs.

taine quantité d'eau dans un flacon stérile et procéder aux ensemencements sans retard. Pour cela on laisse tomber une goutte d'eau dans un tube de gélatine liquéfiée qu'on agite; puis on recueille quelques gouttes de la gélatine du premier tube pour la reporter dans un second tube qui servira à son tour à en ensemencer un troisième; enfin, après avoir légèrement agité les tubes, on coule la gélatine dans des boîtes de Petri stérilisées (Voir plus loin : isolement sur plaques de gélatine).

Quand on recherche au contraire dans une eau la présence seulement de certains germes pathogènes, on fait précéder l'isolement sur plaques de gélatine par une culture plus ou moins prolongée, sur des milieux spéciaux (milieux d'enrichissement) particulièrement favorables à ces germes.

Air. — Pour l'isolement et la culture des microbes de l'air, on peut se contenter d'exposer à découvert des boîtes de Petri dans lesquelles on a coulé le contenu d'un tube de gélatine (ou de gélose).

La chute des poussières de l'atmosphère contamine le milieu.

Ce procédé très simple manque cependant d'exactitude et renseigne mal en particulier sur la richesse réelle de l'air en microbes. Un procédé plus précis consiste à faire passer un volume d'air connu à travers une bourre constituée par une poudre soluble et non antiseptique (sulfate de soude desséché). On fait ensuite tomber cette poudre dans du bouillon où les germes se répartissent par agitation. On utilise ce bouillon pour ensemencer des plaques de gélatine ou de gélose. Si les recherches portent sur certaines bactéries déterminées on fait des passages par les milieux d'enrichissement qui leur conviennent avant d'ensemencer les plaques.

Terre. Fumier. — Les bactéries du sol peuvent être recherchées directement dans une eau de lavage après sédimentation grossière. On procède parfois par inoculation sous-cutanée pour l'isolement des espèces pathogènes (B. tetani. B. œdematis maligni).

Matières fécales. — Elles doivent être recueillies dans un vase stérilisé.

On prélève avec le fil de platine une très petite quantité des matières à étudier que l'on porte dans un tube de bouillon. On agite le liquide puis on laisse sédimenter les grumeaux. Le liquide qui surnage sert aux ensemencements, suivant les recherches qu'on se propose de faire. S'il s'agit de matières solides on fait le prélèvement en plein bol fécal, ou l'on recueille au contraire les sérosités, le pus ou les mucosités qui se trouvent à sa surface.

Urine. — On pratique les ensemencements directement en partant de l'urine à examiner, mais celle-ci doit être recueillie dans la vessie par un cathétérisme aseptique.

Crachats. — Par suite de leur viscosité les crachats se prêtent mal à l'expérimentation. Il est bon de les broyer avec un peu d'eau stérilisée pour que l'ensemencement des plaques ou l'inoculation des animaux soit facilitée.

Sérosités. Sang, etc. — Ces liquides de l'organisme doivent être recueillis par ponction avec une rigoureuse asepsie. Le sang se recueille dans une veine du pli du coude. On aspire le liquide à l'aide d'une seringue stérilisée et l'on procède aussitôt aux ensemencements. Dans la plupart des cas (méningites, pleurésies, septicémies) l'infection résulte du développement d'un seul germe et l'isolement est réalisé d'emblée. Aussi ensemence-t on le plus souvent directement des milieux liquides dans lesquels le germe présumé pathologique se développe à l'état de pureté. Dans le cas d'infections associées, on ferait des isolements sur plaques. On a dans certains cas recours également à la culture dans des milieux d'enrichissement, ou bien on pratique directement des inoculations.

Lait. — Les laits commerciaux sont toujours très riches en germes, aussi doit-on les diluer dans 10 à 1.000 fois leur volume d'eau stérilisée avant d'ensemencer les plaques de gélatine. On procède ensuite à l'isolement des germes par les procédés ordinaires.

1° Isolement sur plaques

Pour réaliser l'isolement, dans les recherches qui portent sur des produits riches en germes, on se sert le plus souvent de dilutions dans la gélatine que l'on coulera ensuite dans des boîtes de verre (Boîtes de Pétri).

Pour cela, on liquéfie au bain-marie plusieurs tubes de gélatine en les chauffant à la température de 40° environ. On prélève d'autre part un peu du liquide dont on veut isoler les germes soit avec une pipette, soit avec le fil de platine dont on a recourbé l'extrémité en anse et l'on ensemence ainsi le premier tube [1].

Pour assurer le mélange du produit ensemencé et de la gélatine on roule vivement le tube entre les mains, mais il ne faut jamais le secouer pour éviter la production d'une mousse persistante qui gênerait la confection des plaques. Le deuxième tube préparé est ensemencé dans les mêmes conditions avec quelques gouttes de gélatine du premier tube receuillies à la pipette, et l'on doit ainsi ensemencer trois ou quatre tubes. Si l'on s'est servi du fil de platine pour ensemencer le premier

1. Les recherches portant spécialement sur des bactéries sporulées, qui résistent bien à la chaleur sont simplifiées si l'on a soin préalablement de porter le produit impur qui est supposé les contenir pendant quelques minutes à la température de l'ébullition.

tube, après l'y avoir plongé on le porte dans le deuxième tube sans le recharger, puis dans le troisième et le quatrième tube, toujours sans le recharger si bien qu'on aura ensemencé un grand nombre de bactéries dans le premier tube, et très peu au contraire dans le dernier.

Avant que la gélatine se soit refroidie et par conséquent qu'elle ait fait prise, on verse le contenu de chaque tube dans une boîte de Petri préalablement stérilisée au four à flamber. Les boîtes sont enveloppées dans un papier avant d'être mises au four afin d'empêcher leur contamination ultérieure par les poussières atmosphériques.

Lorsqu'on coule la gélatine dans les boîtes on court quelque risque de voir les poussières se mêler aux milieux. Pour éviter cette contamination dans la mesure du possible il faut ne soulever le couvercle de chaque boîte que juste autant qu'il est nécessaire pour permettre de verser le contenu des tubes. On doit opérer à l'abri des courants d'air dans une pièce propre dont l'air soit en repos depuis assez longtemps. Les boîtes de Petri après avoir reçu la gélatine ensemencée sont déposées sur une surface horizontale et froide, afin que la gelée fasse prise aussitôt. On laisse les boîtes à la température de 22° à l'étuve ou plus simplement à la température du laboratoire. Après un ou deux jours on voit apparaître les premières colonies dont on surveille le développement à la loupe ou au microscope. Parmi les colonies qui se développent ainsi, on choisit celles dont on veut poursuivre l'étude et pour cela on les repique sur un milieu neuf. On ferait le cas échéant des plaques de gélose, de gélose ascite, etc..., comme on fait des plaques de gélatine.

Un procédé plus simple d'isolement couramment employé dans les laboratoires bien qu'il soit moins bon que celui des dilutions successives, consiste à ensemencer un tube de gélatine ou de gélose inclinée en strie sinueuse.

Après avoir ensemencé un premier tube, on reporte le fil sans le recharger dans un second tube et l'on en ensemence ainsi cinq ou six successivement. Les colonies se développent nombreuses et confluentes dans le premier tube ; elles sont au contraire peu nombreuses et isolées dans les derniers.

Anaérobies. — Nous avons déjà indiqué en étudiant les milieux de culture convenant au développement des microbes anaérobies comment on leur applique cette même méthode d'isolement. (Tubes de Liborius-Veillon.)

Notons ici que l'isolement est rendu difficile par le fait que les colonies des bactéries les plus différentes se ressemblent presque toutes dans les cultures en gélose glucosée. Le développement abondant de gaz que produisent certains microbes vient encore parfois, en fragmentant le cylindre de gélose, gêner la récolte des colonies que l'on désire repiquer. Veillon recommande pour empêcher le développement gazeux l'addition de 1 °/₀ de nitrate de potasse au milieu.

2° Milieux d'enrichissement

Les milieux d'enrichissement varient avec l'espèce microbienne que l'on se propose d'isoler. L'emploi de cette technique suppose qu'on ne s'intéresse qu'à la recherche d'une bactérie déterminée dans le produit impur.

Les milieux les plus usités sont le milieu de Metchnikoff, le milieu de Dieudonné, le milieu de Conradi, etc. Les deux premiers sont destinés à faciliter et à hâter l'isolement du spirille du choléra et des spirilles voisins.

Sp. cholerae. — a) *Milieu de Metchnikoff.* — Sa formule est la suivante (Gélo-pepto-sel) :

Peptone Chapoteaut . . .	10 grammes
Sel marin.	5 —
Gélatine blanche	20 —
Eau.	1.000 —

Alcaliniser.

Pour l'utiliser on procède de la manière suivante :

1° Préparer des flacons à large ouverture, les ensemencer avec une trace des matières suspectes et les mettre à l'étuve à 37° ;

2° Après six ou sept heures de séjour à l'étuve, il se forme un léger voile à la surface. Toucher la surface du liquide avec l'anse de platine. Ensemencer ensuite un second flacon, et le laisser de même sept heures à l'étuve à 37°. Dans ces conditions la plupart des bactéries n'ont pas eu le temps de se développer avec abondance. Au contraire le léger voile est formé presque uniquement de spirilles ;

3° On termine par un isolement sur plaques de gélose où le développement est très rapide.

Pour effectuer l'isolement dans une eau suspecte, on modifie légèrement la technique. Dans ce cas, c'est l'eau suspecte elle-même qui constituera le milieu de culture. On augmente ses qualités nutritives en ajoutant pour trois parties d'eau une partie de la solution suivante :

Eau.	50 grammes
Peptone Chapoteaut	2 —
Sel marin.	2 —
Gélatine	4 —

Solution de soude Q. S. pour alcaliniser.

b) *Milieu de Dieudonné.* — Ce milieu est également destiné à l'isolement de *Sp. Choleræ* par culture élective. On mélange à parties égales du sang de bœuf défibriné avec une solution *normale* de potasse caustique, 30 parties de ce mélange stérilisé sont ajoutées à 70 parties de gélose peptonée à 3 %. Vérifier la neutralisation au tournesol.

Sp. choleræ se développe sur ce milieu en colonies très abondantes, grises, transparentes. B. coli, B. fæcalis alcaligenes, n'y cultivent presque pas ; les spirilles pseudo-cholériques, le bacille pyocyanique s'y multiplient assez bien.

Bact. typhosum. — Pour la recherche dans le sang (hémoculture) du bact. de la fièvre typhoïde, les milieux de choix sont ceux qui contiennent de la bile ou des sels biliaires. Ils favorisent tout particulièrement son développement et conviennent mal au contraire à B. coli commune.

a). — *Milieux à la bile ou aux sels biliaires.* — La technique de Conradi consiste à ajouter à la bile de bœuf 10 % de peptone et 10 % de glycérine. On stérilise à 100° et l'on obtient ainsi un milieu particulièrement utile pour le diagnostic de la fièvre typhoïde par hémoculture. On peut remplacer la bile par le glycocholate de soude (1 % d'après Roosen Runge) ou mieux par le taurocholate de soude (2,5 % d'après Dünschmann).

Ce dernier auteur recommande d'ailleurs pour l'isolement sur plaques de B. typhosum, l'emploi d'une gélose peptonée et lactosée contenant 2 % de taurocholate de soude.

Pour la recherche de B. typhosum dans l'eau, on peut se servir des milieux à la bile. On se sert aussi de milieux phéniqués ou caféinés.

b) *Milieux phéniqués* (Chantemesse). — On emploie des bouillons contenant 1 à 1,25 ‰ d'acide phénique. Vincent a remarqué que le développement du B. de la fièvre typhoïde se faisait sur ce milieu d'une manière particulièrement élective à la température de 41 à 42°.

c) *Milieux caféinés* (Roth). — On se sert de milieux renfermant 1 °/₀ de caféine. Ils conviennent bien à la culture de B. typhosum et empêchent au contraire complètement le développement de B. coli commune.

Bactéries acidophiles. — Elles se développent bien dans les milieux sucrés additionnés de 1 °/₀ d'acide acétique. La plupart des autres microbes ne s'y multiplient pas. On devra mettre quelques tubes à l'étuve à **50°**, car certaines bactéries acidophiles sont en outre thermophiles. L'isolement des espèces acidophiles se termine sur plaques de gélose acétique à 1 °/₀ ou de gélose au lait, ou de gélose au moût de bière (Voir chapitre I).

Bactéries fixant l'azote libre. — Le milieu d'enrichissement qui leur convient est un extrait de terre mannité (Lœhnis).

Ce milieu se prépare de la manière suivante :

1° Chauffer à l'autoclave à **120°** pendant une demi-heure 1 kilogramme de terre fertile avec un litre d'eau ;

2° Décanter, filtrer le liquide trouble sur un papier épais après avoir ajouté un peu de talc ;

3° Ajouter à l'extrait de terre ainsi préparé cinq centigrammes de phosphate bipotassique et 1 gramme de mannite pour 100 centimètres cubes ;

4° Stériliser.

Le liquide est réparti dans des flacons d'Erlenmeyer que l'on ensemence avec de la terre. Les flacons sont placés pendant une dizaine de jours à l'étuve à 25°. Le liquide se trouble puis apparaît un voile plissé d'abord blanc grisâtre, puis brun.

L'isolement des bactéries multipliées sur ce milieu se poursuivra sur plaques de gélose mannitée.

Gélose mannitée. — Ce milieu sert à l'isolement des bactéries fixant l'azote libre. Il est nécessaire de multiplier préalablement la culture en organismes assimilateurs d'azote dans l'extrait de terre mannité.

Les plaques de gélose mannitée seront préparées de la manière suivante (Lœhnis) :

On ajoute 1,5 % de gélose à un liquide ainsi composé :

Extrait de terre.	
Phosphate bipotassique . . .	0,05 %
Mannite	1 —

La gélose mannitée est filtrée puis répartie en tubes et stérilisée.

Bactéries nitrifiantes. — Pour isoler les ferments nitrificateurs, on ensemence la terre à étudier dans des fioles d'Erlenmeyer de 250 centimètres cubes à demi remplies de scories concassées, dans lesquelles on ajoute environ 50 centimètres cubes du liquide d'enrichissement.

Le liquide d'enrichissement qui convient à l'isolement des ferments nitreux a la formnle suivante (Oméliansky) :

Sulfate d'ammoniaque. . .	2 gr.
Chlorure de sodium. . . .	2 gr.
Phosphate bipotassique . .	1 gr.
Sulfate de magnésie . . .	0 gr. 50
Sulfate ferreux	0 gr. 40
Eau distillée.	1000 gr.

Le liquide d'enrichissement qui convient à l'isolement des ferments nitriques a la formule suivante (Oméliansky) :

Nitrite de soude.	1 gr.
Carbonate de soude (calciné).	1 gr.
Phosphate bipotassique . .	0 gr. 50
Chlorure de sodium . . .	0 gr. 50

Sulfate ferreux	0 gr. 40
Sulfate de magnésie . . .	0 gr. 30
Eau distillée.	1000 gr.

Les fioles ainsi ensemencées doivent être agitées plusieurs fois par jour, et il convient de faire plusieurs repiquages successifs sur ces milieux d'enrichissement avant de procéder à l'isolement. La culture se fait à la température de 25 à 30°.

L'isolement se poursuivra sur plaques au plâtre et à la magnésie pour les ferments nitreux, ou sur gélose au nitrite pour les ferments nitriques.

Gélose aqueuse au nitrite. — Ce milieu a été indiqué par Winogradsky pour l'isolement des ferments nitriques.

Phosphate bipotassique. . . .	0,5
Carbonate de soude.	1
Nitrite de soude	2
Gélose	15
Eau	1.000

On ensemence ce milieu avec les cultures enrichies dans un liquide électif.

Plaques de plâtre additionné de sels de magnésie (Omélianski). — C'est là le meilleur des nombreux milieux qui ont été préconisés pour la culture pure des ferments nitreux dont l'isolement est si difficile.

Ces bactéries auront été multipliées, au préalable, dans un milieu d'enrichissement approprié (Voir plus haut).

On prépare une décoction au quart de terre riche en humus dans l'eau ordinaire. Ce liquide servira à gâcher du plâtre additionné de 1 °/₀ de carbonate de magnésie et de 1 °/₀ de phosphate ammoniaco-magnésien. Cette masse est ensuite étalée en galette d'un demi-centimètre d'épaisseur environ et découpée en rondelles. Celles-ci sont introduites dans des plaques de Petri et stérilisées. On humecte les plaques avec la solution suivante :

Phosphate bipotassique. . . .	0,10
Sulfate de magnésie.	0,05
Chlorure de sodium.	0,20
Sulfate ferreux	0,04
Eau distillée	100

Les plaques seront ensemencées avec des cultures enrichies.

Bactéries dénitrifiantes. — a) *Bouillon nitraté.* — On prépare ce milieu en ajoutant 10 centigrammes de nitrate de potasse à 100 centimètres cubes de bouillon ordinaire.

b) *Solution de Giltay.*

Solution A

Eau distillée.	25 cc.
Nitrate de potasse	0,2
Asparagine	0,1

Solution B

Eau distillée	50 cc.
Acide citrique	0,5
Phosphate monopotassique .	0,2
Sulfate de magnésie . . .	0,2
Chlorure de calcium . . .	0,02

Mélanger les deux solutions et compléter à 100 centimètres cubes.

Les tubes contenant le liquide d'enrichissement sont ensemencés, puis mis à l'étuve à 37° pendant deux ou trois jours. Quand un dégagement abondant de gaz se produit, on réensemence un autre tube. On poursuit l'isolement sur plaques de gélose nitratée à 0,1 °/₀ puis sur les milieux usuels.

Bactéries faisant fermenter la cellulose. — Pour multiplier ces bactéries on se servira du *milieu d'Oméliansk*i.

Eau distil.	100 cc.
Sulfate d'ammoniaque. . . .	0 gr. 10
Phosphate bipotassique . . .	0 gr. 10
Sulfate de magnésie	0 gr. 05
Carbonate de calcium	2 gr.
Chlorure de sodium	traces.

On introduit dans un tube quelques centimètres cubes de ce liquide et un fragment de papier filtre ou d'ouate. On ensemence ensuite avec le produit à étudier.

Par chauffage à 75°, on peut isoler les bacilles producteurs d'hydrogène (sporulés).

Pour isoler les bacilles producteurs de méthane, il faut au contraire faire des réensemencements au début de la fermentation sans pasteuriser. La décomposition de la cellulose peut être produite par des germes aérobies ou anaérobies. Ces derniers ne sont que difficilement cultivables sur les milieux solides.

Bactéries faisant fermenter la pectine. — Le milieu d'enrichissement qui sert à multiplier les bactéries qui décomposent la pectine est le suivant : (Löhnis.)

Eau ordinaire	100 cc.
Carbonate de calcium	2 grammes.
Sulfate d'ammonium	0 gr. 05
Phosphate bi-potassique . . .	0 gr. 05

On prépare une série de tubes contenant chacun quelques centimètres cubes de ce liquide et 10 centigrammes de pectine. On les ensemence après stérilisation et l'on cultive à l'abri de l'air. Des réensemencements successifs permettent l'isolement des bactéries sur la gélose au moût de bière dilué légèrement acide (Löhnis).

Hauman se sert du milieu suivant :

Pectine	10 gr.
Peptone	1 gr.
Phosphate d'ammoniaque .	1 gr.
Sulfate de potasse. . . .	0 gr. 50
Sulfate de magnésie . . .	0 gr. 50
Eau	1000 gr.

Il constate la disparition de la pectine par l'abaissement du degré polarimétrique.

3° Isolement par inoculations

Si l'on désire isoler d'un produit impur une bactérie électivement pathogène pour une espèce animale, l'inoculation à cette espèce est un bon procédé d'isolement : le virus végétera seul dans l'organisme. Ce mode d'isolement ne convient qu'aux espèces pathogènes, c'est surtout au pneumocoque qu'il s'applique. On inocule les crachats suspects à la souris blanche, et s'ils contiennent des pneumocoques virulents, l'animal inoculé meurt de septicémie en douze à trente heures. On trouve le micrococque à l'état de pureté dans le sang du cœur, d'où il est facile de l'ensemencer sur des milieux artificiels. Ce mode d'isolement est encore utile dans d'autres circonstances. Il est le seul qui permette d'isoler avec quelque certitude le B. de la tuberculose des produits pathologiques où il est associé à diverses bactéries. Il convient à la recherche de B. tetani, B. œdematis maligni, etc...

CHAPITRE III

RENSEIGNEMENTS FOURNIS PAR L'EXAMEN DES CULTURES

La forme, les dimensions, la couleur des colonies microbiennes développées sur les milieux nutritifs artificiels fournissent des renseignements nécessaires à la classification des bactéries.

Le trouble produit dans les milieux liquides, la formation d'un dépôt, d'une pellicule doivent être indiqués. On doit noter l'aspect que présentent les colonies, sur plaques de gélatine, sur gélose, sur pomme de terre, et éventuellement sur des milieux spéciaux. Les colonies sur plaques de gélatine surtout doivent être bien décrites car dans un essai d'isolement on sera guidé dans le choix des colonies à repiquer par leur seul aspect. Sur plaques de gélatine les colonies profondes, développées dans la gelée sont le plus souvent arrondies et présentent en tout cas des aspects moins caractéristiques que les colonies superficielles étalées. On notera la couleur, les dimensions, la forme, les contours des colonies. On notera aussi la liquéfaction du milieu si elle se produit.

On a voulu cependant croyons-nous, pousser trop loin l'analyse de ces caractères macroscopiques. On a distingué des colonies à bords sinueux ou lobés, ou découpés, créant ainsi toute une classification. Se fier à ces caractères expose à de nombreuses erreurs, car les colonies microbiennes n'affectent pas des formes géométriques parfaitement fixes. Au contraire, si l'on se contente de tenir compte des caractères distinctifs importants, l'aspect macroscopique des cultures sur plaques est capable de fournir des éléments de classification très utiles. C'est ainsi qu'aucune confusion ne risque de s'établir entre des colonies dont les contours sont nettement tracés et d'autres qui au contraire émettent à leur pourtour des prolongements ciliés ou bouclés, plus ou moins longs ou irréguliers.

Les principaux caractères morphologiques des colonies sur plaques peuvent être appréciés à l'œil nu. Toutefois une bonne description doit toujours être appuyée au moins sur l'examen à l'aide d'une forte loupe. On se sert généralement du microscope pour cet usage avec une combinaison donnant un grossissement très faible (30 diamètres environ). Un objectif n° 1 combiné avec un oculaire n° 1 convient à cette étude. Rappelons aussi que la forme d'une colonie varie avec son âge, et qu'il faut par conséquent examiner attentivement les plaques de gélatine tous les jours depuis le moment de leur ensemencement jusqu'à ce que les colonies microbiennes aient pris un assez grand développement.

Ce n'est pas seulement l'aspect des colonies sur plaques de gélatine qui devra être noté mais aussi celui des cultures en strie et en piqûre. L'ensemencement en piqûre dans la gélatine est surtout intéressant pour les espèces liquéfiantes. La forme que prend la partie liquéfiée, la rapidité de la liquéfaction sont autant de caractères à noter quand on fait un essai de détermination. C'est ainsi que l'on distingue des liquéfactions en entonnoir, en bulle, en cylindre, en doigt de gant (ou en tuyau).

La culture le long du trait de piqûre avant liquéfaction ou en l'absence de liquéfaction présente aussi des aspects assez variables : tandis que certaines bactéries se développent seulement le long du trait d'ensemencement, d'autres poussent des ramifications autour du trait dans la gelée, donnant des aspects d'écouvillon, ou de sapin renversé, de racine, etc... Les bactéries qui ne se développent pas dans la gélatine peuvent être étudiées d'une manière analogue sur des plaques de gélose, de gélose ascite, etc...

Les cultures sur les autres milieux doivent aussi être examinées tous les jours attentivement. Pour le lait, il faut chercher avec soin la coagulation, le temps qu'il lui a fallu pour se produire, et noter si les grumeaux de caséine se redissolvent, se transformant en un liquide clair et jaunâtre.

Pour le sérum coagulé, il faut noter la liquéfaction du milieu.

Pour la gélose sucrée profonde (anaérobie), la production de bulles de gaz doit être notée car elle constitue un caractère important de diagnostic.

Toutes ces recherches doivent se poursuivre assez longtemps car certaines actions chimiques, la peptonisation des albumines naturelles en particulier peuvent être lentes à se produire. Cette remarque s'applique du reste à toutes les fermentations. Toutefois les substances hydrocarbonées sont en général plus rapidement attaquées et il est rare que cette fermentation ne se manifeste pas dès les premiers jours par l'acidification des bouillons sucrés.

Pour certains milieux plus rarement employés, il faut noter l'éclaircissement ou la décoloration produite autour des cultures.

C'est ainsi que les milieux solides sucrés tenant en suspension du carbonate de calcium s'éclairciront sous l'influence d'un ferment producteur d'acides ; qu'un milieu solide mêlé de sang s'éclaircira autour des colonies d'un germe producteur d'hémolysines ; qu'un milieu contenant diverses substances colorantes pourra se décolorer sous l'action d'un ferment réducteur.

Enfin la production de pigment, les conditions de temps, de température, d'aérobiose nécessaires à sa production doivent être recherchées sans préjudice de l'étude de ses caractères chimiques.

CHAPITRE IV

EXAMEN MICROSCOPIQUE. COLORATIONS

L'examen direct des bactéries peut se faire soit dans les sérosités organiques prélevées sur un malade ou sur un animal en expérience, soit dans les liquides de culture. Ce n'est guère que dans ces derniers que l'étude peut être conduite avec précision et d'une manière complète. Les recherches peuvent se faire avec ou sans coloration.

Dans le premier cas on examine la bactérie vivante dans des conditions favorables à sa conservation et à son développement.

Dans le second cas on examine les bactéries fixées et colorées, tuées par conséquent. Mais l'avantage de cette dernière méthode est de permettre une visibilité plus nette et de mettre en évidence des détails qui sans coloration passeraient inaperçus.

L'examen sans coloration est destiné principalement à l'étude de la locomotion des bactéries. L'examen de préparations fixées et colorées sert surtout à étudier les détails de leur structure.

1° **Examen sans coloration.** — Sans coloration il est difficile dans un pus et même dans un liquide séreux de reconnaître les bactéries, surtout les microcoques. On peut cependant les distinguer plus aisément quand elles sont volumineuses et nombreuses, et mieux encore quand elles sont mobiles.

Pour cet examen, on se contente de déposer une goutte du liquide à étudier. (Pus, sérosités pathologiques, liquides de culture, etc...) sur une lame. On recouvre aussitôt d'une lamelle. La goutte de liquide s'étale alors d'elle-même en couche mince entre lame et lamelle. La préparation ainsi obtenue est placée sur la platine du microscope et l'on met au point. Cette mise au point présente parfois, surtout entre les mains des débutants, une certaine difficulté, aussi recommande-t-on, pour plus de commodité, de chercher tout d'abord les fines bulles de gaz facilement visibles qui se trouvent presque toujours en un point quelconque de la préparation. Il est aisé ensuite de passer à une région plus favorable à l'observation des bactéries en déplaçant la lame sans être obligé de modifier la mise au point.

Il vaut mieux pour cet examen se servir d'un objectif à sec donnant un fort grossissement (n° 7 de Leitz) par exemple plutôt que d'employer un objectif à immersion. Il faut en outre avoir soin d'enlever le condensateur de la sous-platine et de diaphragmer pour éviter un éclairage trop intense.

Quand on opère comme nous venons de dire il arrive très habituellement que le liquide placé entre lame et lamelle est agité par des courants qui gênent l'observation. On y remédie dans une certaine mesure en lutant à la paraffine les bords de la lamelle. Cette précaution empêche en outre une évaporation trop rapide du liquide à étudier ; mais il est encore préférable de se servir de lames à cellule creusées d'une concavité sur laquelle viendra se placer la lamelle. On dépose une gouttelette du liquide à examiner sur une lamelle qu'on retourne aussitôt pour la poser au-dessus de la cellule ménagée dans la lame creuse. La gouttelette de liquide demeure ainsi « suspendue » au-dessus de la cellule et si l'on a eu soin d'enduire ses bords d'un peu de vaseline il ne se produira aucune évaporation. Il est évident que l'examen en goutte pendante ne convient pas aux bactéries anaérobies. C'est surtout pour l'examen des cultures en milieux liquides que l'étude des bactéries vivantes, non colorées fournira d'intéressants renseignements en montrant quelle est la nature et le degré de leur mobilité. Il ne faut pas confondre avec la mobilité vraie les mouvements de rotation et d'oscillation sur place que présentent les microbes immobiles. On les voit s'agiter en tous sens d'un mouvement tremblottant très rapide (mouvements browniens) sans pour cela se déplacer, sans traverser le champ du microscope, sans présenter en un mot de mouvements de translation. Une bactérie vraiment mobile se déplace dans le champ du microscope indépendamment des courants qui peuvent s'établir dans la préparation, si bien que l'on y voit les éléments se mouvoir en divers sens chacun pour son propre compte. Il est rare que la mobilité ne soit pas évidente mais ce qui est fréquent c'est que dans une préparation la plupart des éléments demeurent immobiles tandis que cependant quelques autres se déplacent manifestement (*Mobilité partielle*).

Aussi ne faut-il pas se contenter d'un examen rapide pour déclarer qu'une bactérie n'est pas mobile. Il faut en outre savoir que certaines espèces n'ont au cours de leur développement qu'une mobilité *transitoire*. Par conséquent suivant l'âge de la culture la mobilité peut exister encore ou avoir disparu. De là la nécessité absolue d'examiner des cultures jeunes et de répéter pendant les heures et les jours suivants cet examen. Le degré de la mobilité est également variable : certaines espèces se déplacent très rapidement ; d'autres n'ont qu'une faible mobilité qui exige un examen attentif.

Pour distinguer la mobilité vraie des mouvements browniens, Lehmann et Neumann conseillent d'examiner la bactérie dans une goutte d'une solution de phénol à cinq pour cent ou de sublimé à un pour mille. Si les mouvements continuent à se produire c'est qu'il s'agit de mouvements browniens.

Une méthode très ingénieuse a été proposée pour mesurer le degré de la mobilité. Elle est basée sur cette constatation que les bactéries traversent un filtre de sable d'autant plus vite que leur mobilité est plus grande (Carnot et Garnier). L'appareil est essentiellement constitué par un tube en U dont l'une des branches est aux deux tiers remplie de sable, les deux branches reçoivent du bouillon neuf; on ensemence le bouillon au-dessus du filtre de sable. L'apparition d'un trouble de ce liquide dans l'autre branche annonce que la traversée est effectuée.

Ultra-microscope. — Lorsqu'on fait l'examen microscopique sans coloration d'une culture, la visibilité des cellules est médiocre. Elles ne se distinguent que par leur réfringence plus grande que celle du milieu dans lequel elles se trouvent. On a cherché à améliorer leur visibilité par un artifice dont le principe consiste à soumettre le liquide à examiner à un éclairage très intense, tout en évitant qu'aucun rayon direct ne parvienne à l'œil de l'observateur. L'œil ne perçoit par conséquent que les rayons réfractés par les corpuscules dont l'indice de réfraction diffère de celui du milieu liquide. On comprend que des particules même très petites ainsi vivement éclairées, sources lumineuses à leur tour, deviennent aisément visibles. De là le nom d'ultra-microscope donné aux appareils qui réalisent ce dispositif.

L'éclairage ultra-microscopique est réalisé au moyen d'un condensateur à fond noir sur lequel on place la préparation à étudier ; il en existe plusieurs modèles dans le commerce ; tous reposent sur le même principe qui est de concentrer en un point des rayons lumineux obliques. Ce point d'éclairage maximum se trouve situé environ à un millimètre au-dessus de la surface du condensateur, de manière à correspondre à l'espace situé entre la lame porte-objet et le couvre-objet de la préparation, l'épaisseur courante des lames de verre employées étant d'environ un millimètre. Pour procéder à l'examen ultra-microscopique il est nécessaire de posséder une source de lumière assez puissante. (Les lampes de Nernst conviennent bien à cet usage.) Une lentille convenablement placée dirige le faisceau lumineux sur le miroir plan de la sous-platine dont le diaphragme doit être entièrement ouvert : le condensateur à fond noir doit être centré suivant les indications du constructeur ; un ou deux cercles sont ordinairement tracés à sa surface pour servir de repères et permettre un centrage exact. Ils doivent être disposés concentriquement par rapport au champ microscopique.

La préparation se fait très simplement en déposant une goutte du liquide à examiner entre lame et lamelle, mais il est nécessaire de se servir de lames et de lamelles rigoureusement propres. La préparation est placée sur le condensateur à fond noir à la surface duquel on a préalablement déposé une goutte d'huile de cèdre (huile à immersion). Il est nécessaire de régler l'éclairage de la préparation en abaissant ou en élevant le condensateur de manière à ce que le point d'éclairage maximum se trouve situé entre la lame et la lamelle. Lorsque la préparation a été ainsi disposée et que l'éclairage a été réglé, on procède à l'examen microscopique de la manière habituelle, si l'on se sert d'objectifs à sec ; il faut au contraire un diaphragme spécial dans les objectifs à immersion. L'ultra-microscope permet d'examiner très bien les microbes contenus dans un liquide, particulièrement ceux qui sont mobiles ;

ils apparaissent sous forme de points ou de lignes brillantes, ou bien leurs contours sont dessinés par une mince ligne brillante, argentée.

Encre de Chine (Procédé de Burri). — Des images assez comparables à celles que donne l'ultra-microscope sont fournies par le procédé à l'encre de Chine. Mais cette fois l'examen porte non plus sur des cellules vivantes en liberté dans un liquide, mais au contraire sur une préparation desséchée. La méthode d'examen à l'encre de Chine est d'ailleurs d'exécution très simple. On dépose sur une lame très propre, côte à côte, une petite gouttelette de culture liquide et une petite gouttelette d'encre de Chine que l'on mélange aussitôt et que l'on étale en couche très mince comme s'il s'agissait d'une préparation de sang sec. La dessication se fait rapidement et l'on peut aussitôt après procéder à l'examen microscopique avec l'objectif à immersion. Il n'est pas nécessaire de monter la préparation. Sur une lame ainsi préparée, il arrive très souvent que l'étalement soit irrégulier, très mince en certains points, trop épais en d'autres. Les parties qu'il convient d'examiner ont une coloration grise, non opaque. Au microscope les éléments figurés contenus dans le liquide étudié apparaissent en négatif sur le fond gris ou noirâtre de la préparation. Ces éléments ne sont bien entendu nullement colorés par l'encre de Chine, aussi la méthode ne peut-elle être appliquée à l'étude de la structure des bactéries.

Il est nécessaire de se servir d'encre de Chine de très bonne qualité conservée en tubes scellés et stérilisés car dans l'encre ordinaire exposée à l'air il peut se développer de nombreuses bactéries.

2° **Examen des préparations colorées**. — L'étude d'une bactérie exige toujours l'examen de préparations fixées et colorées, d'autant plus que certaines réactions de coloration sont nécessaires pour le classement des espèces. Les opérations successives que l'on doit pratiquer sont l'étalement, la fixation et la coloration.

Etalement. — Il se fait très simplement si l'on se sert d'une culture en milieu liquide. Il suffit dans ce cas de prélever avec l'anse de platine ou avec l'effilure d'une pipette une gouttelette de culture que l'on dépose à la surface d'une lame propre bien essuyée. On étale en couche mince la gouttelette de culture en promenant l'anse de platine à la surface de la lame dans une étendue plus ou moins grande selon l'épaisseur que l'on désire donner à l'étalement. En général on a tout avantage à ne déposer qu'une très petite quantité de culture sur la lame et à l'étaler en couche très mince, puis on laisse sécher, et la préparation doit ensuite être fixée.

Si au lieu d'examiner une culture en bouillon il s'agissait d'une culture en milieu solide, on déposerait tout d'abord une fine gouttelette d'eau distillée sur la lame. Puis on prélèverait avec le fil de platine une très minime parcelle de culture qu'on délayerait dans la goutte d'eau. On ferait ensuite l'étalement sur la lame en promenant le fil de platine à sa surface. La dessication suffit à assurer la conservation durable des cellules microbiennes si bien que des préparations simplement desséchées peuvent être conservées en vue d'une coloration ultérieure.

Fixation. — Il est nécessaire de procéder à la fixation avant de colorer. Cette fixation a un double but. D'une part elle assure l'adhérence des cellules à la lame, les empêche d'être entraînées par les lavages ou par le passage dans lès solutions colorantes aqueuses. D'autre part, elle tue les cellules en les fixant sans modification de leur forme, en leur assurant ainsi une certaine inaltérabilité. De tous les agents de fixation usités en bactériologie, la chaleur est le plus souvent employé et le plus simple ; il suffit (après étalement et dessiccation) de promener la lame à plusieurs reprises dans la flamme d'un bec Bunsen, la face préparée regardant en haut.

Il est nécessaire de passer *cinq ou six fois* la lame dans la flamme de manière à la porter en une température de 110° degrés environ. On ne saurait d'ailleurs formuler de règles fixes, car l'épaisseur des lames porte-objet est assez variable et l'échauffement des lames minces est évidemment plus rapide que celui des lames épaisses. (C'est aux étalements sur *lamelles* que s'applique l'ancienne règle de passer *trois fois* dans la flamme du bec Bunsen.)

La fixation par la chaleur donne des résultats généralement satisfaisants. Toutefois, il est assez difficile de se rendre compte de la température à laquelle est portée la lame, et l'on risque, soit de fixer insuffisamment la préparation, soit au contraire, de la porter à une température trop élevée à laquelle les cellules perdent leurs affinités de coloration.

Les fixateurs chimiques, d'un emploi, très simple n'exposent pas à cet inconvénient. Le plus employé est le mélange à parties égales d'alcool absolu et d'éther. Il suffit de verser quelques gouttes de ce réactif à la surface de la lame placée bien horizontalement. Cinq minutes de contact suffisent. L'alcool absolu convient également.

L'acide chromique est d'un emploi très simple : on plonge la lame préparée dans une solution d'acide chromique à un pour cent, pendant deux ou trois secondes puis on lave à l'eau courante pendant quelques secondes.

L'acide osmique est un fixateur excellent. Il suffit de placer la lame pendant trente secondes, la face préparée regardant en bas, sur un verre de montre contenant quelques gouttes d'une solution d'acide osmique. Mais après cette fixation les bactéries perdent leur affinité pour certains colorants.

On obtient encore de bonnes fixations en plongeant

les lames dans une solution saturée de sublimé, dans le liquide de Bouin ou dans un liquide chromo-acéto-osmique (Flemming). Après une fixation de quelques minutes dans ces derniers liquides il convient de faire subir à la lame un lavage à l'eau courante avant de procéder à la coloration.

Coloration. — Les colorations appliquées à l'étude des bactéries servent d'une part à préciser la morphologie, la structure des cellules, et d'autre part à rechercher comment elles se comportent à l'égard de réactions spéciales, méthode de Gram par exemple.

I. — Colorations simples par les couleurs d'aniline.

Ce sont les colorants dits basiques par lesquels les bactéries se colorent. Elles se comportent donc à cet égard, non comme le cytoplasme, mais comme les noyaux cellulaires. Des différentes couleurs basiques, nous ne citerons que quelques-unes, les plus usitées en bactériologie : le bleu de méthylène, la fuchsine basique, le violet de gentiane, la thionine. On peut employer ces substances, soit en simples solutions hydro-alcooliques, soit en solutions mordancées.

On a remarqué en effet que le pouvoir tinctorial de ces colorants était accru par l'addition de certaines substances dont les plus usitées sont : l'acide phénique et l'huile d'aniline.

a) *Bleu de méthylène.* — Le bleu de méthylène s'emploie le plus souvent en solution simple non mordancée. Il convient mal selon nous, aux recherches courantes, car ses affinités basiques ne sont pas aussi énergiques que celles de certains autres colorants (bleu polychrome de Unna, thionine phéniquée, fuchsine). Le bleu de méthylène en solution aqueuse simple est surtout employé, comme nous l'exposerons plus loin, pour fournir une coloration de contraste dans la méthode de Ziehl-Neelsen. La solution colorante de bleu de méthylène a pour formule :

Bleu de méthylène . . .	1	gramme
Alcool absolu	10	cc.
Eau distillée	100	cc.

On fait dissoudre le bleu de méthylène dans l'alcool et l'on obtient ainsi une solution concentrée. Pour obtenir la teinture définitive on verse la solution mère dans 100 centimètres cubes d'eau distillée, en agitant constamment. La solution hydro-alcoolique se conserve assez longtemps, mais il convient cependant de la filtrer avant l'emploi.

Le pouvoir tinctorial du bleu de méthylène est accru quand on alcalinise la solution. La formule de Loeffler est la suivante :

Bleu de méthylène en solution alcoolique concentrée, 1 volume.

Solution de potasse à 1 pour 10.000, 2 volumes.

Le bleu de méthylène polychrome (de Unna) est maintenant d'un emploi courant et se substitue avantageusement aux teintures précédentes. Il fournit une coloration métachromatique avec certaines substances (mucine, granulations basophiles des leucocytes, matszellen) qui prennent une teinte violet-pourpre contrastant avec la coloration bleue des autres éléments cellulaires. Cette métachromasie est identique à celle que fournit la thionine.

Les fixations par l'acide chromique en solution aqueuse à un pour cent permettent d'obtenir les meilleures colorations avec le bleu de Unna. Par suite du pouvoir tinctorial très énergique de cette substance les préparations sont quelquefois surcolorées, même par une action peu prolongée du liquide.

Il est utile dans ce cas de décolorer par l'alcool absolu, ou par l'essence de girofle, ou par la substance préparée spécialement dans ce but par Grübler sous le nom de « glycerinaethermischung ».

b) *Fuchsine.* — On peut se servir dans le même but de solutions hydro-alcooliques de fuchsine basique qui donnent des colorations plus satisfaisantes que le bleu de méthylène. La formule est analogue à celle qui a été indiquée pour la préparation des solutions de bleu de méthylène :

Fuchsine	1 gramme
Alcool absolu.	10 cc.
Eau distillée	100 cc.

c) *Thionine.* — La thionine ou violet de Lauth donne des colorations assez électives. Elle est particulièrement recommandable pour la recherche des bactéries dans les coupes histologiques.

La thionine colore plus lentement que les teintures précédemment indiquées, mais ne surcolore qu'après un contact prolongé. Elle fournit les mêmes métachromasies que le bleu polychrome de Unna. Il est préférable de l'employer en solution phéniquée dont la formule est :

Thionine	1 gramme
Acide phénique neigeux .	2 grammes
Alcool à 90°	20 cc.
Eau distillée	100 cc.

II. — Méthodes spéciales de coloration.

a) **Méthode de Gram.** — Bien qu'assez simple, l'exécution d'une coloration suivant cette méthode exige une technique bien réglée, faute de laquelle on s'expose à des erreurs d'interprétation qui conduiraient à des erreurs graves dans la détermination des bactéries.

L'emploi d'une teinture d'un pouvoir colorant trop faible ou une décoloration trop prolongée dans l'alcool pourraient faire croire à tort à une réaction négative.

Les solutions qu'il faut employer pour réaliser la coloration de Gram sont : une solution mordancée de violet de gentiane et une solution aqueuse iodo-iodurée. La formule de ces liquides est la suivante :

1° *Violet phéniqué :*

Violet de gentiane . . .	1 gramme
Acide phénique neigeux .	2 grammes
Alcool absolu	10 cc.
Eau distillée	100 cc.

On triture au mortier le violet de gentiane et l'acide phénique jusqu'à obtention d'une bouillie homogène, puis on ajoute l'alcool absolu ; la dissolution est immédiate et il suffit d'ajouter l'eau distillée en agitant constamment pour obtenir un colorant qui peut être utilisé aussitôt et qui peut se conserver pendant plusieurs semaines. Il convient de le filtrer avant l'emploi et de vérifier chaque fois si son pouvoir tinctorial n'a pas diminué, ce qui se produit toujours au bout de quelques semaines.

2° *Solution iodo-iodurée :*

Iode.	1 gramme
Iodure de potassium . .	2 grammes
Eau distillée	300 cc.

La dissolution de l'iode se fait assez aisément en présence de l'iodure de potassium. Cependant, il est bon de broyer préalablement au mortier l'iode métalloïdique pour obtenir une dissolution plus rapide.

Pour exécuter la méthode de coloration de Gram sur la préparation desséchée et fixée, on verse quelques gouttes de la solution phéniquée de violet de gentiane qu'on laisse agir pendant environ une minute. Puis on incline la lame de manière à rejeter l'excès de colorant et aussitôt, sans procéder à aucun lavage préalable, on verse quelques gouttes de la solution iodo-iodurée. La lame qui était colorée en violet foncé prend une coloration d'un brun noirâtre sous l'action de l'iode. On laisse agir la solution iodo-iodurée pendant une minute environ puis on lave à l'eau courante. Il reste à décolorer par l'alcool absolu, c'est le temps délicat de la préparation. On verse l'alcool absolu goutte à goutte sur la lame inclinée et l'on voit aussitôt se régénérer la couleur violette que l'alcool entraîne avec lui. Au bout de quelques secondes d'action l'alcool entraîne déjà moins de matière colorante, puis bientôt n'en entraîne plus du tout. C'est à ce moment qu'il faut interrompre la décoloration. Il suffit pour cela de plonger la lame dans un verre d'eau; puis on sèche et l'on examine la lame à l'immersion, sans monter la préparation.

Dans un frottis ainsi traité, seules les bactéries qui prennent le Gram sont colorées en violet foncé, les autres éléments sont décolorés ou très pâles.

Mais il est utile pour faciliter la lecture des préparations de faire une double coloration, soit avec l'éosine ou la vésuvine, soit mieux encore avec la solution hydro-alcoolique de fuchsine ou plus simplement avec le liquide de Ziehl que l'on dilue dans 5 à 10 volumes d'eau distillée. On obtient ainsi une coloration de contraste très heureuse. Les bactéries qui ne prennent pas le Gram se colorent en rouge plus ou moins foncé ; celles qui prennent le Gram restent colorées en violet noirâtre.

Les techniques proposées par les différents auteurs pour l'application de la méthode comportent d'assez nombreuses variantes. Nous en signalerons quelques-unes pour l'intérêt qu'elles peuvent présenter dans des cas particuliers : on peut substituer au violet de gentiane le « Crystallviolet » (Grübler) qui donne en solution phéniquée des teintures un peu moins énergiques mais un peu plus stables.

Quand on a rarement à pratiquer la réaction de Gram, il vaut mieux, plutôt que de préparer à l'avance une solution de violet de gentiane qui s'altérerait assez vite, se servir du violet aniliné d'Ehrlich que l'on prépare extemporanément de la manière suivante : on a préparé d'avance une solution mère de violet de gentiane au dixième dans l'alcool à 95°, et d'autre part de l'eau d'aniline.

L'eau d'aniline se fait en agitant dans un flacon quelques centimètres cubes d'huile d'aniline avec de l'eau distillée. L'huile en excès reste à l'état de gouttelettes ou forme une couche jaunâtre au fond du flacon. Le mélange peut être conservé à l'abri de la lumière, mais il vaut mieux le préparer au moment de l'emploi. Pour faire la solution colorante définitive, on filtre sur papier préalablement mouillé [1] quelques centimètres cubes d'eau d'aniline que l'on recueille dans une petite éprouvette graduée, et l'on ajoute deux gouttes par centimètre cube de solution alcoolique de violet de gentiane. On obtient ainsi une teinture excellente mais qui doit être utilisée très peu de temps après sa préparation, car elle ne se conserve guère plus de quelques heures. Quelques auteurs

1. Il est nécessaire de mouiller préalablement le filtre à l'eau distillée pour que toutes les gouttelettes d'huile soient retenues.

ont proposé de substituer à l'alcool absolu comme agents décolorants un mélange d'alcool et d'acétone, d'autres l'huile d'aniline, mais ces modifications à la méthode de Gram n'ont d'intérêt que pour les recherches histologiques et sont inutiles pour l'étude des frottis sur lames.

b) **Méthode de Ziehl-Neelsen.** — Cette méthode s'applique à la recherche et à la détermination du bacille de la tuberculose, de la lèpre, et des bacilles acido-résistants. Nous verrons également qu'elle s'applique à la coloration des spores bactériennes. Comme celle de Gram elle comporte l'emploi d'un liquide colorant et d'un liquide décolorant. La formule de la teinture employée est la suivante :

Fuchsine basique	1	gramme
Acide phénique neigeux .	5	—
Alcool absolu	10	cent. c.
Eau distillée	100	—

On broie au mortier la fuchsine, puis on ajoute l'acide phénique et l'on triture, toujours au mortier le mélange jusqu'à production d'une pâte homogène. Ensuite on verse l'alcool absolu qui dissout aisément le mélange et l'on ajoute l'eau distillée en agitant constamment. On obtient ainsi une teinture très énergique qui se conserve assez longtemps sans altération mais qu'il convient cependant de filtrer avant l'emploi. La coloration du bacille de Koch se fait suivant des techniques extrêmement variées qui pour la plupart sont peu recommandables. Philibert a fait récemment une critique très soigneuse de ces diverses méthodes. Il conclut au retour à la technique rigoureuse de Ziehl-Neelsen telle qu'elle a été primitivement employée.

La coloration est obtenue par l'action à chaud du rouge de Ziehl pendant dix minutes. Puis on décolore la préparation en faisant agir à froid pendant deux minutes l'acide nitrique au tiers, dont la formule est la suivante[1] :

Acide nitrique pur . . .	1	partie
Eau distillée	3	—

On lave ensuite à l'eau pour chasser l'excès d'acide et l'on achève la décoloration en faisant agir l'alcool absolu pendant trois à cinq minutes.

Dans une préparation ainsi traitée les bacilles *acido-résistants vrais* restent colorés en rouge vif, tandis que les autres éléments sont décolorés entièrement. Il est utile pour faciliter la lecture et l'interprétation des préparations, surtout s'il s'agit de produits organiques contenant des bacilles acido-résistants, de faire une coloration de contraste. On recommande pour cela de recolorer avec la solution de bleu de méthylène qu'il est bon d'étendre de son volume d'eau distillée. Dans les frottis colorés par cette méthode les bacilles acido-résistants vrais sont colorés en rouge vif, les autres éléments se colorent en bleu pâle.

Nous ne citerons que très peu des innombrables variantes de la méthode de Ziehl-Neelsen ; quelques-unes cependant méritent d'être signalées. On peut remplacer l'acide nitrique au tiers par l'acide sulfurique au quart. Ce procédé a un avantage, c'est qu'il évite l'emploi de l'acide nitrique souvent impur, mélangé de produits nitreux dont l'action décolorante pourrait être brutale.

Un procédé recommandé par certains auteurs fait intervenir l'action de l'acide picrique, c'est le procédé de Spengler. On colore avec le rouge de Ziehl à chaud comme précédemment, puis on fait agir sur la lame surcolorée la solution suivante :

1. On voit qu'il s'agit en réalité d'une solution d'acide nitrique au *quart*.

Eau picriquée saturée .	60 parties
Alcool absolu. . . .	40 —

On fait ensuite un premier lavage à l'alcool à 60°, puis on décolore dans une solution d'acide nitrique pur à 15 %. Cette décolration se fait rapidement et ne doit pas être prolongée. On l'arrête par lavage à l'alcool à 60°. Ce lavage doit être continué jusqu'à décoloration complète. La lame peut être ensuite lavée à l'eau, séchée et examinée à l'immersion, sans montage de la préparation. Les bacilles acido-résistants sont rouge vif, les autres éléments sont décolorés. Il est bon cependant de faire une coloration de contraste, et Spengler la réalise très simplement en faisant agir une dernière fois pendant un temps très court la solution picriquée qui colore la préparation en jaune, et facilite ainsi la mise au point.

Une méthode qui s'éloigne par beaucoup de points des précédentes est celle de Kühne, vulgarisée par Borrel. On la trouve décrite par différents auteurs avec de grandes variations. On devra procéder de la manière suivante :

La préparation étant fixée, on la colore avec la fuchsine de Ziehl *à froid* pendant *cinq minutes*. (Il ne faut pas prolonger ce temps de coloration.) Puis après avoir lavé à l'eau, on ajoute quelques gouttes d'une solution aqueuse de chlorydrate d'aniline à 2 % qu'il suffit de laisser agir pendant dix secondes. Enfin après avoir rejeté l'excès de chlorhydrate d'aniline, et sans aucun lavage à l'eau, on verse goutte à goutte de l'alcool absolu sur la lame tenue légèrement inclinée, de manière à décolorer peu à peu la préparation. Cette décoloration est obtenue assez rapidement si l'on n'a pas prolongé la coloration au delà du temps indiqué.

La méthode de Kühne, d'exécution très simple, peut être souvent substituée à la méthode de Ziehl. Elle est utile à titre de contrôle. Elle est enfin la meilleure pour les recherches histo-bactériologiques que l'on peut avoir à faire chez les animaux inoculés.

c) **Méthode de Much.** — Une autre méthode encore devra être quelquefois employée dans le même but pour les résultats positifs qu'elle permet d'obtenir là où les autres méthodes auraient échoué. Elle ne colore pas les bacilles dans leur continuité mais les fait apparaître sous l'aspect de granules : C'est la méthode de *Much*.

On colore les préparations avec une solution alcoolique de violet de méthyle phéniqué :

Solution alcoolique saturée de violet de méthyle.	10 cc.
Solution de phénol à 2 pour 100	90 cc.

soit à froid par un séjour de vingt-quatre heures, soit à chaud en renouvelant 4 à 5 fois le colorant. Puis on fait agir la solution iodo-iodurée comme pour la méthode de Gram, mais pendant dix minutes. On décolore par l'acide nitrique à 5 °/₀ pendant une minute, puis par l'acide chlorydrique à 3 °/₀ pendant dix secondes, enfin par l'alcool-acétone à parties égales.

Dans les préparations ainsi traitées on peut reconnaître les formes dégénérées du b. de la tuberculose que la méthode de Ziehl-Neelsen ne colorerait pas. Ces formes dégénérées ne présentent pas une teinte uniforme mais n'ont que quelques grains colorés (*granulations de Much*).

Les formes granuleuses du b. de la tuberculose, gram-positives mais non acido-résistantes possèdent, de même que le b. de Koch typique, la propriété de résister à l'action dissolvante de l'antiformine.

Antiformine-résistance. — La technique de cette épreuve est la suivante :

La pièce à examiner sera triturée au mortier avec une solution à 10 ou 15 pour 100 d'antiformine dans l'eau distillée stérilisée. (L'eau ordinaire peut contenir des bactéries acido-résistantes ; c'est là une cause d'erreur sur laquelle Beitzke a attiré l'attention.) Le mélange est placé à l'étuve jusqu'à clarification ; celle ci se manifeste en général, au bout d'une ou deux heures. On centrifuge ; mais il est nécessaire d'ajouter au préalable de l'alcool ou de l'acétone afin de modifier la densité du mélange. Si l'on omettait de prendre cette précaution, les éléments ayant résisté à l'antiformine ne seraient pas précipités au fond du tube. Après la centrifugation le liquide surnageant le culot doit être parfaitement clair. Le dépôt sera étalé sur lames et coloré par la méthode de Ziehl ou par celle de Much.

d) **Méthode de coloration des cils des bactéries.** — On peut admettre que la mobilité des bactéries est fonction de l'existence de cils vibratiles. Aussi est-il nécessaire à bien des points de vue de pouvoir mettre en évidence l'existence de ces cils.

L'examen sans coloration ou les méthodes de coloration usuelles que nous venons d'énumérer ne permettent pas de distinguer les cils vibratiles, aussi doit-on recourir à d'autres techniques. Deux sont à recommander et doivent être employées concurremment pour se contrôler mutuellement. Ce sont l'imprégnation à l'argent suivant Van Ermenghem, et la méthode à l'encre de fuchsine de Loeffler modifiée par Nicolle.

α) *Encre de fuchsine.* — Cette méthode fait intervenir avant la coloration un mordant particulier. La coloration se fait ensuite avec le liquide de Ziehl à chaud. Il est nécessaire de prendre de minutieuses précautions si l'on veut réussir cette coloration délicate.

Les cultures sur lesquelles seront prélevés les échantillons à examiner doivent être des cultures jeunes développées sur des milieux solides. Pour la recherche des cils sur les bactéries du groupe B. coli, B. typhosum, les cultures de vingt-quatre heures sur gélose conviennent parfaitement. On se borne à toucher la surface de la culture avec l'extrémité du fil de platine que l'on porte de là dans un petit tube à hémolyse contenant quelques gouttes d'eau distillée. On laisse la parcelle de culture recueillie sur le fil de platine se dissocier dans l'eau, sans agiter ou en agitant très doucement. L'émulsion bactérienne ainsi obtenue doit être à peine opalescente.

On prépare d'autre part les lames nécessaires qui doivent être rigoureusement propres. Pour cela, on se sert de lames bouillies dans une solution de potasse, rincées à l'eau puis lavées à l'alcool. Elles doivent être en outre flambées à haute température dans la flamme du bec Bunsen pour détruire toute trace de matière organique. On a soin pendant toutes les manipulations de ne pas toucher la lame avec les doigts qui déposeraient nécessairement des débris organiques. Il faut de toute nécessité ne saisir les lames qu'à l'aide d'une pince métallique propre et flambée également à haute température.

Pour préparer les lames on recueille un peu de l'émulsion dans l'effilure d'une pipette et l'on en dépose de très fines gouttelettes à la surface de la lame, ou bien on laisse s'étaler une gouttelette sur la lame légèrement inclinée. On laisse sécher, puis on fixe. Les divers fixateurs conviennent. Si l'on emploie la chaleur on s'expose à porter la lame à une trop haute température, aussi vaut-il mieux fixer à l'alcool absolu ou à l'alcool-éther. Pendant toutes ces manipulations, il ne faut pas toucher des doigts la préparation, mais la tenir avec la pince seulement ; on procède ensuite à la coloration.

Le bain mordant (encre de fuchsine) a la formule suivante :

Solution aqueuse de tanin à 25 °/₀ . . .	10 parties
Solution aqueuse saturée à froid de sulfate ferreux	5 —
Alcool absolu saturé de fuchsine . . .	1 —

Ces différentes solutions doivent être filtrées séparément, mais on ne doit pas filtrer le mélange malgré les précipités qui se forment. On ne filtrera qu'au moment de l'emploi. L'encre ainsi obtenue peut être utilisée de suite pour la coloration des cils de certaines espèces. Il est préférable cependant de se servir d'une encre préparée depuis plusieurs jours ou même plusieurs semaines.

Pour procéder à la coloration, on verse quelques gouttes de l'encre de fuchsine filtrée sur la lame que l'on porte sur la table chauffante jusqu'à émission des premières vapeurs. Il faut procéder rapidement, chauffer très peu pour éviter la moindre dessiccation de l'encre. Aussitôt après ce léger chauffage, on renverse l'excès d'encre et on lave la préparation dans deux bains successifs d'eau distillée. On doit recommencer deux ou trois fois ce mordançage à température peu élevée suivi d'un lavage soigneux à l'eau distillée. Pendant tout ce temps on tient la lame avec la pince et non avec les doigts et l'on évite que la pince soit souillée d'encre.

Lorsque les trois mordançages sont terminés on peut se départir des précautions sur lesquelles nous venons d'insister, et manier la lame à son gré. On termine par une coloration de quelques minutes *à chaud* avec le liquide de Ziehl (Voir plus haut).

Une préparation bien faite présente à l'œil nu une couleur rosée très pâle et uniforme dans les parties où a été fait l'étalement. Les bactéries apparaissent par cette méthode en rouge foncé et leurs cils en rose ou rouge.

β) *Imprégnation au nitrate d'argent.* — Dans cette méthode qui repose sur des principes tout différents de ceux de la précédente, les cils se colorent en noir par précipitation de l'argent réduit. La technique indiquée par Van Ermenghem donne d'excellents résultats.

Son application exige les précautions minutieuses que nous avons indiquées à propos de la méthode à l'encre de fuchsine dans le nettoyage et la manipulation des lames.

On procède au prélèvement des bactéries et à leur étalement sur les lames comme dans la méthode précédente. Après dessication il est inutile de faire agir un fixateur préalable, et l'on peut immerger immédiatement les lames dans le premier bain qui fait l'office de fixateur. Ce bain a la composition suivante :

Solution aqueuse d'acide osmique à 2 °/₀ . .	8 cmc.
Solution aqueuse de tanin à 25 °/₀. . .	16 cmc.
Acide acétique.	I goutte

Maintenir les lames plongées dans ce bain pendant une demi-heure. Laver à l'eau distillée, puis à l'alcool absolu. Toutes ces manipulations doivent être faites sans toucher la lame avec les doigts.

Après lavage, on place la lame pendant une ou deux minutes dans une solution aqueuse de nitrate d'argent à un pour deux cents, puis sans laver on porte pendant une ou deux minutes dans un bain réducteur qui a pour formule :

Acide gallique	5	grammes
Tanin.	3	—
Acétate de soude fondu. . .	10	—
Eau distillée.	350	cmc.

On pourrait substituer à ce bain divers réducteurs employés en photographie.

Au sortir du bain réducteur, on lave à l'eau distillée,

puis on porte de nouveau dans la solution de nitrate d'argent et encore dans le bain réducteur.

Laver, sécher, examiner à l'immersion.

On obtient ainsi de très belles préparations.

e) **Coloration des spores.** — On peut distinguer les spores avec ou sans coloration. Cependant les grains réfringents observés dans un bâtonnet par exemple peuvent être autre chose qu'une spore. Ces dernières, quelle que soit l'espèce à laquelle elles appartiennent, présentent un ensemble d'affinités tinctoriales communes qui permettent de les reconnaître sûrement. Les spores se teignent mal ou ne se teignent pas par les solutions ordinaires de couleurs d'aniline.

Dans ce cas, si elles sont encore contenues dans la cellule qui leur a donné naissance, elles apparaissent très nettes, incolores dans la cellule colorée. Mais les spores devenues libres sont peu ou pas visibles.

Pour les colorer, il faut recourir à des artifices qui ont pour but d'affaiblir cette imperméabilité qui empêche la teinture de pénétrer la spore. On y parvient, soit par le chauffage, soit par l'action d'acides minéraux forts. Mais si les spores sont difficiles à colorer, elles retiennent en revanche énergiquement la teinture qu'on est arrivé à leur faire prendre, résistant à l'action des substances décolorantes. C'est ce qui permet d'obtenir assez aisément la double coloration des spores et des cellules bactériennes.

α) *Colorations simples.* — Les colorations simples teignent uniformément les cellules végétatives et les spores. Deux méthodes peuvent être recommandées pour l'obtention de ces colorations.

Procédé du chauffage. — Passer la lame dans la flamme du bec Bunsen, comme pour une simple fixation, mais au lieu de passer cinq ou six fois la lame dans la flamme on l'y passe dix ou quinze fois pour la porter à une température élevée. Colorer ensuite avec le liquide de Ziehl pendant une demi-heure au moins. Laver, sécher, examiner à l'immersion.

Procédé à l'acide chromique. — Sans fixation préalable, plonger la lame préparée dans une solution d'acide chromique à 5 °/₀ pendant cinq minutes. Puis laver soigneusement à l'eau On termine comme dans le procédé précédent par une coloration prolongée dans la fuschine ou le violet phéniqué.

β) *Doubles colorations.* — Basées sur la résistance des spores colorées à l'action des agents décolorants, elles consistent à faire agir une substance assez active pour décolorer les cellules végétatives, mais pas assez pour décolorer les spores.

On traite tout d'abord comme nous venons de l'indiquer pour les méthodes simples. Puis on fait agir soit une solution d'acide nitrique au quart ou un peu plus étendue, soit une solution au vingtième d'acide sulfurique pur, soit même l'alcool. Lorsque la décoloration est devenue presque complète on lave à l'eau, puis on fait une coloration de contraste avec la solution de bleu de méthylène à 0,50 ou à 1 °/₀.

Note. — Toutefois les techniques doivent varier légèrement suivant les espèces en expérience. En effet toutes les spores ne sont pas également résistantes et suivant les cas ce peut être l'alcool ou les acides dilués ou une solution à 2 °/₀ de chlorydrate d'aniline qui fourniront les meilleurs résultats.

f) **Coloration des capsules.** — C'est dans les sérosités pathologiques ou sur les cultures dans des milieux liquides contenant de l'albumine que peuvent être mises en évidence les capsules qui entourent certaines bactéries. Sur des frottis traités par les méthodes usuelles, les bactéries encapsulées apparaissent fortement colorées, séparées du fond faiblement teinté de la préparation par une zone périphérique claire, incolore. La capsule apparaît en négatif. Il ne faut point, pour affirmer l'existence d'une capsule, se contenter de la constatation de ces capsules négatives. On comprend en effet qu'après l'étalement sur les lames, pendant la dessication et surtout pendant la fixation par la chaleur, il puisse se produire une *rétraction* de l'élément bactérien, capable de déterminer autour de lui un vide qui peut simuler une capsule. Aussi doit-on recourir à des méthodes de coloration spéciales pour confirmer la réalité des capsules observées « en négatif ».

α) *Méthode de Ribbert.* — Elle consiste à colorer les lames préparées et fixées dans la solution suivante :

Eau distillée. . . .	100 centimètres cubes
Alcool.	50 — —
Acide acétique	12 cc. 1/2.

Violet Dahlia à saturation à chaud.

Laver à l'eau, sécher, examiner à l'immersion.

β) *Violet acétisé.* — Colorer une lame préparée et fixée avec le mélange suivant :

Acide acétique. . .	1 gramme.
Solution alcoolique de violet de gentiane.	5 centimètres cubes.
Eau distillée. . .	100 — —

Laver à l'eau, sécher, examiner à l'immersion.

Dans ces divers procédés, la capsule apparaît faiblement teintée autour de la bactérie qui est au contraire énergiquement colorée.

g) **Action colorante de l'iode.** — Certaines bactéries examinées après coloration dans une solution iodo-iodurée (liquide de Gram) présentent des granulations intra-cellulaires. La coloration des grains est bleue s'il s'agit d'amidon ; elle est rouge-brunâtre s'il s'agit de glycogène. C'est à cette réaction de coloration que quelques auteurs donnent le nom de « réaction de la granulose. »

Mensuration des bactéries

Bien que les caractères morphologiques et les dimensions des bactéries puissent varier dans des proportions parfois considérables suivant les conditions dans lesquelles elles se sont développées, il est cependant nécessaire dans une description de fournir au moins les dimensions moyennes des éléments. L'unité des mesures est le millième de millimètre ou micron (μ).

Dans une détermination cependant un bactériologiste expérimenté pourra souvent se passer d'une mensuration exacte, d'autant plus que beaucoup d'espèces n'ont pas été mesurées avec une précision suffisante. Une bactérie dont l'épaisseur est de moins de six dixièmes de μ est dite de petites dimensions ; si le diamètre dépasse 1 μ, elle est dite de grandes dimensions. Le diamètre des bactéries de dimensions moyennes oscille entre 0,6 à 1 μ.

Malgré leur peu de précision, ces conventions de langage méritent d'être conservées pour leur utilité pratique.

On peut faire la mensuration des bactéries avec ou sans coloration. Sur les préparations non colorées les bactéries sont visibles par leur seule réfringence, et dans ces conditions leur diamètre apparent est plus grand que sur des préparations colorées.

Les auteurs n'indiquant pas la technique qu'ils ont suivie, c'est là sans doute l'explication des divergences parfois considérables que l'on constate entre les mesures fournies par des auteurs différents pour une même espèce. Il résulte de ce fait que les dimensions que nous indiquons nous-mêmes dans nos tableaux de détermination doivent être considérées comme une indication approximative plutôt que comme une mesure rigoureusement précise.

La mensuration peut se faire soit à la chambre claire, soit au micromètre oculaire.

α) *Mensuration à la chambre claire*. — Il faut disposer d'un micromètre objectif, c'est-à-dire d'une lame de verre portant une division micrométrique et destinée à être examinée sous l'objectif comme une préparation ordinaire. Il est préférable pour la mise au point de se servir d'un objectif *à sec* de fort grossissement. Lorsqu'on a mis au point, on dispose la chambre claire de Malassez et l'on incline le microscope à 45 degrés de manière à dessiner la graduation sur un papier placé sur la table en arrière du pied du microscope. Lorsqu'on a dessiné sur le papier la graduation micrométrique à la chambre claire, on remplace le micromètre objectif par la préparation à examiner, sans rien changer au reste du dispositif. On dessine plusieurs des bactéries à examiner sur le papier porteur de la graduation micrométrique dont les dimensions réelles sont connues, et l'on a soin, en particulier de choisir pour les dessiner les éléments les plus grands et les plus petits de manière à noter les dimensions extrêmes qui auront été observées. Il suffit de comparer les éléments dessinés à la graduation pour calculer leurs dimensions réelles.

β) *Mensuration au micromètre oculaire*. — Ce procédé exige l'emploi de deux micromètres, objectif et oculaire. On examine le micromètre objectif en même temps que le micromètre oculaire et pour le système optique choisi, on tire plus ou moins le tube du microscope de manière à amener une division du premier à couvrir exactement un certain nombre de divisions du second.

On a ainsi établi pour un système optique et une longueur de tube déterminés la valeur d'une division du micromètre oculaire. Il suffit dès lors de remplacer le micromètre objectif par la préparation à examiner. On détermine les dimensions réelles des bactéries en les comparant aux divisions de l'oculaire micrométrique.

Supposons par exemple que le micromètre objectif soit divisé en centièmes de millimètre. Si 5 divisions de l'oculaire répondent exactement à une division de l'objectif, on en déduit qu'une division de l'oculaire micrométrique répond pour le système optique employé à 1/500 de millimètre, c'est-à-dire à 2 μ.

Si après avoir substitué une préparation bactériologique au micromètre objectif, on constate que la longueur d'une bactérie correspond à une division et demie du micromètre oculaire, on en conclut que la bactérie examinée a pour longueur : $2\ \mu \times 1,5 = 3\ \mu$.

CHAPITRE V

PRODUITS FORMÉS DANS LES CULTURES

Le développement des bactéries dans les milieux de culture ne se fait pas sans qu'il survienne des modifications plus ou moins profondes de leur composition chimique. D'une part, pour sa nutrition le microbe utilise et transforme certaines substances dont il s'alimente, et pour cette transformation il secrète des ferments plus ou moins énergiques et plus ou moins nombreux. D'autre part certaines des substances nouvelles produites par l'activité digestive des microbes et non utilisées s'accumulent ; ce sont des déchets dont l'abondance peut à son tour nuire à la vie des bactéries et empêcher leur multiplication de se poursuivre : ainsi agit la production d'acides dans les milieux contenant des hydrates de carbone. Enfin certains microbes sécrètent des produits solubles dont les propriétés bien spéciales ne correspondent à celles d'aucune substance chimique définie connue, telles sont les toxines et les hémolysines bactériennes.

A. — **Toxines**

Les toxines sont des produits de sécrétion des microbes exerçant sur l'organisme animal une action toxique plus ou moins énergique. Leur production et leur mise en liberté joue un rôle capital dans l'action physiologique de la plupart des bactéries pathogènes.

Il est rare que la recherche des toxines soit nécessaire à la détermination, car le nombre des espèces qui élaborent une toxine déterminant une maladie expérimentale très caractéristique est très limité.

Des substances toxiques élaborées, les unes diffusent dans le milieu de culture (toxines solubles ou ectotoxines), les autres, non diffusibles, adhèrent à la cellule bactérienne (endotoxines). Ces faits expliquent que le résultat des inoculations diffère suivant qu'on injecte le liquide de culture filtré, ou les corps microbiens tués, centrifugés et lavés.

Pour beaucoup d'espèces, ces recherches n'ont pas été faites d'une manière complète et lorsqu'on parle de la toxicité de leur culture, il s'agit des bouillons filtrés sur bougie de porcelaine et non chauffés.

Les ectotoxines sont des toxines labiles, ayant les propriétés des diastases ; leur action pathogène est spécifique. Les toxines thermostabiles sont représentées par les endotoxines et les protéines bactériennes [1] (tuberculine, malléine) ; leur action pathogène n'est pas spécifique ; seules les réactions anaphylactiques mettent en évidence la spécificité des toxoprotéines.

Ce sont donc les toxines solubles qui présentent le plus d'intérêt au point de vue de la détermination bactériologique.

Pour isoler une ectotoxine on ensemence une série de ballons de bouillon. Après un séjour plus ou moins long (variable selon l'espèce), on filtre la culture sur bougie de porcelaine. On concentre par évaporation dans le vide. On précipite alors cette toxine brute par le sul-

1. Celles-ci peuvent d'ailleurs être rattachées aux endotoxines.

fate d'ammoniaque ; on se débarrasse de l'excès de ce sel par dialyse. On concentre à nouveau par évaporation dans le vide, puis on précipite par l'alcool absolu. On obtient ainsi ce qu'on appelle la « toxine vraie ». Toutefois il n'est pas certain que les produits ainsi obtenus soient eux-mêmes entièrement purs. Il est probable que les toxines vraies sont de nature colloïdale et que, non albuminoïdes elles-mêmes, elles imprègnent seulement les substances albuminoïdes auxquelles elles adhèrent pour ainsi dire.

B. — **Hémolysines bactériennes**

Un certain nombre d'espèces fournissent en dehors des toxines solubles, des substances exerçant une action hémolysante sur les globules rouges des animaux de laboratoire. La plupart des hémolysines microbiennes diffèrent absolument des hémolysines des sérums.

Elles sont :

1° Thermolabiles (détruites par le chauffage à 50-55°)[1] ;

2° Instables (disparaissant en peu de jours à la température ordinaire dans les filtrats de culture);

3° Actives à la température de la glacière.

Les hémolysines microbiennes les mieux étudiées sont les staphylolysines, les tétanolysines, les streptolysines et les hémolysines des spirilles pseudo-cholériques. On peut employer deux techniques pour la recherche des hémolysines microbiennes :

a) Celle de Neisser et Wechsberg, qui consiste à mettre une goutte d'hématies lavées dans 2 centimètres cubes d'eau physiologique et à ajouter des quantités croissantes

1. Toutefois il existe des hémolysines bactériennes qui résistent à la chaleur (Pyocyanéolysine).

de cultures filtrées. On laisse le mélange pendant deux heures à 37° puis vingt minutes à la glacière et on note l'absence ou le degré de l'hémolyse ;

b) Celle d'Eijkmann et Kraus consiste à ajouter une goutte de sang de mouton ou de chèvre défibriné à un tube de gélose liquéfiée qu'on verse dans une boîte de Pétri qui sera après refroidissement encemencée par strie. Si l'espèce ensemencée fournit des hémolysines, la gélose s'éclaircit au voisinage de la strie d'encemencement par suite de la dissolution de l'hémoglobine des globules rouges.

C. — Produits chimiquement définis

1° Recherche des produits de fermentation des hydrates de carbone

L'analyse — qui sera presque toujours purement qualitative quand il s'agira de déterminer une espèce bactérienne — comprend la recherche méthodique successive : *a*) des produits volatils non acides ; *b*) des acides volatils ; *c*) des acides fixes.

L'analyse quantitative ne sera que très exceptionnellement utile à la solution du problème de la détermination, car si la nature des actions chimiques des espèces bactériennes est sujette à des variations sur l'importance desquelles nous avons insisté précédemment, le degré de leur pouvoir fermentatif est soumis à des oscillations encore plus considérables.

a) *Produits volatils non acides.* — La culture est soumise à la filtration. Le filtrat neutre ou neutralisé, est ensuite distillé : l'acétone, les alcools et aldéhydes distillent — si ces corps existaient dans la culture. On les caractérise globalement par la *réaction de l'iodoforme.*

Pour cette recherche on ajoute au liquide qui a distillé, dans un tube à essai, quelques gouttes d'eau de chaux à 10 °/₀ et quelques gouttes de liqueur iodo-iodurée. On perçoit alors l'odeur caractéristique bien connue et l'on constate au microscope la présence de cristaux hexagonaux d'iodoforme.

b) *Acides volatils.* — On acidifie fortement par un acide fixe en léger excès, l'acide phosphorique par exemple. Ainsi les acides volatils sont mis en liberté.

Pour caractériser les acides volatils avec quelque précision et pour les doser, il faudrait avoir recours à la méthode de Duclaux dont le principe consiste à titrer l'acidité d'une série de prises du liquide qui passe à la distillation (prises de 10 cc. chacune) et de faire la courbe de l'acidité des prises successives. Chaque acide a sa courbe de distillation et s'il y a deux acides mélangés, chacun se comporte comme s'il était seul et suit les lois de sa distillation propre[1].

Pour la détermination de l'espèce bactérienne, il suffit habituellement de savoir s'il y a ou non production d'acides gras volatils. On pourra donc se contenter du procédé suivant, très grossier, mais suffisant au point de vue où nous nous plaçons. On distille après avoir déplacé les acides volatils par un acide fixe.

Les acides valérianique et butyrique sont faciles à caractériser par leur *odeur*.

Lorsqu'il ne se dégage *pas d'odeur* bien particulière, on étend d'eau le liquide qui a distillé et, après l'avoir neutralisé exactement par la soude, on ajoute du nitrate d'Ag. On obtient ainsi un précipité blanc. On chauffe. Le précipité persiste et noircit s'il s'agit de *formiate* d'Ag, se redissout s'il s'agit d'*acétate*.

1. Voir la technique *in* Bertrand et Thomas; Guide pour les manipulations de chimie biologique.

Dans ce dernier cas la présence d'*acide acétique* pourra être confirmée par la réaction de l'*oxyde de cacodyle* qui est très sensible et *spécifique* ; à cet effet, le liquide de distillation neutralisé exactement par la soude, est chauffé avec un excès d'anhydride arsénieux. La présence d'acide acétique se révèle par une odeur d'ail caractéristique de l'oxyde de cacodyle.

Cette réaction permet de caractériser l'acide acétique lorsqu'il se trouve mélangé à d'autres acides volatils reconnus à leur odeur propre.

c) *Acides fixes.* — Dans le résidu de la distillation se trouvent habituellement de l'*acide lactique* et, dans quelques fermentations bactériennes seulement, de l'*acide succinique.*

Pour extraire ces acides, on chauffe au bain-marie le résidu de distillation étendu d'eau distillée, on ajoute de l'acide oxalique en quantité aussi exacte que possible pour précipiter le calcium dissous. On jette sur un filtre et après avoir lavé le précipité on concentre le liquide à consistance de sirop.

On reprend ensuite par l'éther qui dissout aussi bien l'acide lactique que l'acide succinique.

Ce dernier *cristallise* de sa solution éthérée en prismes fusibles à 185°. Ces cristaux, chauffés dans une capsule au-dessus de cette température, se volatilisent en produisant des vapeurs blanches très irritantes.

Pour extraire l'acide lactique du filtrat précédent concentré à l'état sirupeux, on l'épuise par une série d'agitations avec de l'éther saturé d'eau : à 5 ou 6 reprises on agite 1 volume du liquide sirupeux avec 4 à 5 volumes d'éther. La solution éthérée filtrée est ensuite distillée. Dans ces conditions on obtient toujours l'acide lactique à l'état sirupeux.

Les acides lactique et succinique pourront être caractérisés par les réactions suivantes :

Acide lactique. — *I.— Réaction d'Uffelmann.* — Si l'on verse quelques gouttes d'une solution diluée de chlorure ferrique dans une dizaine de centimètres cubes de solution aqueuse de phénol à 1 °/ₒ on obtient une coloration bleue intense. Cette coloration passe du bleu au jaune si l'on ajoute une trace d'acide lactique. Il est à remarquer que les acides minéraux décolorent le liquide bleu ; mais une plus forte quantité est nécessaire pour produire cette décoloration.

II. — Réaction de Hopkins. — Dans un tube à essai sec on met :

Quelques gouttes de la solution à essayer,

5 centimètres cubes d'acide sulfurique concentré ;

III gouttes d'une solution saturée de sulfate de cuivre.

On agite ; on chauffe pendant cinq minutes au bain-marie à 100°, après refroidissement rapide on verse II gouttes d'une solution alcoolique de thiophène (solution à 2/1000).

On obtient, après agitation et chauffage, une *coloration rouge-cerise* si le liquide contenait de l'acide lactique.

Dans les mêmes conditions, l'acide succinique ne donne aucune coloration. L'acide tartrique une teinte violette ; aussi convient-il, pour déplacer les acides gras volatils dans un liquide de culture, d'employer, non l'acide tartrique, mais un autre acide fixe (l'acide phosphorique, par exemple).

Acide succinique. — Pour caractériser l'acide succinique dans un liquide, on l'additionne de quelques gouttes d'eau ammoniacale. On évapore à sec et on reprend par l'eau. Quelques gouttes de chlorure ferrique versées dans cette solution produisent un précipité de couleur ocre et de consistance gélatineuse.

2° Recherche qualitative des principaux produits de fermentation des substances protéiques [1].

Une culture de deux ou trois semaines dans un milieu qui, avant l'ensemencement, ne contenait que des albumines naturelles (fibrine par exemple) sera soumise à l'analyse.

1. Il est exceptionnel qu'il soit nécessaire de procéder, dans un but diagnostique, au dosage des produits de fermentation des substances albuminoïdes. Dans ce cas, on aurait recours à la méthode d'analyse de *Bienstock*, modifiée par *Tissier* et *Martelly*. Voici cette méthode d'après ces derniers auteurs (*Annales de l'Institut Pasteur*, 1895, p. 870).

On choisit la fibrine, en raison de la facilité de sa préparation. Cette fibrine, soigneusement lavée, est mise dans du liquide d'Utschinsky-Frænkel légèrement alcalin. 30 grammes de fibrine seront ajoutées à 250 grammes de ce liquide contenu dans un ballon. Pour avoir un milieu anaérobie, il suffit de verser à sa surface une couche d'huile de vaseline. Le tout est stérilisé à 120° ou mieux à 100° pendant trois jours.

Le ballon ensemencé est ensuite mis à l'étuve à 37° pendant un temps variable, quinze jours à un mois au plus. On procède ensuite à l'analyse.

On ajoute à la culture entière 100 centimètres cubes d'eau distillée froide et on laisse en contact vingt-quatre heures à la glacière, on filtre et on pèse.

A. — Le filtrat obtenu est divisé en cinq parties :

1° La première sert à l'examen des gaz, à la recherche d'H^2S. On ajoute de l'acide chlorhydrique et on distille. Le produit est recueilli dans un liquide contenant de l'acétate de plomb qui se colore en brun du fait de ce gaz. On contrôle par la réaction au nitroprussiate de soude en faisant une nouvelle distillation dans un liquide contenant 1 % de ce corps ;

2° La deuxième portion sert à doser les acides volatils, par le procédé de Duclaux ; les acides fixes restant dans la cornue sont caractérisés par les méthodes appropriées ;

3° Cette partie du filtrat sert à doser les bases volatiles. On additionne de magnésie et on distille. Le produit est recueilli dans des vases fermés. Les amines y sont caractérisées par la réaction d'Hoffmann, l'ammoniaque par ses réactions d'identité. On fait ensuite un dosage

On recherchera : 1° si l'albumine a été attaquée par l'espèce bactérienne ; 2° jusqu'à quel point la désintégration de la molécule albuminoïde aura été poussée. En général, il suffira d'établir si la fermentation s'est arrê-

alcalinimétrique et le tout est évalué en AzH^3. Il ne faut pas oublier que le milieu de Frænkel est ammoniacal ; on déduira de la quantité obtenue, l'ammoniaque du milieu qui est connue ;

4° La quatrième portion du filtrat primitif sert à doser les corps entraînés par la vapeur d'eau, l'indol, le scatol et les phénols. On acidule avec l'acide acétique, on distille jusqu'à ce que le liquide ne précipite plus avec l'eau de brome. On neutralise avec de la soude et on ajoute de l'éther. La solution éthérée décantée est abandonnée à l'évaporation. Le résidu huileux se prend en une masse cristalline. On dissout à l'eau bouillante, on filtre et on obtient les cristaux de scatol. Le liquide séparé de ces cristaux abandonne ensuite l'indol par évaporation. La liqueur, débarrassée de ces deux corps, contient encore des phénols, on les précipite par la potasse et on distille. Les phénates restés dans la cornue sont mis en liberté par HCl, on distille à nouveau, et le produit traité par l'eau de brome laisse déposer le tribromophénol que l'on pèse ;

5° On étudie alors les produits fixes. Denaeyer a montré que si l'on traitait un produit de digestion par l'alcool à 95° en excès, on obtient un précipité (albumines, protéoses, peptones), l'alcool dissout les principes extractifs (carnine, créatine, créatinine), les produits de décomposition des protéoses (leucine, tyrosine, acide aspartique) et des gélatoses (alanine, glycocolle, acide amino-butyrique) Cette réaction nous sera d'une grande utilité, car le rapport entre le précipité formé surtout de protéoses et les substances solubles (poids d'extractif) nous renseignera sur l'intensité de la destruction de la matière albuminoïde.

On additionne donc cette partie du filtrat de carbonate de soude et on évapore au bain-marie, on traite par l'alcool en excès et on laisse déposer pendant vingt-quatre heures. On décante la solution alcoolique, on évapore et on pèse.

La leucine et la tyrosine seront facilement décelées au microscope. Le précipité est repris par l'eau qui dissout les protéoses et les albuminoïdes solubles. On porte à l'ébullition, puis on filtre, on a le poids de ce dernier corps. Les protéoses en solution sont évaporées, séchées et pesées. Pour en séparer les peptones, on précipite par le sulfate d'ammoniaque et on dialyse.

B. — Le résidu solide de la culture filtrée est séché et épuisé pendant douze heures par l'éther bouillant pour obtenir les graisses. On traite ensuite ce résidu par l'eau distillée bouillante, la liqueur obtenue est filtrée, évaporée. Ce dernier produit séché et pesé est considéré comme de la gélatine.

tée au stade albumose-peptone, ou bien s'il y a eu production non seulement de peptones, mais d'acides aminés, d'indol, d'hydrogène sulfuré, d'ammoniaque.

a) *Albumoses et peptones.* — On prélève quelques centimètres cubes de la culture; on acidule avec quelques gouttes d'acide acétique et l'on chauffe : seules les albumines non modifiées sont coagulées. On filtre.

On ajoute au liquide du sulfate d'ammonium pulvérisé en agitant jusqu'à ce que la présence d'une petite quantité de sel non dissous indique que la saturation est complète. Les albumoses sont alors précipitées. On filtre. Dans le liquide les peptones seront caractérisées par la réaction du biuret.

Dans ce but, le liquide qui filtre est étendu d'eau. Puis on ajoute, à quelques centimètres cubes de cette solution, 1 centimètre cube de soude à 10 °/₀ pour alcaliniser puis, goutte à goutte, une solution de sulfate cuivrique à 1 °/₀. Une teinte rose violacé puis violet bleu après addition de quelques gouttes indique la présence de peptones.

b) *Acides aminés (leucine, tyrosine).* — Ces produits seront facilement décélés par l'examen microscopique.

La *tyrosine* est caractérisée par ses cristaux, faciles à reconnaître a un fort grossissement. Une goutte de la culture à examiner est placée sur une lame de verre et abandonnée à l'évaporation spontanée. Les cristaux de tyrosine se présentent sous la forme de très fines aiguilles blanches, groupées en gerbes ou en rosaces. On vérifiera leur solubilité dans l'acide chlorhydrique concentré et dans l'ammoniaque.

c) *Recherche de l'indol.* — Dix centimètres cubes de culture en eau peptonée sont additionnés d'un centimètre cube d'une solution de nitrite de sodium à 2/10.000. Puis on verse en agitant 4 à 5 gouttes d'acide sulfurique pur Le milieu prend une teinte rose ou rouge. Comme la couleur de l'eau peptonée peut masquer cette teinte, il faut toujours chercher à la mettre en évidence en agitant le liquide avec un peu d'alcool méthylique qui dissout la matière colorante et la rassemble à la surface.

Certaines bactéries donnent la réaction rouge avec l'acide sulfurique sans addition de nitrites, c'est la réaction indol-nitreuse (réaction du rouge de choléra).

Nous avons indiqué plus haut les raisons pour lesquelles il importe, au cours d'une détermination, de ne pas recourir à d'autres procédés pour caractériser l'indol. Il est indispensable de s'assurer, avant de rechercher la réaction, du fait que les peptones employées sont susceptibles de donner de l'indol. On les éprouve avec une culture de Bact. coli commune.

d) *Recherche de l'hydrogène sulfuré.* — Bien que l'on observe des différences quantitatives considérables non seulement d'une espèce, mais aussi d'une race à l'autre, c'est là un produit de culture trop fréquent pour que sa constatation puisse fournir des indications diagnostiques. Aussi peut-on se contenter pour le caractériser, du procédé très rudimentaire qui consiste à introduire dans le tube en même temps que le bouchon d'ouate un papier humide, imprégné d'acétate de plomb. Sous l'influence du dégagement d'hydrogène sulfuré, il prend une coloration brunâtre puis noire. Il faut avoir soin de boucher le tube avec un capuchon de caoutchouc ne contenant pas de soufre.

La recherche de ce corps se fait dans les milieux peptonisés ; de très rares espèces produisent H^2S dans les milieux ne contenant que des albumines naturelles.

L'addition d'une petite quantité de soufre pulvérisé à l'eau peptonée ou au bouillon rend la réaction plus nette. Il importe d'examiner les cultures tous les jours car la teinte brune peut être éphémère par suite d'une oxydation secondaire.

e) *Recherche de l'ammoniaque.* — L'ammoniaque peut être caractérisée par les réactions suivantes :

1° On ajoute un volume de *réactif de Nessler* à dix volumes de culture. On obtient une coloration jaune-brun en présence de traces d'ammoniaque, un précipité brun rougeâtre s'il y en a une quantité notable. La réaction est encore sensible avec des dilutions d'ammoniaque à 1/300.000;

2° On ajoute un volume d'iodure de potassium à 10 °/₀ à dix volumes de culture, puis quelques gouttes d'une solution d'eau de Javel : on obtient un précipité noir si le milieu contient de l'ammoniaque;

3° Après addition d'hypobromite de sodium, on observe un dégagement d'azote gazeux.

Les réactions 1 et 2 se produisent également avec un certain nombre d'amines; l'épreuve 3 n'est pas donnée par les amines mais par l'urée, les acides urique et hippurique, la créatinine.

On évitera les erreurs si l'on a soin de rechercher les réactions précédentes non dans le milieu de culture lui-même, mais dans le liquide obtenu en distillant en présence d'un peu de magnésie récemment calcinée. Cette solution ammoniacale recueillie dans un tube contenant quelques gouttes d'acide sulfurique à 10 °/₀ sera éprouvée par les réactifs 1, 2 et 3.

Dosage de l'ammoniaque. — Ce dosage se fait en distillant en présence de magnésie calcinée qui, à la température de l'ébullition, n'attaque l'urée résiduelle que très faiblement et proportionnellement à la durée du chauffage. A 5 centimètres cubes de culture (milieux à l'urée ou à l'urine) on ajoute 150-200 centimètres cubes d'eau distillée et quelques grammes de magnésie récemment calcinée. On arrête la distillation lorsque la quantité d'ammoniaque qui passe est très faible et proportionnelle à la durée de l'ébullition (à partir de ce moment l'ammoniaque provient de l'hydrolyse de l'urée résiduelle). On titre l'ammoniaque qui distille par l'acide sulfurique en présence d'orange.

Mieux vaut encore doser tout l'ammoniaque qui passe à la distillation avant et après ensemencement du milieu; la différence représente la quantité d'ammoniaque formée par la fermentation des matières azotées.

CHAPITRE VI

Inoculations

Parmi les méthodes de diagnostic bactériologique, les inoculations expérimentales tiennent une place importante, malgré la constatation faite pour la plupart des espèces que la virulence et l'action pathogène sont des caractères variables et transitoires.

Les inoculations d'épreuve doivent être faites, au cours de toute détermination aux animaux dits de laboratoire, faciles à manier et d'un emploi courant. Il est nécessaire lorsqu'on étudie une bactérie, de l'inoculer au moins au lapin, au cobaye, au rat blanc et à la souris blanche.

Ce n'est que dans des cas particuliers et lorsqu'on soupçonne la bactérie étudiée d'être douée d'une action pathogène à l'égard d'autres espèces qu'on doit étendre le champ des expériences. C'est donc rarement qu'on aura à pratiquer des inoculations aux oiseaux, au singe, au chat, etc., et ce n'est qu'exceptionnellement qu'on devra inoculer des animaux à sang-froid : grenouilles, poissons, etc.

On se propose de rechercher, pour une bactérie donnée, quelles sont les espèces animales réceptives et quelle est la nature des accidents que provoque l'inoculation. Il est donc nécessaire d'essayer la virulence sur les animaux les plus divers en raison de l'immunité naturelle absolue ou relative de certaines espèces animales à l'égard d'une bactérie déterminée. Si l'on se contente en général, malgré l'intérêt qu'il y aurait à s'adresser au plus grand nombre d'espèces possible, d'expérimenter sur les animaux de laboratoire, ce n'est pas seulement en raison de la facilité de leur maniement, c'est surtout parce qu'ils sont précisément réceptifs pour la plupart des microbes pathogènes.

I. — Technique

a) *Matériel d'inoculation.* — C'est en général aux cultures sur bouillon qu'on a recours et l'on se sert le plus souvent d'une culture de vingt-quatre heures dans ce milieu. On comprend toutefois que pour les bactéries à croissance plus lente on soit obligé d'utiliser des cultures plus anciennes. L'inoculation des cultures en milieux liquides se fait aisément à la seringue ou à la pipette.

Les cultures sur milieux solides doivent tout d'abord être émulsionnées dans l'eau ou mieux dans le sérum physiologique. Pour cela, on prélève une anse de culture que l'on porte dans un tube contenant quelques centimètres cubes d'eau. L'émulsion se fait par agitation avec une rapidité très variable suivant les bactéries. Les unes s'émulsionnent aisément sans agitation. D'autres exigent une agitation plus prolongée. Enfin les colonies compactes ne s'émulsionnent pas dans ces conditions. Il faut alors leur faire subir un léger broyage qui s'effectue sans difficulté au fond d'un tube à essais stérilisé, à l'aide d'un tube de verre dont on a soufflé l'extrémité en boule.

Pour les cultures faciles à émulsionner un autre procédé très simple consiste à verser quelques centimètres cubes d'eau stérilisée dans le tube de gélose inclinée sur lequel la culture s'est développée. Il suffit d'agiter le tube à plusieurs reprises pour obtenir une abondante émulsion au bout de quelques minutes.

On comprend qu'en injectant une culture en bouillon on inocule à l'animal non seulement le microbe mais aussi les produits solubles qu'il a sécrétés (toxines) et des produits de fermentation. En injectant au contraire une émulsion de culture sur milieux solides, on inocule la bactérie et non les toxines. Chacune de ces manières de procéder peut avoir son intérêt, mais il conviendra dans les épreuves destinées à la détermination des bactéries d'injecter de préférence une culture en bouillon. chaque fois qu'il n'aura pas été donné d'indications contraires.

L'animal choisi doit être immobilisé pour permettre de pratiquer l'inoculation aisément et sans danger.

b) *Mode d'inoculation.* — Les deux voies d'inoculation les plus usitées sont la voie sous-cutanée et la voie péritonéale.

Pour toutes ces injections, on se sert de seringues qui doivent répondre aux exigences suivantes : être entièrement stérilisables à l'autoclave, et posséder un piston bien étanche. Les aiguilles doivent être de préférence un peu grosses, en platine iridié ou en nickel. L'animal en expérience est maintenu de différentes manières suivant les espèces. Le lapin et le cobaye doivent être fixés par les quatre membres à un plateau métallique dont les bords sont percés de trous servant de points d'attache. Ces animaux sont d'ailleurs assez dociles pour qu'on puisse se contenter souvent de les faire maintenir par un aide. Quant aux petits animaux, ou pour ceux dont le maniement est dangereux (rats, souris, etc...), il est bon de les suspendre par la peau de la nuque à une pince que l'on fixe à un crochet ou que l'on confie à un aide. L'opérateur saisit l'animal par la queue et peut ainsi l'inoculer sous la peau sans risquer de se faire mordre.

Nous ne pouvons d'ailleurs entrer dans les détails de la technique qui varie suivant les espèces.

Inoculations sous-cutanées. — Il faut choisir une région où la peau soit mobile sur les plans profonds, l'épiler ou tout au moins couper les poils aux ciseaux et désinfecter soigneusement la région où la piqûre doit être faite. Une application de teinture d'iode de quelques minutes suffit à cette désinfection. Puis l'inoculation proprement dite s'effectue en enfonçant l'aiguille montée sur la seringue à la base d'un pli fait à la peau. L'aiguille doit être dirigée très obliquement de manière à ne pas pénétrer profondément dans les plans musculo-aponévrotiques.

Les régions d'élection varient suivant les espèces. Pour le lapin on peut faire l'injection sous la peau de la région dorsale ou abdominale. Pour le rat et la souris, à la base de la queue. Pour le cobaye à une des pattes postérieures. Il est bon pour ce dernier de se munir de fortes aiguilles à cause de la très grande résistance de ses téguments. Pour les injections sous-cutanées on peut se servir d'une simple pipette à courte effilure dont on introduit l'extrémité sous la peau. On chasse en soufflant le liquide contenu dans la pipette. Lorsqu'on fait l'injection à la pipette, il est bon d'entamer préalablement la peau pour faciliter sa pénétration. Une petite incision au bistouri suffit à lui frayer passage.

Les inoculations intrapéritonéales exigent une bonne contention de l'animal. Deux techniques peuvent être suivies. La plus simple consiste à faire pénétrer l'aiguille d'un mouvement brusque à travers la paroi abdominale. L'animal favorise lui-même la pénétration de l'instrument par une brusque contraction réflexe de ses muscles abdominaux. Toutefois cette méthode offre une médiocre sécurité car on risque de pénétrer dans l'intestin. Mieux vaut faire un pli à la paroi abdominale en la pinçant en masse entre le pouce et l'index gauches. L'aiguille transfixe la double paroi ainsi maintenue. Il suffit alors de laisser s'étaler le pli. On retire un peu l'aiguille et l'on pousse l'injection quand on sent la pointe jouer librement dans l'abdomen.

Les inoculations intra-péritonéales exigent les mêmes précautions d'asepsie que les inoculations sous-cutanées. Dans l'un comme dans l'autre cas, si l'on avait à inoculer des fragments de tissus ou d'autres matières solides, non émulsionnables, il faudrait pratiquer au bistouri une incision de la peau ou de la paroi abdominale.

Les autres voies d'inoculation sont plus rarement employées :

L'inoculation cutanée est utile dans certains cas en particulier pour le diagnostic de la peste. Il suffit de frictionner légèrement la surface de la peau préalablement rasée avec un agitateur humecté de culture. Tantôt on se contente d'inoculer ainsi la peau simplement rasée (peste); tantôt on l'inocule après l'avoir scarifiée.

L'inoculation intraveineuse se fait autant que possible dans une veine superficielle aisément accessible. Chez le lapin on choisit la veine marginale de l'oreille, chez le cobaye la jugulaire externe, chez le chien la veine saphène, chez les oiseaux, la veine axillaire.

L'inoculation dans la chambre antérieure de l'œil se fait après anesthésie par une instillation de quelques gouttes d'une solution de cocaïne à 2 °/₀. On fixe le globe oculaire entre le pouce et l'index gauches, et l'on fait pénétrer l'aiguille à l'union de la cornée et de la sclérotique.

L'inoculation intracranienne exige, après incision des parties molles, la trépanation des os du crâne. On se sert de petits trépans spéciaux qu'on applique dans la région frontale près de la ligne sagittale. Il faut éviter de blesser la dure-mère que l'aiguille seule doit perforer. Celle-ci doit être enfoncée très obliquement de manière à ce que sa pointe reste superficielle, ou au contraire perpendiculairement, suivant que l'on veut faire une inoculation intracranienne ou intracérébrale.

II. — Examen des animaux

Les inoculations aux animaux peuvent être suivies de phénomènes locaux et généraux. Localement il peut se produire de la rougeur, de l'inflammation, un abcès ou un foyer gangréneux.

Les phénomènes généraux, variables suivant les cas, témoignent ordinairement de l'état septicémique de l'animal en expérience. Ils entraînent le plus souvent la mort de l'animal dans des délais variables. Tantôt la mort est rapide et peut survenir moins de vingt-quatre heures après l'inoculation, tantôt elle est tardive et peut ne se produire qu'après plusieurs semaines.

Après l'injection de la culture ou des produits supposés virulents, l'animal doit être observé avec soin. On doit noter les troubles de l'état général, son habitus extérieur, le peser et prendre avec soin sa température[1]. On doit enfin noter les troubles de ses fonctions digestives, urinaires, etc...

Autopsie. — On peut attendre que l'animal inoculé ait succombé spontanément.

On le sacrifie s'il ne succombe pas pour rechercher s'il existe des lésions imputables à l'inoculation. Il est nécessaire, en faisant l'autopsie, de recueillir du sang du cœur aux fins d'ensemencement et d'examen direct. On recueille en outre du liquide péritonéal si l'inoculation a

1. La température du lapin et du cobaye est d'environ 39° à l'état normal.

été pratiquée par cette voie. Tous ces prélèvements destinés à l'examen direct sont particulièrement intéressants pour l'étude des bactéries munies d'une capsule. On sait en effet qu'elle n'existe ordinairement ou n'est apparente que dans les liquides de l'organisme.

Il peut être nécessaire pour compléter les renseignements fournis par l'examen microscopique de pratiquer un examen histologique des organes malades.

Les réactions locales simplement inflammatoires s'observent très fréquemment à la suite d'injections sous-cutanées, mais elles ne suffisent pas à classer une bactérie dans les espèces pathogènes.

III. — Valeur diagnostique des inoculations

Vitalité. — Un certain nombre d'espèces perdent sur les milieux artificiels non seulement leur virulence mais même leur vitalité.

Les unes restent vivantes à condition d'être repiquées très souvent sur des milieux neufs (toutes les semaines ou tous les deux jours. (Méningocoque.)

D'autres meurent après quelques générations même quand on les transplante chaque jour sur un milieu neuf (Pneumocoque).

Il y a d'ailleurs de grandes différences dans la vitalité d'une même bactérie suivant les milieux dans lesquels on la cultive. C'est ainsi que le Pneumocoque conserve longtemps sa vitalité et sa virulence dans le sang de lapin gélosé (plus d'un an d'après Bezançon), tandis qu'il perd l'une et l'autre en quelques jours dans les milieux usuels.

Il faut toujours tenir compte de ces données pour

mener à bien la recherche de la virulence d'une bactérie et ne pas perdre de vue qu'elle est à son maximum au sortir de l'organisme malade.

Virulence. — La virulence d'une bactérie est un caractère extrêmement variable suivant les espèces. Pour les unes elles est assez fixe (B. tetani) pour d'autres elle est inconstante et peu durable M. pyogenes (Rosenbach).

C'est particulièrement par la culture dans les milieux artificiels que la virulence disparaît. Une culture ancienne peut avoir perdu sa virulence mais être capable encore de la récupérer très rapidement par repiquage sur un milieu neuf. On dit d'une telle bactérie que sa virulence est *affaiblie.*

Cet affaiblissement n'est pas un caractère héréditaire.

Dans d'autres circonstances la perte de virulence se transmet héréditairement et le repiquage sur de nouveaux milieux artificiels ne parvient pas, même après de nombreuses générations, à restituer à la bactérie sa virulence. Il en est même beaucoup dont le pouvoir pathogène décroît progressivement dans ces conditions. On dit de telles bactéries que leur virulence est *atténuée.*

Dans ce cas il faut pour leur faire récupérer leur virulence originelle les inoculer à des animaux très sensibles, très jeunes, nouveau-nés, dont l'organisme n'oppose à l'envahissement microbien que de faibles réactions défensives. Les sérosités pathologiques ou le sang de cet animal sensible jeune qui a succombé à l'infection sont ensuite inoculés à des animaux plus âgés de même espèce ; puis on continue à faire des passages sur des espèces animales de plus en plus résistantes. Ainsi la virulence s'accroît progressivement jusqu'à une constante.

On peut favoriser l'action pathogène et par conséquent exalter la virulence d'une bactérie :

Soit en inoculant de grandes quantités de culture

(bouillon). L'exaltation est attribuée à l'action des produits élaborés dans le milieu par la végétation de la bactérie.

Soit en inoculant en même temps que la culture peu virulente une culture d'une bactérie saprophyte (B. prodigiosum, B. fluorescens, etc...) ou une substance chimique telle que l'acide lactique.

Il se peut qu'une culture très atténuée ne puisse plus récupérer sa virulence, aussi ne doit-on pas tarder trop longtemps à faire ces recherches lors de la détermination d'une bactérie.

Réactions d'immunité. Immunité croisée. — Les inoculations pratiquées dans un but de diagnostic bactériologique peuvent servir non seulement à apprécier le pouvoir pathogène de l'espèce inoculée, mais aussi à rechercher les réactions d'immunité.

Dans certains cas on se propose de mettre en évidence les anticorps qui se forment dans le sérum de l'animal inoculé. Nous décrirons plus loin les techniques qui se rapportent à ces recherches. D'autres fois on inocule une bactérie, virulente pour l'animal neuf, à un animal immunisé à l'égard d'une espèce connue. Si le microbe à déterminer est de même espèce que celui qui a servi à l'immunisation, l'animal *immun* survit. Dans le cas contraire l'action pathogène du microbe inoculé s'exerce sur l'animal préparé aussi bien que sur l'animal neuf.

Pour la distinction de certaines espèces très voisines par leurs caractères biologiques et par leurs actions fermentatives, mais ne conférant d'immunité que pour elles-mêmes, cette recherche a une grande importance [1] en ce qu'elle démontre l'absence d'immunité croisée d'une espèce à l'autre.

1. Ainsi la recherche de l'immunité réciproque est souvent nécessaire pour différencier entre elles des cultures des bactéries du groupe des septicémies hémorragiques, de B. pestis et des B. pseudo-pesteux, etc.

CHAPITRE VII

Étude des anticorps formés dans l'organisme des animaux immunisés

1° Agglutination

Depuis que la réaction agglutinante a été utilisée pour le diagnostic clinique de la fièvre typhoïde, on a cherché à étendre à d'autres maladies cette méthode de diagnostic. Les résultats obtenus en clinique ont été peu encourageants, mais la bactériologie expérimentale a tiré de cette méthode des applications nombreuses :

Le sérum d'un animal inoculé à plusieurs reprises avec certaines bactéries acquiert, après plusieurs inoculations successives, la propriété d'agglutiner les bactéries vivantes ou mortes de même espèce. Il se développe dans ce sérum en même temps que des substances agglutinantes, d'autres substances (sensibilisatrices, bactériolysines) qui jouent un rôle important dans le mécanisme de l'immunité. De là le nom d'immun-sérums. On peut donc se servir d'un sérum ainsi préparé pour le diagnostic d'une espèce microbienne. Toutefois un sérum agglutinant pour une espèce déterminée peut exercer aussi, bien qu'à un degré moindre, une action analogue sur les espèces très voisines. (Agglutination de groupe par opposition à l'agglutination spécifique.) D'autre part un sérum neuf d'un animal non inoculé peut exercer sur certaines bactéries une action agglutinante quand on l'emploie pur ou insuffisamment dilué et non chauffé. Aussi les sérums employés doivent-ils toujours être actifs au moins à 1/50.

1° *Préparation des immun-sérums.* — Pour obtenir un sérum agglutinant pour une espèce, il faut injecter la bactérie correspondante vivante ou tuée par des procédés qui détruiront le moins possible les produits qu'elle a élaborés. Peu virulente pour l'animal inoculé, on peut l'injecter vivante. S'il s'agit d'une espèce virulente, on l'injectera après l'avoir tuée par l'addition d'une petite quantité d'une substance chimique (formol, acide phénique), ou par le chauffage à 60°. On injecte en général pour un petit animal (cobaye) 1/5 à 1/20 d'une culture de quarante-huit heures sur gélose. Pour des animaux plus grands, lapins, chiens, on peut injecter 1/2 à 2 cultures. Au bout de huit à quinze jours on fait une nouvelle injection d'une dose double. L'accroissement du pouvoir agglutinant commence après une période de latence de quatre à cinq jours. 4 ou 5 injections à doses croissantes suffisent en général. Les propriétés agglutinantes du sérum des animaux préparés persistent pendant des mois et quelquefois des années.

2° *Technique de la réaction.* — Pour l'emploi, le sérum agglutinant doit être dilué avec du sérum artificiel ; on peut faire des dilutions de titres divers, par exemple des dilutions à 1/50, 1/100, 1/200, etc.

D'autre part on prépare une suspension des bactéries à éprouver en mélangeant une anse de platine d'une culture de vingt-quatre heures en milieu solide avec 1/2 centimètre cube de sérum artificiel. L'émulsion doit être parfaitement homogène.

On mélange à parties égales dans un petit tube, l'émulsion et le sérum agglutinant convenablement dilué. Le tube est porté à l'étuve à 37°. Si la réaction est positive on doit au bout de quelques heures voir le liquide contenu dans le tube s'éclaircir. L'émulsion a perdu son aspect homogène, et il s'est formé de petits flocons qui tendent à se sédimenter. Certaines bactéries immobiles ont une tendance spontanée à se sédimenter, aussi doit-on toujours faire un tube témoin contenant l'émulsion sans sérum expérimental pour éviter une erreur d'interprétation.

Le phénomène de l'agglutination peut aussi s'observer au microscope. On procède aux mélanges suivant la technique que nous venons d'indiquer et on en dépose une gouttelette sur une lamelle que l'on renverse sur une lame creuse pour faire l'examen en goutte pendante. L'agglutination s'effectue rapidement, en quelques minutes ou au plus tard au bout d'une heure si la réaction est positive.

On doit, dans toutes ces recherches, ne tenir compte que des réactions positives à 1/50. Si la réaction est positive à ce taux on fera de nouvelles dilutions à 1/100, 1/200, 1/500 pour établir le degré de l'agglutination.

Les sérums très actifs sont employés aux dilutions indiquées par un titrage préalable ; ceux qui sont encore actifs à une dilution considérable (1/1.000) donnent plus de sécurité au point de vue du diagnostic. Pour l'étude de la réaction agglutinante on emploie le plus souvent des bactéries vivantes. Toutefois on peut également se servir de bactéries tuées par la chaleur ou par l'addition d'antiseptiques, car l'agglutination n'est pas un phénomène biologique mais un phénomène d'ordre physico-chimique [1].

3° *Difficultés et causes d'erreur.* — Toutes les bac-

1. En ensemençant la bactérie à éprouver dans un bouillon contenant du sérum agglutinant correspondant, la culture ne trouble pas le bouillon, elle forme des amas, des flocons, et l'on peu vérifier l'agglutination au microscope.

téries ne fournissent pas des agglutinines spécifiques avec une égale abondance. Certaines espèces (Sp. choleræ, B. typhosum, B. dysenteriæ, B. pestis) fournissent aisément des sérums énergiquement agglutinants. D'autres espèces (B. pneumoniæ, etc...) ne fournissent que très peu ou pas d'agglutinines. Il faut savoir aussi que pour une même bactérie des races de diverses origines donnent des résultats très différents. C'est ainsi qu'avec B. coli, rien n'est plus variable que le degré de l'agglutination obtenue. Même la spécificité de la réaction n'est pas absolue. Un sérum préparé avec une espèce déterminée peut agglutiner d'autres espèces, mais il s'agit en général d'espèces proches parentes (agglutinations de groupe dues aux coagglutinines). Toutefois des bactéries assez éloignées par leurs caractères culturaux et chimiques paraissent voisines par leur agglutinabilité commune. Inversement des bactéries à action fermentative identique peuvent n'avoir aucune agglutinabilité commune.

Mais il y a une distinction à établir entre les agglutinines spécifiques et les coagglutinines contenues dans un sérum. Les bactéries voisines de l'espèce qui a servi à préparer le sérum fixent les coagglutinines seules, elles n'épuisent pas l'agglutinine spécifique.

Au contraire, l'espèce elle-même qui a servi à la préparation du sérum fixe non seulement l'agglutinine spécifique mais aussi les coagglutinines. On dit qu'elle « épuise » les agglutinines contenues dans le sérum. Cette constatation a été appliquée au diagnostic du gonocoque et du méningocoque (Dopter, R. Koch)[1].

Remarque. — Très souvent les bactéries récemment isolées de l'organisme ne se laissent pas agglutiner par

1. En ce qui concerne le méningocoque, Kütscher a montré que certains échantillons non agglutinables à 37° étaient agglutinables à 55°.

l'immun-sérum. Elles acquièrent progressivement la faculté de se laisser agglutiner après un certain temps de culture en milieux artificiels.

2° Bactériolyse

On peut obtenir par inoculations répétées d'une bactérie à un même animal, la formation d'anticorps bactériolytiques spécifiques pour l'espèce inoculée. Cette constatation a été utilisée pour le diagnostic bactériologique.

1° *Technique.* — La préparation d'un sérum bactériolytique se fait de la même manière que celle d'un sérum agglutinant.

La technique de la réaction peut varier suivant l'espèce microbienne. Celle que nous indiquons s'applique à *Sp. choleræ.* La recherche de l'action bactériolytique peut se faire *in vitro* ou *in vivo* (réaction de Pfeiffer).

α) *In vitro.* — La réaction s'effectue en mélangeant le sérum bactériolytique avec une émulsion de la bactérie correspondante et en portant le mélange pendant deux heures à l'étuve à 37°.

L'émulsion microbienne se prépare en diluant une anse de culture en milieu solide, âgée de vingt-quatre heures, dans un centimètre cube de sérum artificiel. On ajoute à cette émulsion 1 centimètre cube de sérum bactériolytique dilué (ces sérums doivent être actifs à une dilution de 1/300). Le sérum bactériolytique doit être employé frais et non chauffé. Toutefois on peut se servir d'un sérum recueilli depuis longtemps à condition de le réactiver par l'addition d'une petite quantité de sérum frais de cobaye neuf destiné à fournir l'alexine nécessaire.

Remarque. — La bactériolyse s'effectue d'une manière très variable suivant les espèces, soit que certaines bactéries ne donnent lieu qu'à une quantité insuffisante d'anticorps, soit que ces bactéries peu fragiles résistent à leur action. D'après Büchner, le spirille du choléra, B. typhosum, B. coli commune sont très sensibles ; B. anthracis, B. rhusopthiæ suis sont moins sensibles ; B. pyocyaneum est très résistant.

D'autre part, les sérums normaux jouissent à l'égard des espèces les plus fragiles d'une action lytique appréciable. Aussi importe-t-il, dans le cas du spirille du choléra par exemple, de ne se servir que de choléra-sérum dilué à 1/300 au moins et actif à ce taux.

β) *In vivo.* — La réaction de Pfeiffer, telle que l'a décrite cet auteur, s'effectue dans le péritoine du cobaye. Elle exige l'emploi de cultures vivantes et *virulentes*. Si la culture n'était pas virulente, la bactériolyse pourrait avoir lieu sans addition de choléra-sérum.

On injecte dans le péritoine d'un cobaye neuf par une petite incision faite à la paroi abdominale, un mélange d'un centimètre cube d'émulsion microbienne préparée comme nous venons de l'indiquer et d'un centimètre cube de sérum bactériolytique dilué. On peut employer un sérum recueilli depuis longtemps car le liquide péritonéal du cobaye est riche en alexine.

Pour suivre la marche de l'expérience il suffit de recueillir avec une pipette à travers la boutonnière faite à la paroi abdominale quelques gouttes de liquide péritonéal que l'on examine sans coloration, entre lame et lamelle ou en goutte pendante. On fait ainsi un prélèvement toutes les dix minutes pendant une demi-heure ou une heure. Si la réaction est positive, on voit peu à peu s'altérer la forme des spirilles qui finissent par se transformer en granules en même temps que le liquide péritonéal devient visqueux. Si la réaction est négative les spirilles conservent leur forme et restent mobiles.

Lorsqu'on fait cette expérience il est nécessaire de

prendre pour témoin un cobaye auquel on injecte avec l'émulsion de spirilles virulents, du sérum non cholérique dilué à 1/100. La bactériolyse ne doit pas s'effectuer chez le cobaye témoin, car les sérums non cholériques ne sont lytiques qu'à des dilutions inférieures à 1/100.

3° Réaction de fixation

Les anticorps spécifiques qui se développent dans le sérum des animaux inoculés avec une bactérie donnée peuvent, nous venons de le dire, être parfois constatés directement par leur action destructrice sur le corps bactérien qui se dissout ou se résout en granules. Mais dans un grand nombre de cas et en particulier pour les bactéries peu fragiles qui ne sont pas attaquées, l'action des anticorps spécifiques ne peut évidemment pas être constatée directement. Bordet et Gengou ont imaginé, pour étudier indirectement l'action des anticorps, une méthode très ingénieuse, la réaction de fixation.

Nous avons indiqué (Voir *Bactériolyse*) que les bactéries soumises à l'action du sérum bactériolytique correspondant n'étaient attaquées que si l'on employait ce sérum à l'état frais, que les sérums bactériolytiques vieillis ou chauffés perdaient cette action, mais la récupéraient aussitôt par l'addition d'une petite quantité de sérum d'un animal neuf. On conclut de ces constatations qu'il existe dans un immun-sérum frais deux substances, l'une spécifique, stable, résistant à la chaleur ; l'autre non spécifique, existant dans tous les sérums frais, instable, détruite par le chauffage à 56°. La substance spécifique est appelée *sensibilisatrice* ou *ambocepteur ;* la substance non spécifique est appelée *alexine* ou *complément*. La collaboration des deux substances est nécessaire à l'accomplissement de la bactériolyse.

D'autre part, si au lieu d'injecter des bactéries à un animal, on lui injecte des globules rouges provenant d'un animal d'une autre espèce, on constate après un nombre d'injections suffisant que le sérum de l'animal inoculé a acquis des propriétés nouvelles, et qu'il est capable de dissoudre les globules rouges de même espèce que ceux qui ont servi à préparer l'animal. On a obtenu par conséquent dans le sérum de l'animal inoculé la formation d'anticorps spécifiques (hémolysines) analogues aux bactériolysines. Les propriétés des sérums hémolytiques sont les mêmes que celles des sérums bactériolytiques. Ils contiennent une substance spécifique, stable, non détruite par le chauffage à 56° (hémolysine, ou ambocepteur hémolytique) et une substance indifférente contenue dans tout sérum frais, thermolabile (alexine ou complément). La présence de cette dernière est nécessaire pour l'accomplissement de l'hémolyse.

Ces faits permettent de comprendre le mécanisme de la réaction de Bordet et Gengou :

Si l'on fait un mélange d'une bactérie, d'un immun-sérum correspondant, et d'un sérum frais de cobaye neuf, et qu'après deux heures de séjour à l'étuve à 37° on recherche la présence de la substance indifférente non spécifique, thermolabile, on constate que cette substance a disparu ; elle a été fixée par la bactérie (antigène [1]). C'est la manière de rechercher la présence ou l'absence de la substance non spécifique (alexine) qui fait l'originalité de la méthode de Bordet et Gengou.

Technique. — Il faut pour exécuter la réaction de fixation préparer :

1° Un sérum hémolytique ;

2° Un immun-sérum ;

1. *Antigène* se dit de la substance (Bactérie, etc...) dont l'injection a déterminé la formation d'anticorps.

3° L'émulsion de la bactérie à éprouver ;

4° Un sérum frais d'animal neuf ;

5° Des globules rouges correspondant au sérum hémolytique dont on doit se servir.

1° *Sérum hémolytique (ambocepteur).* — Pour la préparation de l'ambocepteur on se sert généralement d'hématies de mouton dont on injecte à un lapin 5 centimètres cubes sous la peau en répétant les injections tous les trois ou quatre jours. Les hématies employées doivent être soigneusement lavées. On procède au lavage en centrifugeant le sang de mouton défribriné ; les globules tombent au fond du tube et le sérum clair surnage. On décante et on remplace le sérum par une égale quantité d'une solution de chlorure de sodium fondu à 8 gr. 1/2 pour 1000. On doit recommencer deux ou trois fois la centrifugation et la décantation. Grâce au lavage des globules ainsi réalisé on se débarrasse du sérum dont les injections répétées au lapin donneraient lieu au bout de trois ou quatre piqûres à des accidents anaphylactiques graves.

On peut injecter les hématies dans le péritoine ou dans les veines de l'oreille du lapin. Il est plus simple et plus sûr de se contenter d'injections sous-cutanées.

Le sérum du lapin convenablement préparé (cinq ou six injections suffisent) est recueilli par saignée de la carotide, en ayant soin de procéder à toutes les opérations nécessaires avec une méticuleuse asepsie. Le sérum recueilli est mis en tubes scellés, chauffé pendant une demi-heure à 56° au bain-marie et il se conserve en général pendant des mois sans subir aucune diminution de son pouvoir hémolytique.

2° *Immun-sérum* (voir *Bactériolyse*). — Un immun-sérum se récolte avec les mêmes précautions et se conserve aussi bien qu'un sérum hémolytique.

3° *Emulsion bactérienne.* — Elle se prépare en diluant

une culture de vingt-quatre heures sur milieu solide dans une petite quantité de sérum artificiel. Il est bon de se servir d'émulsions assez concentrées qu'il faudra diluer ensuite, suivant les indications du titrage. Ces émulsions doivent être chauffées préalablement à 60° afin de détruire les substances hémolytiques que certaines espèces produisent.

4° *L'alexine ou complément* nécessaire à l'accomplissement de la réaction est en général fournie par du sérum de cobaye que l'on recueille par ponction du cœur quelques heures seulement avant d'opérer.

5° *L'émulsion de globules* correspondant au sérum hémolytique dont on doit se servir se prépare en centrifugeant le sang défibriné et en diluant un centimètre cube de globules rouges dans 20 centimètres cubes de sérum artificiel.

Remarque. — Comme les quantités d'hémolysines, de sensibilisatrices, etc... contenues dans les sérums préparés sont extrêmement variables, il faut les titrer. Les titrages nécessaires sont ceux du sérum hémolytique, de l'immun-sérum et de l'émulsion microbienne. Le titrage du sérum de cobaye n'est pas nécessaire. Il est certain toutefois que le pouvoir alexique de ces sérums est très variable et qu'il vaut mieux procéder à ce titrage. On opère comme pour l'ambocepteur.

a) *Titrage du sérum hémolytique (ambocepteur).* — Il consiste à chercher quelle est la quantité de sérum nécessaire pour dissoudre le volume d'hématies qu'on se propose d'employer dans la réaction définitive. On dispose une série de tubes dans lesquels la quantité d'alexine et de globules rouges est fixe et la quantité de sérum hémolytique variable. On pourra disposer l'expérience de la manière indiquée dans le tableau I.

Tableau I

Nos	Solution chlorurée à 8/1.000	Sérum de cobaye dilué à 50/100 (Alexine)	Sérum hémolytique dilué à 1/100	Globules rouges dilués à 5 %		RÉSULTATS
1	0,95	0,1	0,05	1	Lire les résultats après un séjour de 30 minutes à l'étuve à 37°.	Pas d'hémolyse.
2	0,9	0,1	0,1	1		Hémolyse partielle.
3	0,8	0,1	0,2	1		Hémolyse totale.
4	0,5	0,1	0,5	1		Hémolyse totale.
5	—	0,1	1	1		Hémolyse totale.
6	1	0,1	—	1		Tube témoin (Pas d'hémolyse).

Supposons que dans l'hypothèse indiquée dans le tableau I, l'hémolyse soit complète, dans les tubes 3 et 4 on devra considérer comme juste suffisante à la bonne marche de la réaction la quantité d'hémolysine contenue dans le tube n° 3 et il sera préférable d'en employer une quantité plus forte (tube 4). Cette quantité est 0,5 centicubes d'une dilution au centième du sérum hémolytique. On devra donc si l'on désire n'employer que 0,1 centicube de liquide se servir d'une dilution cinq fois plus concentrée de sérum hémolytique c'est-à-dire d'une solution au vingtième, puisque $1/100 \times 0,5 = 1/20 \times 0,1$.

b) *Titrage de l'emulsion microbienne.* — Ce titrage se fait suivant les mêmes principes que celui du sérum hémolytique (voir tableau II). On se sert en général de bactéries tuées par un chauffage à température peu élevée (1 heure à 60° pour la plupart des espèces non sporogènes) ou d'autolysats.

Tableau II

Nos	Solution chlo-rurée à 8/1.000	Sérum de cobaye dilué à 1/2 (Alc-xine)	Sérum hémoly-tique suivant titrage	Emul-sion de bacté-ries à déter-miner		Glo-bules rou-ges à 5 °/o	RÉSULTATS après 15 à 20 minutes à 37°
1	0,95	0,1	0,1	0,05	Étuve à 37°, 2 heures	1	Hémolyse totale.
2	0,9	0,1	0,1	0,1		1	Hémolyse totale.
3	0,8	0,1	0,1	0,2		1	Hémolyse partielle.
4	0,5	0,1	0,1	0,5		1	Pas d'hémolyse.
5	—	0,1	0,1	1		1	Pas d'hémolyse.
6	1	0,1	0,1	—		1	Tube témoin. (Hémolyse totale).

Supposons que dans l'hypothèse du tableau II l'hémolyse soit complète après vingt minutes dans le tube n° 2, et incomplète dans le tube n° 3; c'est que dans ce dernier tube la quantité d'antigène est suffisante à elle seule à entraver l'action des substances hémolytiques, trop forte par conséquent et qu'il ne faudra pas dépasser la quantité contenue dans le tube n° 2.

c) *Titrage de l'immun-sérum.* — Pour procéder au titrage des anticorps contenus dans un sérum préparé par des injections répétées d'émulsions d'une bactérie on se sert de sérum hémolytique et d'émulsion bactérienne que l'on emploie aux doses indiquées par les précédents titrages. Dans cette troisième opération on procède comme pour une réaction de fixation définitive, à cela près qu'on multiplie le nombre des tubes de manière à varier dans une grande étendue les doses d'immun-sérum employé. On se sert comme antigène d'une bactérie connue (de même espèce que celle dont on s'est servi pour immuniser l'animal).

On opère de la manière suivante : On met d'abord en présence dans chacun des tubes où doit s'opérer la réaction, le sérum antibactérien, la bactérie qui a servi à le préparer, et du sérum frais destiné à fournir l'alexine.

Les anticorps (ou sensibilisatrices) du sérum se fixent (sensibilisation) aussitôt sur l'antigène (l'émulsion microbienne) et font appel à la collaboration de l'alexine (du sérum frais) qui est utilisée entièrement si l'abondance des anticorps est suffisante. Cette fixation de l'alexine demande certaines conditions de température et de temps: Une à deux heures de séjour à l'étuve à 37°. Si l'alexine est entièrement utilisée, elle disparaît du mélange non par destruction (?) mais par fixation sur l'antigène sensibilisé. L'alexine devient en tous cas dès lors inutilisable.

Dans le titrage, on cherche quelle est la quantité d'immum-sérum suffisante pour assurer la fixation complète de l'alexine (Voir tableau III).

Tableau III

Nos	Eau chlorurée	Antigène suivant titrage	Sérum frais de cobaye 50 %	Immum-sérum dilué		Sérum hémolytique	Globules rouges 5 %	RÉSULTATS après 1/2 heure à 37°
1	0,95	0,2	0,1	0,05	Étuve à 37°, 2 heures	0,1	1	Hémolyse.
2	0,9	0,2	0,1	0,1		0,1	1	Hémolyse.
3	0,8	0,2	0,1	0,2		0,1	1	Hémolyse partielle.
4	0,5	0,2	0,1	0,5		0,1	1	Pas d'hémolyse.
5	—	0,2	0,1	1		0,1	1	Pas d'hémolyse.
6	1	0,2	0,1	—		0,1	1	Hémolyse.

On voit d'après le tableau III que dans les tubes 1 et 2, la quantité de l'immun-sérum est insuffisante pour assurer la fixation de l'alexine. A partir du tube n° 4, on voit que les quantités de sérum sont suffisantes.

Réaction de fixation (Réaction de Bordet et Gengou). — Ces notions étant acquises, et les différents titrages que nous venons d'indiquer étant terminés, la réaction de Bordet et Gengou est facile à exécuter. On procède de la manière suivante :

Dans une série de tubes, tubes I et II du tableau IV, on mélange l'antigène, l'immun-sérum, et du sérum frais de cobaye. Ces tubes sont placés à l'étuve à 37°· pendant deux heures La sensibilisatrice de l'immun-sérum va se fixer sur l'antigène spécifique (bactérie qui a servi à préparer l'immun-sérum) et grâce à cette sensibilisation, l'antigène va pouvoir à la température de l'étuve, absorber l'alexine (ou complément) du sérum frais.

Dans cette série de tubes, il ne restera donc pas d'alexine capable de dissoudre les globules rouges sensibilisées par l'addition de sérum hémolytique ; et dans ces conditions il ne se produira pas d'hémolyse.

A cette série de tubes, on ajoute comme contrôle une série de témoins. Le tableau IV permet de se rendre compte du dispositif et de la marche de la réaction.

On comprend que si la bactérie dont l'émulsion a été mise en expérience n'avait pas été identique à la bactérie qui a servi à préparer l'immun-sérum, il n'y aurait pas eu sensibilisation de l'antigène et fixation de l'alexine qui serait alors demeurée libre et aurait pu être utilisée pour produire l'hémolyse.

Tableau IV

Nos	Eau chlorurée à 8/1000	Antigène suivant le titrage (Bactérie à identifier)	Sérum frais de cobaye dilué à 50 o/o	Immunsérum dilué suivant titrage		Sérum hémolytique suivant titrage	Globules rouges à 5 o/o	RÉSULTATS après 1/2 heure de séjour à l'étuve à 37°
1	1	0,1	0,1	0,1	Étuve à 37°, 2 heures	0,1	1	Pas d'hémolyse.
2	0,9	0,2	0,1	0,1		0,1	1	Pas d'hémolyse.
3	1,1	—	0,1	0,1		0,1	1	Hémolyse.
4	1,1	0,1	0,1	—		0,1	1	Hémolyse.
5	1	0,2	0,1	—		0,1	1	Hémolyse.
6	1,2	—	—	0,1		0,1	1	Pas d'hémolyse.

TROISIÈME PARTIE

TABLEAUX DE DÉTERMINATION

TABLEAU A

I. — **BACTÉRIES FACULTATIVEMENT OU STRICTEMENT AÉROBIES.**

A. — Liquéfiant la gélose. . . . . Tableau XLIV

B. — Ne liquéfiant pas la gélose.

1° Cultivables sur la gélatine ordinaire à 20°-22° [1].

α) *Liquéfiant la gélatine.*

a) Cultures dépourvues de propriétés chromogènes (*sur gélatine et sur gélose*). Tableau B

b) Cultures chromogènes (*sur gélatine ou gélose*) . . . . Tableau C

c) Cultures phosphorescentes . . . . Tableau XLIII

β) *Ne liquéfiant pas la gélatine.*

a) Cultures dépourvues de propriétés chromogènes (*sur gélatine et sur gélose*). Tableau D

b) Cultures chromogènes (*sur gélatine ou gélose*) . . . . Tableau E

c) Cultures phosphorescentes . . . . Tableau XLIII

2° Non cultivables sur la gélatine ordinaire à 20°-22°.

α) *Cultivables sur la gélose peptonée ordinaire à 37°.* . . . . Tableau F

β) *Ne se développant ni sur gélatine ordinaire à 22° ni sur gélose peptonée ordinaire à 37°* . . . . Tableau G

II. — **BACTÉRIES STRICTEMENT ANAÉROBIES** . . . . Tableau H

III. — **BACTÉRIES NE SE DÉVELOPPANT NI AU CONTACT DE L'AIR NI EN MILIEU COMPLÈTEMENT PRIVÉ D'AIR.**

(Dans un tube de gélose profonde ensemencé par piqûre, la culture se fait exclusivement à une distance déterminée de la surface; aucun développement ne se manifeste au-dessus et au-dessous de ce niveau). . . . . Tableau LXVII

1. C[illegible] bactéries non isolables sur gélatine ordinaire en première culture peuvent cependant donner sur ce milieu une culture grêle

TABLEAU B

Bactéries aérobies, liquéfiant la gélatine, non chromogènes

1. — *Éléments en forme de grains arrondis ou irréguliers (Microcoques et Sarcines).*

A. — Prenant le Gram.

1° **Microcoques** . . . . Tableau I.
2° **Sarcines**. . . . . Tableau II.

B. — Ne prenant pas le Gram. — Liquéfaction habituellement lente, *optimum* 37°.

1° **Sarcine.** — Paquets sur tous les milieux. Diplocoques gonocciformes dans le pus. Aérobie strict. Cultivable sur tous les milieux sauf le lait et la pomme de terre ; colonies blanc-grisâtre. Le milieu optimum est la gélose-sang. Pathogène à hautes doses seulement pour la souris ; abcès local chez le lapin . . . . **Sarcina pseudogonorrheae** (Nagano).
(Trouvée dans le pus d'un abcès salpingien).

2° **Microcoques**. — **M.** groupés en diplocoques gonocciformes extra cellulaires (dans la sécrétion conjonctivale). Anaérobie facultatif Cultivable à 20° et à 37°. Colonies grisâtres ou gris-jaunâtre. Trouble marqué du bouillon. Hémolyse sur plaques au sang. Coagulant le lait avec réaction acide ; liquéfiant le sérum. Faisant fermenter le glucose, le lactose, le maltose, le saccharose, la mannite et l'inuline. Pathogène pour la souris et le cobaye, non pour le lapin . . . . **M.** (**Dipl.**) **conjunctivae** (Verderame).

(Ce M. a été isolé par Verderame de la sécrétion d'une conjonctivite catarrhale et désigné par le terme *Stamm Reichenbach.*)

Le **M.** (dipl.) trouvé par *van Harrevelt* à l'état de culture pure dans la viande d'un cheval abattu pour entérite n'a pas été étudiée d'une manière aussi complète que le précédent. Il s'en rapproche par le groupement en diplocoques (constant sur tous les milieux), la décoloration par le Gram, la liquéfaction de la gélatine (lente, il est vrai) et par la coagulation du lait. Ce M. se développe beaucoup mieux à 37° qu'à 20°. Colonies sur plaques de gélatine très petites comme celle de M. (strept.) pyogenes ; sur gélose à 37° colonies rondes, opaques, nacrées. Acidifiant les milieux glucosés sans produire de gaz. Tue le lapin en quelques heures par injection intra-péritonéale. Non pathogène en injections sous-cutanées et par ingestion.

II. — Éléments allongés en forme de bâtonnets rectilignes ou Incurvés.

A. — Prenant le Gram.

1° Formant des spores.

α) *Présentant des arborisations autour du trait de piqûre dans la gélatine ou la gélose.*

a) Immobiles . . . . Tableau III.

b) Mobiles . . . . Tableau IV.

β) *Ne présentant pas d'arborisations autour du trait de piqûre dans la gélatine ou la gélose.*

a) Mobiles . . . . Tableau V.

b) Immobiles . . . . Tableau VI.

2° Ne formant pas de spores . . . . Tableau VII.

B. — Ne prenant pas le Gram.

1° Formant des spores.

α) *Mobiles.*

a) Donnant sur pomme de terre une culture blanchâtre. La pomme de terre se ramollit avec production de bulles de gaz. La culture devient pâteuse, blanc-jaunâtre et répand une odeur aromatique, 3 μ/0,7 μ. Souvent deux spores par bâtonnet. Fermentation du bouillon de légumes et des légumes cuits. . . . **B. malacofaciens** (Von Wahl).

Trouvé dans des conserves de légumes.

b) Culture plissée sur gélose.

Cultures ressemblant à celles de *B. mesentericus vulgatus*. Agent d'une altération des écosses de légumineuses . . . . **B. leguminiperdus** (Von Oven).

Cultures sèches, non adhérentes à la gélose. Membrane gris-jaunâtre sur la pomme de terre. Le milieu brunit. Bacilles grêles et longs, disposés par deux ou plusieurs. Non pathogène. . . . . **B. agilis** (Tchistowitsch).

c) Culture non plissée sur gélose.

Culture mince, gris-bleu, vernissée, à reflets métalliques sur gélose. Grisâtre puis brûnatre sur pomme de terre. . . . . **B. vernicosus** (Zimmermann).

Culture blanche sur gélose, gris-jaunâtre sur la pomme de terre qui brunit. Odeur ammoniacale des cultures . . . . **B. liquefaciens** (Klamann).

β) *Immobiles.*

Bacilles gros et épais, légèrement courbés, coagulant le lait, donnant de l'indol. **B. aerophilosimilis** (Matzuschita).

2° Ne formant pas de spores.

α) *Mobiles.*

a) Bâtonnets droits ou irrégulièrement infléchis. . . . . Tableau VIII.

b) Eléments courbés, en forme de virgule, de parenthèse, ou décrivant un ou plusieurs tours de spire (spirilles). . . . . Tableau IX.

β) *Immobiles* . . . . Tableau X.

TABLEAU C

Bactéries aérobies liquéfiant la gélatine. Chromogènes sur gélatine ou sur gélose

I. — PIGMENT JAUNE.

A. — Bactéries en forme de grains arrondis ou irréguliers.

1° **Microcoques isolés ou groupés en amas, en diplocoques, ou en chaînettes** . . . . Tableau XI

2° **Microcoques groupés en paquets** (Sarcines : Division se faisant suivant les trois dimensions) . . . . Tableau XII

B. — Bactéries de forme allongée en bâtonnets.

1° Formant des spores . . . . Tableau XIII

2° Ne formant pas de spores. . . . . Tableau XIV

II. — PIGMENT BRUN OU NOIR.

A. — Bactéries en forme de grains arrondis ou irréguliers. Tableau XV

B. — Bactéries allongées en forme de bâtonnets. Tableau XVI

III. — PIGMENT VERT.

A. — Bactéries en forme de grains arrondis ou irréguliers.

Diplocoques. Colonies sur gélatine grises ou brunes à pourtour vert ou violet. Colonies brunes sur gélose, brun verdâtre sur pomme de terre. Liquéfiant le sérum. . . . . **Micrococcus fœtidus fluorescens** (Klamann).

B. — Bactéries de forme allongée en bâtonnets. . . . . . . Tableau XVII

IV. — PIGMENT ROUGE.

A. — Bactéries en forme de grains arrondis ou irréguliers. Tableau XVIII

B. — Bactéries de forme allongée en bâtonnets.

1° Formant des spores . . . . Tableau XIX

2° Ne formant pas de spores. . . . . Tableau XX

V. — PIGMENT VIOLET. . . . . Tableau XXI

VI. — PIGMENT BLEU . . . . Tableau XXII

TABLEAU D

Bactéries aérobies ne liquéfiant pas la gélatine, non chromogènes

I. — ÉLÉMENTS EN FORME DE GRAINS ARRONDIS OU IRRÉGULIERS.

A. — Réunis en paquets (sarcines) **dans les milieux liquides usuels ou dans leur milieu naturel** . . . . Tableau XXIII

B. — Ne présentant pas cette disposition. Microcoques.

1° Microcoques prenant le Gram.

a) Eléments isolés ou agminés, mais non disposés en chaînettes. . . . . . Tableau XXIV

b) Eléments disposés en chaînettes ou susceptibles de présenter cette disposition dans les milieux liquides. . . . . Tableau XXV

2° Microcoques ne prenant pas le Gram . . . . Tableau XXVI

II. — ÉLÉMENTS ALLONGÉS, INCURVÉS en forme de parenthèse ou d'S ou décrivant plusieurs tours de spire.

Spirille épais de 1 à 1.5 μ, de longueur variable, les plus courts souvent rectilignes, les plus longs (surtout fréquents sur gélose) formant des spires de plus de 30 tours. Immobiles ; ne prenant pas le Gram. Donnant en gélatine une traînée blanche délicate le long du trait de piqûre ; rien à la surface. Culture plus épaisse, moins transparente sur gélose que sur gélatine. Troublant le bouillon en quelques heures à 36°. Ne se développant pas sur pomme de terre . . . . **Sp. (Vibrio) nasale** (Weibel).

(Isolé du mucus nasal chez des sujets sains).

III. — ÉLÉMENTS ALLONGÉS EN FORME DE BATONNETS RECTILIGNES [1].

A. — Prenant le Gram.

1. *Bact. denitrificans* N° 2 (Burri et Stutzer) sera aisément différencié des autres bact. de cette catégorie par sa propriété de produire un abondant dégagement de gaz dans le bouillon nitraté (par réduction des nitrates en azote) et par sa culture rose-chair ou rouge sur pomme de terre.

TABLEAU D (*Suite*)

1° Formant des spores . . . . Tableau XXVII
2° Ne formant pas de spores.
α) *Mobiles* . . . . Tableau XXVIII
β) *Immobiles* . . . . Tableau XXIX

B. — Ne prenant pas le Gram.

1° Formant des spores. Bâtonnets mobiles, courts, souvent en chaînettes, colonies en étoile sur plaques de gélatine. . . . . **Bacillus stellatus** (ZIMMERMANN)

2° Ne formant pas de spores.
α) *Mobiles.*
a) Ne se développant pas dans le lait.
Bact. d'une épaisseur moyenne de 0,6 µ, les uns longs (surtout à la périphérie des colonies) les autres coccoïdes. Optimum 30°. Colonies sur plaques de gélatine présentant des arborisations souvent terminées en crosse. Culture sur gélose dégageant une odeur particulière. Revêtement mince, d'un jaune brunâtre sur pomme de terre. Se développant faiblement dans le bouillon qui reste clair, ne présente qu'un faible dépôt nuageux ou floconneux ; ne produisant pas d'indol. Non pathogène (Isolé de la salive). . . . . **Bact. helixoïdes** (MITO).
b) Ne coagulant pas le lait . . . . Tableau XXX
c) Coagulant le lait. Tableau XXXI
β) *Immobiles.* . . . . Tableau XXXII

TABLEAU E

Bactéries aérobies ne liquéfiant pas la gélatine. Chromogènes sur gélatine ou gélose

I. — PIGMENT JAUNE.

A. — Éléments arrondis.

1° Microcoques . . . . Tableau XXXIII
2° Sarcines . . . . Tableau XXXIV

B. — Éléments allongés.

1° Formant des spores . . . . Tableau XXXV
2° Ne formant pas de spores.

α) *Mobiles* . . . . Tableau XXXVI
β) *Immobiles* . . . . Tableau XXXVII

II. — PIGMENT BRUN . . . . Tableau XXXVIII

III. — PIGMENT VERT . . . . Tableau XXXIX

IV. — PIGMENT ROUGE.

A. — Éléments arrondis (Microcoques et sarcines) . . . . Tableau XL
B. — Éléments allongés . . . . Tableau XLI

V. — PIGMENT VIOLET OU BLEU. . . . . Tableau XLII

Bactéries aérobies, non cultivables sur gélatine à 10 % à 20-22°. Cultivables sur gélose peptonee ordinaire à une température plus élevée

I. — CULTIVABLES A 37° SUR GÉLOSE.

A. — Bactéries se développant sur gélose ordinaire à 20-22°, mais non sur gélatine à cette même température.

1° Microcoque souvent en tétrades. Culture brun clair sur pomme de terre. Non pathogène. . . . . **M. tetragenus subflavus** (BESSER).

2° **Bâtonnets**. Petit bâtonnet grêle analogue à *B. choleræ gallinarum*, cultivable à partir de 20° sur gélose, mais ne se développant ni sur gélatine ni sur pomme de terre. Pathogène pour le cobaye, le lapin et non pour la poule . . . . **Bact. cuniculicida** (LUCET).

B. — Bactéries ne donnant de culture apparente à 20-22° ni sur gélatine ni sur gélose.

1° **Ne se développant pas à des températures supérieures à 43-45°.**

α) *Microcoques*. . . . . Tableau XLV

β) *Bâtonnets*.

a) Formant des spores dans le lait et sur pomme de terre en 48-60 heures à 31°. Pas de spores sur les autres milieux où les bâtonnets 2-4μ/1-2μ sont granuleux comme *Bact. diphteriæ* et présentent des formes en massue dans les vieilles cultures. La gélose, ensemencée par strie, est envahie sur toute sa surface en 48 heures à 37°. Revêtement blanc, humide sur pomme de terre. Le lait n'est pas coagulé. Non pathogène . . . . **Bac. pseudodiphteriticus sporogenes** (DE SIMONI).

b) Ne formant pas de spores. . . . . Tableau XLVI

2° **Cultivables à 45° et à des températures supérieures** (bactéries thermophiles facultatives).

α) *Chromogènes sur gélose*. . . . . Tableau XLVII

β) *Non chromogènes sur gélose* . . . . Tableau XLVIII

II. — NE SE DÉVELOPPANT PAS A 37°, MAIS CULTIVABLES A DES TEMPERATURES PLUS ELEVEES (Bact. obligatoirement thermophiles). Tableau XLIX

TABLEAU G

Bactéries aérobies ne se développant[1] ni sur gélatine ordinaire, ni sur gélose ordinaire, quelle que soit la température. Cultivables seulement sur des milieux spéciaux.

I. — **BACTÉRIES SE DÉVELOPPANT BIEN DANS LE BOUILLON ADDITIONNÉ DE 0,50 A 1 % D'ACIDE ACÉTIQUE** . . . . Tableau L

II. — **BACTÉRIES NE SE DÉVELOPPANT PAS DANS LE BOUILLON ACÉTIQUE A 0,50 A 1 %.**

A. — **Ne se décolorant pas par la méthode de Ziehl-Neelsen** . . . Tableau LI

B. — **Se décolorant par la méthode de Ziehl-Neelsen.**

1° Ne se développant que sur des milieux additionnés de sérosités ou de sang, à la température de 37° . . . . Tableau LII

2° Ne se développant sur aucun des milieux précédents. Exigeant des milieux spéciaux. . . . . Tableau LIII

1. Plus exactement : *ne donnant pas de culture apparente à l'œil nu.*

TABLEAU H

Bactéries strictement anaérobies

I. — Cultivables en gélatine à 10 % ordinaire ou glucosée à 20-22°.

A. — Liquéfiant la gélatine.

1° Éléments en virgule ou en S, ou décrivant plusieurs tours de spire, mobiles (Spirilles).

Gros spirille prenant le Gram, liquéfiant le sérum, ne coagulant pas le lait . . . **Spirillum rugula** (MULLER).

2° Bâtonnets droits ou irrégulièrement infléchis.

α) *Formant des spores.*

a) Prenant le Gram . . . . Tableau LIV.

b) Ne prenant pas le Gram. . . . . Tableau LV.

β) *Ne formant pas de spores.* . . . . Tableau LVI.

B. — Ne liquéfiant pas la gélatine.

1° Éléments en forme de grains arrondis ou irréguliers (Microcoques). . . . . Tableau LVII.

2° Eléments allongés.

α) *Eléments en forme de bâtonnets droits ou irrégulièrement infléchis.*

a) Formant des spores. Prenant le Gram . . . . Tableau LVIII.

b) Ne formant pas de spores.

I. — Prenant le Gram . . . . Tableau LIX.

II. — Ne prenant pas le Gram. . . . . Tableau LX.

β) *Éléments incurvés en virgule ou en S, ou décrivant plusieurs tours de spire (Spirilles).*

Spirille mince, ne prenant pas le Gram, présentant un grain noir à l'union d'un tiers avec les deux autres tiers. Colonies noires dans la profondeur des tubes de gélose. Ne se développant qu'à partir de 22° . . . . Voir tableau LXII.

II. — Non cultivables en gélatine à 10 % ordinaire ou glucosée à 20-22°.

A. — Se développant en gélose peptonée ordinaire ou glucosée à 37°.

1° Eléments en forme de grains arrondis ou irréguliers (Microcoques) . . . . Tableau LXI.
2° Eléments en virgule ou en S, ou décrivant plusieurs tours de spire Mobiles (Spirilles) . . . . Tableau LXII.
3° Bâtonnets droits ou irrégulièrement infléchis.
α) *B. ne se développant pas à 22° dans la gélatine*, mais cultivables à partir de 20-22° en gélose peptonée ordinaire ou glucosée . . . . Tableau LXIII.
β) *B. ne se développant pas à 20-22°, cultivables à 37° dans la gélatine ou dans la gélose.*
a) Prenant le Gram . . . . Tableau LXIV.
b) Ne prenant pas le Gram. Tableau LXV.

B. — Ne se développant ni en gélatine ni en gélose ordinaires ou glucosées.

Ne se développant que dans des milieux additionnés de sérum ou de sérosités . . Tableau LXVI.

TABLEAU I

Microcoques aérobies, liquéfiant la gélatine, non chromogènes, prenant le Gram

Groupe de M. (Str.) pyogenes (Races liquéfiantes)

I. — Microcoques groupés en chaînettes ou susceptibles de présenter cette disposition dans les milieux liquides.

A. — Les cultures fraîchement retirées de l'organisme sont pathogènes pour les animaux de laboratoire.

1° M. mobiles [1] (Petits mouvements de godille, mais pas de cils), en dipocoques, pouvant former de courtes chaînes de 6 à 8 éléments dans le bouillon. Le développement se fait assez bien sur les milieux usuels, mais il est nettement favorisé par l'addition de sang. Production d'hémolysines. Formant sur plaques de gélatine, après 3 jours, de très petites colonies blanches, très apparentes, liquéfiant lentement le milieu à partir du 6e jour. Donnant sur gélose à 37° en 48 heures des colonies de 0,5 millimètres de diamètre, blanches, cohérentes, pouvant se fusionner et devenir jaunâtres en vieillissant ; sur pomme de terre en 36 heures, des colonies grisâtres, puis d'un jaune brunâtre qui ne deviennent jamais confluentes. Ne coagulant pas le lait, même au bout de 3 semaines. Tuant, par inoculation sous-cutanée la souris, le cobaye, le lapin, aux doses respectives de 0,5, 2 et 4 centimètres cubes par septicémie avec lésions exsudatives sans abcès au point de l'injection . . . . **M. (diploc.) hemophilus albus** (Deguy et Le Gros).

(Trouvé dans le sang d'enfants atteints de diphtérie maligne.)

2° M. immobiles.

a) M. se disposant en chaînettes même sur les milieux solides. Non encapsulés. M. ayant comme dimensions moyennes 0,8-1 μ, mais très inégaux ; la division peut se faire dans deux plans, d'où figures de diplocoques en série ou de tétrades. Formant sur plaques de gélatine et sur gélose des colonies rondes. La liquéfaction de la gélatine ne commence que vers le 7e ou 8e jour ; elle progresse lentement mais finit par être complète avec voile et dépôt. Donnant sur pomme de terre une bande jaunâtre limitée à la strie. Les cultures sont virulentes pour les animaux de laboratoire, mais à un degré variable (septicémie ou lymphangite-adénite) . . . . **M (str.) septicus liquefaciens** (Babès).

Le *streptocoque* trouvé par *Vincenzi* dans une bulle de lymphangite humaine est identique ou très voisin.

Note. — Ces races de streptocoques pyogènes liquéfiants qui aboutissent à la liquéfaction totale de la gelée sont très rares. Il est moins exceptionnel, par contre, d'avoir en mains des cultures de *M. (str.) pyogenes* qui peptonisent la gélatine d'une manière peu marquée et très lente.

β) *Diplocoques en flamme de bougie, encapsulés dans l'organisme animal*, et dans le sérum liquide; *courtes chaînettes dans le bouillon*. Ressemblant morphologiquement et en culture à *M. (str.) lanceolatus*, mais liquéfiant la gélatine complètement en 3 ou 4 jours et donnant sur pomme de terre une culture apparente, quoique mince et sèche. Tuant la souris blanche par septicémie, non pathogène pour le lapin. . . . . **M. (str.) lanceolatus, var. liquefaciens** = Pneumocoque liquéfiant. (Kindborg, Kruse, Eyre et Washbourn).

B. — Les cultures ne sont pas pathogènes pour les animaux de laboratoire.

α) *Petit microcoque de 0,2 à 0,4 µ*, liquéfiant rapidement la gélatine en doigt de gant. Coagulant le lait lentement. Autres caractères de culture comme *M. (str.) pyogenes*; se développant faiblement sur gélose et sur pomme de terre. Non pathogène pour le cobaye (Hôte normal de l'intestin du nourrisson) . **M. (str.) gracilis** = Str. coli gracilis (Escherich).

Groupe de M (Str.), acidi lactici (Races liquéfiantes)

β) *M. de dimensions moyennes 0,6 à 1 µ* ayant les particularités morphologiques et culturales de *M. (str.) acidi lactici* (Grotenfeldt) [Voir tableau XXV], coagulant le lait tout à la fois par production d'acide aux dépens du lactose et par ferment lab, puis le peptonisant (Trouvé dans une variété de « loque » des larves d'abeilles) . . . . **M. (str.) acidi lactici var. liquefaciens** (Burri et Muller).

Le *streptocoque* trouvé par *Boekhout et de Vries* dans un fromage de Cheddar est également un ferment lab-lactique; il doit être identifié au précédent d'après Löhnis. D'après le même auteur *Brachy-bacterium 19 et 20* (Troïli-Petersson) serait un *streptocoque* liquéfiant voisin du précédent; mais il coagule le lait avec réaction alcaline.

II. — Microcoques non disposés en chaînettes [2].

A. — M. mobiles [1], souvent groupés par deux. La gélatine commence à se liquéfier

1. Dans le cas où un microcoque, tout en étant nettement mobile (mobilité propre, vraie, voir Technique) ne répondrait pas à cette description, il faudrait, avant de conclure que l'on a affaire à une espèce nouvelle, poursuivre la détermination dans la suite du tableau car il est possible (d'après *Ellis*) que bon nombre de microcoques réputés immobiles — et trouvés tels dans la presque totalité des cas — puissent présenter, dans certaines conditions, une mobilité transitoire (due à la présence de cils).

2. Un assez grand nombre de microcoques saprophytes n'ont pas été suffisamment étudiés au point de vue de leur action chimique pour que

TABLEAU I (*Suite*)

le quatrième jour. Trouvé dans des tumeurs. L'inoculation aux animaux de laboratoire donne des résultats négatifs. Rôle pathogène pour l'homme non démontré. **M. neoformans** (DOYEN).

B. — M. immobiles.

1° Agents d'altération du lait.

α) *Rendant le lait visqueux.*

a) Le lait devient filant et il est peptonisé. L'optimum pour la production de la viscosité est à 15°-20°. . . . . **M. lactis viscosi** (GRUBER).

M. Freudenreichii (Guillebeau) est identique au précédent.

b) Le lait est coagulé, puis peptonisé. Il devient un peu visqueux. En même temps, il se produit des gaz et des substances amères . . . . **M. amarificans** (= M. du lait amer, CONN).

β) *Rendant le lait amer.*

M. coagulant le lait. Donnant sur plaques des colonies bordées de prolongements périphériques. **M. casei amari** (FREUDENREICH).

(Ces deux derniers microcoques appartiennent probablement à la même espèce).

γ) *Donnant au lait un goût de savon* et le coagulant avec réaction amphotère. **M. n° 2 var. c.** (FREUDENREICH).

2° Faisant fermenter l'urée. — Les colonies font virer au bleu une gélatine tournesolée additionnée de 10 °/₀ d'urine. . . . . **M. ureæ liquefaciens** (BURCHARD).

(Ce M. doit être considéré comme une race de *M. pyogenes* plus particulièrement adaptée à la fermentation de l'urée).

3° Produisant des gaz dans les milieux glucosés.

M. liquéfiant lentement la gélatine ; formation d'un voile à la surface. Cultures crémeuses. **M. aerogenes** (MILLER).

4° Ne présentant pas ces propriétés fermentatives.

Groupe de M. coronatus

α) *Colonies sur plaques de gélatine présentant des prolongements périphériques.*

a) Trait de piqûre en gélatine profonde entouré de ramifications plumeuses. Colonies sur plaques bordées de plusieurs couronnes rayonnantes . . . **M. radiatus** (FLUGGE).

b) Trait de piqûre non ramifié.

I. — Sur plaques de gélatine une couronne de prolongements pointus apparaît après le début de la liquéfaction autour de la zone liquéfiée. Coagulation du lait avec réaction faiblement acide. . . . . **M. coronatus** (FLUGGE).

II. — Sur plaques de gélatine les colonies présentent des prolongements ramifiés avant même que la liquéfaction soit apparente. . . . . . . **M. coralloïdes** (ZIMMERMANN).

β) *Colonies sur plaques à contour net ou dentelé, sans prolongements périphériques.*

Groupe de M butyri

a) Ne coagulant pas le lait.

I. — Production dans le lait d'une odeur agréable, aigrelette. Colonies blanches . . . . **M. butyri** (= M. b. aromafaciens, KEITH).

II. — Pas de production d'odeur. M. du lait.

α) Colonies blanchâtres. Acidification légère du lait sans coagulation . . **M. liquefaciens acidi n° 2** (CONN).

β) Colonies de couleur crème; traces d'acide dans le lait. . . . . . . **M. cremoïdes** (ZIMMERMANN).

Groupe des microcoques ferments lab.

b) Coagulant le lait.

— *Très petits microcoques* (0,2 μ), isolés, en tétrades ou en petits amas. Colonies sur gélatine rondes, blanches, puis brûnâtres, rapidement liquéfiantes (dès le 2e jour). Liquéfiant le sérum coagulé. Coagulant le lait en 24 heures avec réaction acide. Quelques gouttes de culture fraiche injectées dans le trayon d'une brebis déterminent une mammite mortelle. (Les cultures ne gardent leur virulence que si elles sont repiquées tous les jours.) L'inoculation sous-cutanée ne provoque que des accidents locaux (œdème, abcès) chez les animaux de laboratoire. Agent de mammite gangréneuse de la brebis (mal de pis). . . . . **M. ovis** (NOCARD).

— *Très petits microcoques* (0,3 μ) coagulant le lait après une douzaine de jours avec réaction neutre . . . . **M. vesicosus** (R. WEISS).

— *Microcoques de dimensions moyennes ou grandes* (0,6 μ à 1,5 μ).

I. — Coagulant le lait avec réaction amphotère neutre ou alcaline.

A. — M. coagulant le lait avec réaction alcaline puis le peptonisant. **M n° 2 var. b.** (FREUDENREICH).

B. — M. coagulant le lait avec réaction amphotère. Le lait prend un goût de savon. . . . . **M n° 2 var. c.** (FREUDENREICH).

D'après Löhnis, *Staphylococcus mastitidis albus* (Guillebeau doit être rattaché au précédent. *M. varians lactis* (Conn) est identique au staph. de Guillebeau d'après Weigmann.

II. — Coagulant le lait avec réaction acide.

A. — *Anaérobie de prédilection.*

Microcoque provoquant la coagulation en une dizaine de jours avec réaction faiblement acide . . . . **M. glandulosus** (R. WEISS).

l'on puisse les identifier d'une manière rigoureuse. On peut cependant les classer en groupes où se rangent des bactéries extrêmement voisines. Ce sont :

I. — Des microcoques arrondis ou ovalaires, environ deux fois plus gros que *M. pyogenes albus*, liquéfiant *lentement* la gélatine. Ce sont : *M. albescens* (Henrici) ; *M. albidus* (Henrici ; *M. albus liquefaciens* (Besser) ; *M. epidermidis albus* (Welch) = *Staph. cutis communis* (Sabouraud) = *Morocoque* (Unna) ; *M. fœtidus* (Klamann) ; *M. lacteus* (Henrici) ; *M. N° 1* Siebert ; *M. Reesii* (Rosenthal).

II. — Des microcoques plus petits, morphologiquement analogues à *M. pyogenes albus*, ou parfois disposés en courtes chainettes : Ce sont : *M. N° 2* (Siebert) ; *M. N° 21* Lembke ; *M. N° 22* (Lembke) ; *M. cristatus* (Glage), caractérisé par le développement remarquable qu'il présente sur les milieux secs (pomme de terre surtout).

III. — Des diplocoques. — *M. N° 25* (Lembke) ; *M. N° 27* Lembke ; *M. foliatus* (*Diplococcus blanc à colonies foliacées* (Legrain)).

TABLEAU I (*Suite*)

Groupe des microcoques ferments lactiques ou groupe de M. acidi lactis

B. — *Aérobies de prédilection.*

— Coagulant le lait plus rapidement à 22° qu'à 35°-37°. M. de 1 à 1, 5 μ, isolés, en diplocoques ou en tétrades ; dissolution du caillot vers le quinzième jour avec odeur de colle d'amidon. Non pathogène. . . **M. acidi lactis** (KRUGER).

(*M. n° 4 a.* (Freudenreich) isolé du fromage est probablement identique au précédent d'après Weigmann *M. n° 4 b* (Freudenreich) = *M. Fokkeri* d'après Löhnis. Ce dernier m. est lui-même très voisin de *M acidi lactis* d'après Fokker. Enfin, d'après Löhnis, *Staphylococcus 30 et 34* (Troïli-Petersson) [ce dernier peptonise inconstamment] doivent également être assimilés au microcoque de Krüger.)

— Coagulant le lait plus rapidement à 35°-37° qu'à 20°-22°.

1° *Peptonisant la caséine coagulée* le caillot se redissout).

α) *Décolorant en 4 h. le lait tournesolé.* Le milieu rougit si l'on agite le tube pour se redécolorer au repos ; au bout de 30 heures il est coagulé avec réaction acide faible. Par la suite le coagulum se redissout (peptonisation). Microcoques ayant les dimensions de *M pyogenes* ; habituellement en diplocoques, formant sur gélatine et gélose de petites colonies d'un blanc-grisâtre, liquéfiant rapidement (dès 48 h.) la gélatine ; cultivant mal sur pomme de terre. Virulence variable. Souvent très pathogène pour la souris et le lapin (septicémie avec abcès, endocardites infectieuses.) . . . . . . **M. zymogenes** (Mc. CALLUM et HASTINGS).

Trouvé dans des maladies infectieuses humaines (endocardites infectieuses, etc.). Ce m. groupé en diplocoque et parfois en courtes chainettes, est peut-être à rapprocher des races liquéfiantes du *M. (str.) lanceolatus*. [Voir plus haut dans ce même tableau]. Mais *M. zymogenes* n'est pas encapsulé.

β) *Ne réduisant pas le lait tournesolé, liquéfiant lentement la gélatine. Non pathogène.*

Microcoques encapsulés sur gélose et sur pomme de terre. Cultures faibles, colonies grisâtres n'atteignant jamais les dimensions d'une lentille ni à 22° sur gélatine, ni à 37° sur gélose. Le lactose est transformé exclusivement en acide lactique dextrogyre. . . **M. halensis** = M. acidi paralactici liquefaciens halensis (KOZAÏ).

(*M. n° 4* (Ferguson) est très voisin du précédent d'après Löhnis.)

2° *Pas de peptonisation secondaire de la caséine précipitée* (le caillot n'est pas redissous et la réaction demeure acide).

Groupe des m. ferments lactiques (*suite*)

α) M. liquéfiant lentement et faiblement la gélatine. Non pyogène. Microcoque du lait. . . . . **M. liquefaciens acidi n° 1** (Conn).

β) M. liquéfiant énergiquement et rapidement (dès 24 h.). Colonies assez volumineuses d'un blanc de porcelaine. Production d'acide lactique et d'acides gras volatils aux dépens du lactose. Action pyogène très variable selon les races. . . . . **M. pyogenes albus** (Rosenbach).

M.p. aureus (Rosenbach) et *M.p. citreus* (Passet) sont des variétés chromogènes du précédent. D'autres microcoques semblent également devoir lui être assimilés, différant surtout par leur virulence. Ce sont : *M. liquefaciens conjunctivæ* (Gombert), *M. salivarius pyogenes* (Biondi), *M. decalvans* (Thin) et *M. pyosepticus* (Richet et Héricourt).

Note. — Il est difficile de différencier les races non virulentes de *M. pyogenes albus* des microcoques analogues saprophytes de l'air, de l'eau, de la peau, etc Les caractères de cultures et la morphologie ne suffisent pas. Les dimensions plus grandes des espèces saprophytes (1-2 μ) ne constituent pas un élément de différenciation suffisant. Si l'on ne constate aucun pouvoir pyogène expérimental, on devra étudier la production d'hémolysines et d'agglutinines.

Les microcoques pyogènes ou peu virulents de ce groupe produisent des hémolysines thermolabiles dans les cultures, et sont agglutinables par le sérum expérimental obtenu avec les microcoques correspondants et même avec un *M. pyogenes* (R.) quelconque. On n'obtient rien de semblable avec les espèces saprophytes qui ne produisent pas d'hémolysines, ne peuvent pas fournir de sérum agglutinant et ne sont pas agglutinées par un immun-sérum staphylococcique. Encore devons-nous faire remarquer qu'il y a des exceptions à cette règle, et que ces recherches, très délicates elles-mêmes ne donnent pas une sécurité absolue.

Dans le groupe des microcoques ferments lactiques, il est certaines races qui tout en produisant de l'acide (en faible quantité) élaborent simultanément du ferment lab ainsi que l'on peut s'en rendre compte en ajoutant le filtrat de leur culture (neutralisées) à du lait stérilisé. Ces *ferments lab-lactiques* retirés en grande partie du lait obtenu par traite aseptique, méritent à coup sûr d'être séparés au point de vue *chimique* (rôle dans la maturation des fromages). Mais au point de vue de la *systématisation* bactériologique, ils ne constituent pas, comme le voulait *Gorini*, un groupe d' « espèces » bien distinctes des espèces ferment lab d'une part, ferments lactiques d'autre part. Des races de *différentes* espèces peuvent présenter ou acquérir cette double propriété fermentative.

TABLEAU II

Sarcines liquéfiant la gélatine, non chromogènes, prenant le Gram

I. — Formant des spores résistant à 110°.

Paquets petits et peu réguliers sur les milieux solides et liquides liquéfiant très tardivement (vers la 3e semaine). Culture grêle, brunâtre sur pomme de terre. . **S. pulmonum** (Virchow, Hauser).

II. — Ne formant pas de spores.

A. — Ne formant de paquets typiques que dans les milieux liquides.

α) *Paquets dans l'infusion de foin seulement.* . . . . **S. candida** (Reinke).
β) *Paquets dans le bouillon seulement* . . . . **S. albida** (Gruber).

B. — Formant des paquets typiques sur les milieux liquides et solides.

1° Colonies sur plaques de gélatine assez grossièrement grenues, liquéfaction assez rapide. Paquets volumineux, bien réguliers . . . . S. canescens (Stubenrath).
S. alutacea et *S. incana* (Gruber) paraissent toutes deux se rapporter à l'espèce précédente.

2° Colonies sur plaques de gélatine très finement granuleuses, liquéfaction très lente et très faible. Paquets formés d'un petit nombre de microcoques . . S. alba (Zimmermann)

TABLEAU III

Bâtonnets aérobies, liquéfiant la gélatine, non chromogènes, prenant le Gram, formant des spores, présentant des arborisations autour du trait de piqûre dans la gélatine ou la gélose. Immobiles.

I. — ***Bâtonnets volumineux, à extrémités rectangulaires*** se disposant en chaînettes. *Pathogènes pour le cobaye qu'ils tuent en 24 à 36 heures par septicémie.* Spores centrales, non déformantes. Liquéfiant la gélatine lentement (liquéfaction cylindrique). Les colonies sur plaques émettent à leur pourtour des prolongements onduleux bouclés. . . . . **B. anthracis** (Davaine).

Ce bacille peut présenter une capsule (dans le sang des animaux inoculés).

I. — ***Bâtonnets non pathogènes*** (non déformés par la sporulation). Bactéries très voisines :

A. — **Gros bacilles** (2,5 μ/1,1 à 1,2 μ) troublant le bouillon avec formation d'un voile, donnant sur gélose en surface une culture qui se plisse. En piqûre sur gélatine, la liquéfaction est rapide et du trait partent de longs prolongements filamenteux. Les cultures sur pomme de terre envahissent toute la surface du milieu en 10 à 12 jours. . . . . **B. implexus** (Zimmermann).

Le *B. radicosus* (Zimmermann) ne paraît s'en distinguer que par des caractères de détail. Il serait un peu plus mince. Le voile formé sur le bouillon serait moins épais. Ces deux bactéries doivent être rapprochées de *B. mycoïdes* dont elles paraissent être des variétés immobiles. Le *B n° 3* (Pansini) trouvé dans des crachats paraît voisin du précédent. (Insuffisamment décrit.)

B. — **Gros bacilles** (larges de 1 μ à 1 μ 1/2) sans action sur les sucres, coagulant rapidement le lait à 37°, l'alcalinisant et le peptonisant en produisant de la leucine, de la tyrosine, du carbonate, du valérianate d'ammoniaque (*Tyrothrix de Duclaux* [1]).

1° **Les filaments que l'on trouve dans le lait sont enchevêtrés et coudés.** On trouve des spores libres groupées en chaînettes. En piqûre dans la gélatine, longs filaments partant du trait de piqûre. Production d'une substance amère dans le lait. **B. geniculatus** = tyrothrix gen. (Duclaux).

2° **Les filaments que l'on trouve dans le lait particulièrement dans les vieilles cultures sont formés d'articles très courts à peine plus longs que larges dans lesquels se forment les spores.** En piqûre dans la gélatine, les colonies ont un aspect floconneux. Elles émettent autour du trait, de distance en distance, des bouquets de prolongements radiés. La liquéfaction est lente, cylindrique, avec voile. **B. turgidus** = tyrothrix turg. (Duclaux).

1. Il faut rapprocher de ces tyrothrix des bacilles trouvés par Henrici dans les fromages, *B. tomentosus*, *B. pseudotomentosus*, *B. rugosus* [illegible] dont les caractères sont insuffisamment décrits, et un bacille décrit par Adametz : *B. casei*.

TABLEAU IV

Bâtonnets aérobies, liquéfiant la gélatine, non chromogènes, prenant le Gram, formant des spores, présentant des arborisations autour du trait de piqûre dans la gélatine ou la gélose. Mobiles.

I. — Bacille cultivant aussi bien ou mieux en milieu anaérobie qu'en milieu aérobie.

Bâtonnets ayant (2,5 à 5 μ/0,8 μ) à extrémités souvent effilées, *déformés lors de la sporulation par des spores médianes beaucoup plus volumineuses que les bacilles*. Les spores devenues libres se montrent disposées *en chaînettes*. De longs prolongements en gerbes rayonnent autour du trait de piqûre. Sur plaques de gélatine et de gélose les colonies présentent des prolongements périphériques longs et irréguliers. Cultures blanches sur gélose et sur sérum, couche jaunâtre, un peu écailleuse sur pomme de terre. Les cultures répandent une odeur fade, urineuse. Pathogène, par ingestion, pour les abeilles. Agent de la « loque », maladie des larves d'abeilles. . **B. alvei** (Watson-Cheyne et Cheshire).

(Les réactions biologiques établiraient l'identité de *B. alvei* et de *B. mesentericus vulgatus*.)

II. — Bacilles se développant mal à l'abri de l'air.

A. — Bâtonnets trapus (2 μ/0,9 à 1,3 μ) **très mobiles, peu ou pas déformés lors de la sporulation.** Spores *presque terminales*; leur *diamètre* (1,3 μ) est généralement *supérieur*, en tout cas au moins égal à celui du bâtonnet, d'où aspect en baguette de tambour. Bacilles généralement isolés. En piqûre couche blanc-grisâtre, nuageuse au milieu. Sur plaques, colonies nuageuses. Liquéfaction très lente, 1/2 cm. en 3 semaines. Culture sur pomme de terre, mince, grisâtre, puis brunâtre. Non pathogène . . . . **B. sphaericus** [1] (Meyer et Neide).

(*B. sphaericus* paraît être la forme aérobie de *B. putrificus coli*.)

Groupe de B. mycoïdes

B. — Le diamètre d'épaisseur des spores est plus petit que celui des bâtonnets. Ceux-ci *ne se déforment pas* lors de la sporulation. Bacilles volumineux (6 à 12 μ/1,2 à 1,5 μ) en longues chaînes. La spore (1,5 à 2 μ) reste entourée par la membrane de la cellule sporogène ou bien une partie de cette membrane reste attachée à la spore. Germination polaire. Formation d'un voile à la surface du bouillon et de la gélatine liquéfiée.

α) *Colonies sur plaques de gélose et de gélatine, en forme de racine à prolongements irréguliers* « en radicelles » ou ressemblant à un jeune *mycélium* de moisissure. Mobilité des cellules végétatives partielle et lente. Le bouillon contient des flocons mais reste clair. Liquéfaction lente de la gélatine. . . **B. mycoïdes** [2] (Flugge).

β) *Colonies à prolongements assez réguliers en forme de mèches bouclées* comme les colonies de *B. anthracis*. Ramifications autour du trait de piqûre plus courtes qu'au *B. mycoïdes*. Mobilité plus nette. Le bouillon est troublé puis s'éclaircit. Liquéfaction souvent rapide de la gélatine. Filaments pluricellulaires moins longs que ceux de *B. mycoïdes* . . . . **B. Ellenbachensis** (Stutzer) (B. de l'alinite).

Note. — (*B. cereus* (Frankland) et *B. ramosus liquefaciens* (Flügge) paraissent devoir être identifiés au précédent). *B. pseudanthracis* (Burri) que l'on trouve assez fréquemment dans les poudres de viande est voisin du précédent ; comme lui il trouble le bouillon qui s'éclaircit ensuite avec formation d'un voile et d'un dépôt. Ses caractères morphologiques et de culture le rapprochent toutefois davantage du *B. anthracis* dont il se distingue tout de suite par sa mobilité nette en bouillon. Il diffère du *B. Ellenbachensis* par des arborisations beaucoup plus longues autour du trait de piqûre (en arbre de Saturne), la liquéfaction plus lente, sa virulence pour le cobaye, faible d'ailleurs (simple œdème local). Le *B. anthracoïdes* (Hueppe-Wood) n'est que très faiblement mobile, ses cultures sont analogues à celles des *B. anthracis* et *pseudanthracis*, mais il n'est pas pathogène.

1. D'après Neide, les descriptions insuffisantes des B. suivants se rapportent peut-être à *B. sphaericus* : *Plectridium palludosum* (Fischer) *B. gracilis* (Zimmermann) ; *B. pseudotetani* (Tavel).

2. D'après Chester, Lehmann et Neumann, les bactéries suivantes devraient être identifiées à *B. mycoïdes*. Ce sont : *B. figurans* (Crookshank) ; *B. ramosus* (Eisenberg) ; *B. implexus* (Zimmermann) ; *B. casei* n° 16 (Adametz) ; *B. intricatus* (Russell); *B. brassicae* (Pommer). D'après Holzmüller, on peut distinguer dans le groupe de *B. mycoïdes*, quatre races, grâce à des caractères constants mais de peu d'importance. Ce sont : *B. mycoïdes* var. α-β-γ-δ (Holzmüller). Ce même auteur a isolé en outre des bacilles très voisins qu'il considère comme étant des espèces distinctes (?). Ce sont : *B. effusus* (Holzmüller) ; *B. olfactorius* (H.) ; *B. nanus* (H.) ; *B. dendroïdes* (H.).

TABLEAU V

Bâtonnets aérobies, liquéfiant la gélatine, non chromogènes, prenant le Gram, formant des spores, ne présentant pas d'arborisations autour du trait de piqûre. Mobiles.

Groupe de Bac. Subtilis [2]

I. — ***Bâtonnets ne se déformant pas lors de la sporulation*** (Le diamètre d'épaisseur de la cellule en voie de sporulation est le même dans toute la longueur du bâtonnet). Dans toutes les espèces qui suivent, aucun vestige de la membrane de la cellule sporogène ne reste adhérent à la membrane propre de la spore libre.

A. — **Bacilles de dimensions moyennes** (2 à 7 μ/0,8 μ), isolés ou par deux ; spores ovales, plus petites (1 à 1,2 μ/0,6 μ) que les bâtonnets. Germination surtout équatoriale. Colonies sur plaques de gélose présentant des prolongements périphériques. Le bouillon se trouble uniformément et ne s'éclaircit pas. *Sur gélose inclinée et sur pomme de terre la culture envahit rapidement toute la surface*, adhère au milieu et se soulève en *plis contournés, vermiformes* ; elle pénètre dans la pomme de terre et fait fermenter l'amidon du tubercule . . . . **B. mesentericus vulgatus** (Flügge).

(*B. pumilus* (Gottheil) est identique au précédent d'après Chester).

Selon la coloration de la culture sur pomme de terre qui, au lieu de blanc-grisâtre peut être jaune-brun ou brun-noir, ou rose-rouge, on a décrit comme autant d'espèces distinctes : *B. mesentericus fuscus* (Flügge), *B. mesentericus niger* (Lunt), *B mesentericus ruber* Globig. Ce ne sont là guère que des races de *B. mesentericus vulgatus*. Bien plus, toutes ces soi-disant espèces pourraient bien n'être que des variétés réductibles. Nous pouvons affirmer qu'il en est ainsi pour *Bac. mes. ruber*.

B. — **Bacilles ne présentant pas ces caractères** (moindre extension à la surface des milieux, pas de persistance du trouble dans le bouillon.)

1° **Colonies sur plaques de gélose à contour irrégulier, présentant des prolongements périphériques**; donnant à la surface du bouillon un voile membraneux, cohérent, épais. Bâtonnets habituellement réunis en chaînes de 2 à **10** éléments. Spores ovales (1,7-2 μ/0,8 μ), plus petites que les bâtonnets (3-9/0,8-0,9 μ) ou de largeur à peine égale. . . . . **B. subtilis** [1] (Cohn).

B. jequirity, *B. leptosporus* et *B. sessilis* (Klein) doivent être identifiés à *B. subtilis* d'après Kruse.

2° Colonies sur plaques de gélose rondes, à contour net, sans prolongements;

ne donnant pas de voile membraneux à la surface du bouillon, tout au plus un anneau pelliculaire fragile.

α) *Bâtonnets dont le protoplasme apparaît non cloisonné* quand on traite la préparation par un agent rétracteur (alcool ou teinture d'iode), bacille droit ou courbé, disposé en chaînes de 2-10 éléments ou en longs pseudo-filaments. Spores ovales (1,8-2/0.9 μ) de même largeur que les bâtonnets. Donnant une culture brunâtre sur pomme de terre. Réduisant les nitrates en nitrites . . . . **B. simplex** [1] (Meyer et Gottheil).

B. cohaerens (Meyer et Gottheil) est identique au précédent d'après Chester.

1. Les *B. subtilis* et *simplex* trouvent leur place dans les deux parties (I et II) du tableau, car l'endospore, suivant son volume déforme ou ne déforme pas la cellule sporogène. Le diamètre de la spore libre est souvent égal (*B. subtilis*) ou même un peu supérieur (*B. simplex*) à celui du bâtonnet.

2. Un certain nombre de bacilles appartenant au groupe du *B. subtilis* sont insuffisamment étudiés et difficiles à déterminer si l'on ne tient compte de leurs propriétés fermentatives spéciales. Ce sont :

I. — Des agents d'altérations spontanées du lait.

1° *B. pseudobutyricus* (Hueppe), peptonisant le lait, transformant la caséine en leucine, tyrosine, ammoniaque. Il serait capable de transformer les lactates en butyrates. Cette espèce serait d'après Lehmann, intermédiaire entre *B. mesentericus* et *B. megatherium*.

2° *B. albus* (Lœffler), considéré par Kruse comme très voisin des *B. subtilis* et assimilé par Meyer et Gottheil à *B. teres*.

3° *B. amarificans* (Bleisch), rapproché par Lehmann et Neumann du *B. pseudobutyricus*.

4° *B. lactis* (Flügge).

5° *B. teres* (Meyer et Gottheil), retiré d'un lait acide et rapproché par Lehmann et Neumann du *B. mesentericus vulgatus*.

6° *B. Hessii* (Guillebeau), agent d'une altération visqueuse du lait et peut-être identique au *B. silvaticus* de Meyer et Gottheil, (d'après ces auteurs.

II. — Des agents de maturation des fromages, transformant la caséine en produisant de la leucine, de la tyrosine, des carbonates, acétates et valérianates d'ammoniaque.

1° Faisant fermenter le sucre de lait (lentement, et le sucre de canne. Propriétés fermentatives pas assez énergiques pour coaguler le lait. Il peptonise lentement la caséine . . . . *B.* (*tyrothrix*) *scaber* (Duclaux).

2° Sans action sur le sucre de lait.

A. — Spore plus grosse que le bâtonnet qu'elle déforme en fuseau ou en massue.

α) Donnant des bulles de gaz en piqûre dans la gélatine. Coagulant, puis peptonisant lentement la caséine du lait à la température de 37° en produisant beaucoup de gaz. Donnant sur pomme de terre une culture grise, puis jaune-brunâtre, vernissée . . . . *B.* (*tyrothrix*) *urocephalus* (Duclaux).

β) Ne donnant pas de bulles de gaz en piqûre dans la gélatine, mais pouvant en donner parfois dans les vieilles cultures en gélatine lactosée. Dans le lait à 37° la caséine est coagulée et peptonisée complètement sans production de gaz. Sur pomme de terre en 24 heures, culture abondante, épaisse, à surface finement ridée blanc de neige, puis jaunâtre. . . . . . . *B.* (*tyrothrix*) *filiformis* (Duclaux).

B. — Spore plus petite que le bâtonnet qui n'est pas déformé.

α) Donnant sur plaques de gélatine ordinaire des colonies orbiculaires presque transparentes, rapidement liquéfiantes. Le lait à 37° est très faiblement coagulé et rapidement peptonisé. Les cultures dans le lait à 20° sont peptonisées sans coagulation et après un mois présentent un dépôt abondant, floconneux. Culture rapide, abondante, d'un gris-jaunâtre, plissée sur pomme de terre . . . . *B.* (*tyrothrix*) *tenuis* (Duclaux) (variété peptonisante de Winkler).

β) Donnant sur plaques de gélatine des colonies irrégulières (pellicules minces plissées, en

TABLEAU V (*Suite*)

β) *Bâtonnets cloisonnés :* un certain nombre des bacilles d'une préparation traitée par l'alcool ou la teinture d'iode apparaissent divisés en segments souvent iso-diamétraux ; chacun des segments du bâtonnet peut élaborer une spore. Bacilles épais (1,2-1.5 μ), plus larges que les spores, souvent courbés, réunis en courtes chaînes. Donnant sur pomme de terre des cultures d'un blanc grisâtre ou jaunâtre. Ne réduisant pas les nitrates.

a) Spores de dimensions moyennes 1,5-2 μ/0,8-1 μ elliptiques; germination surtout équatoriale. Bâtonnets de longueur moyenne (3-5 μ). Culture peu abondante sur pomme de terre. **B. tumescens** (Zopf).

B. graveolens (Meyer et Gottheil) est identique au précédent d'après Chester, peut-être aussi *B. granulosus* (Russell) d'après Lehmann.

b) Spores volumineuses (2-2, 7 μ/1-1, 3 μ), non elliptiques; germination équatoriale et polaire. Bâtonnets longs (plus de 5 μ).

Spores quadrangulaires . . . . **B. ruminatus** (Meyer et Gottheil).

Spores souvent réniformes . . . . **B. megatherium** (De Bary).

B. petasites (Meyer et Gottheil) est identique d'après Chester; *B. quercifolius* (Deetjen) est voisin d'après Lehmann.

II. — *Bâtonnets déformés lors de la sporulation* (en fuseau ou en massue) ***ou susceptibles de présenter cette déformation.***

Le diamètre des spores libres est égal ou supérieur au diamètre des bâtonnets.

A. — **Spores rondes**, de dimensions moyennes (1 μ) plus larges que les bâtonnets (0,8 μ), entourées d'une mince enveloppe sporulaire. Une partie de la cellule (c'est-à-dire du bâtonnet) sporogène reste adhérente à la membrane propre de la spore. Germination surtout polaire. Cellules végétatives isolées ou par deux. Colonies sur plaques de gélose minimes, punctiformes. La gélatine est lentement liquéfiée (1/2 cm. en 3 semaines). Ne coagulant pas le lait. Ne réduisant pas les nitrates. La déformation en fuseau est habituelle. **B. fusiformis** (Meyer et Gottheil).

B. — **Spores ovales ou elliptiques.**

La gélatine est liquéfiée plus rapidement que par *B. fusiformis*. Bactéries réduisant les nitrates en nitrites.

1° **Spores très grosses** (1,7-2,5 μ/1-1,5 μ) **plus larges** que les bâtonnets (0,8 μ) : la *déformation* de la cellule sporulante est *habituelle*. Spore entourée d'une épaisse membrane propre ; une partie de la membrane de la cellule sporogène reste adhérente à la membrane propre de la spore. Germination surtout polaire. Bâtonnets végétatifs isolés ou par deux, droits ou légèrement courbes. Liquéfaction de la

gélatine d'abord comme *Sp. choleræ*, puis cylindrique, rapide. Culture sur pomme
de terre, blanche, saillante. Produisant des bulles de gaz dans les bouillons dex-
trosés, lactosés, saccharosés . . . . **B. asterosporus** (MIGULA).

2° **Spores de diamètre moyen** (0,8-1 μ), **à peu près égal** au diamètre des bâtonnets : la *déformation* de la cellule en voie de sporulation *n'est pas habituelle*.
Spore n'ayant qu'une mince enveloppe propre. Aucun vestige de la membrane de
la cellule sporogène ne reste attaché à la spore. Espèces ne donnant pas de gaz dans
les bouillons sucrés. Bâtonnets droits ou courbes, en chaînes de 2 à 10 articles.

α) *Colonies sur plaques de gélose présentant des prolongements périphériques.*
Donnant un voile membraneux très marqué dans les milieux liquides. Culture
sur pomme de terre blanche, poudreuse ou grenue, verruqueuse, parfois plissée.
Peptonisant le lait et liquéfiant le sérum. La déformation fusiforme de la cellule
sporulante est fréquente. . . . . **B. subtilis** (COHN).

β) *Colonies sur plaques de gélose rondes, à contour net, sans prolongements périphériques.* Ne donnant pas de voile à la surface du bouillon. Culture sur pomme de
terre, lisse, épaisse, brillante, brunâtre. Ne peptonisant pas le lait ; ne liquéfiant
pas le sérum. La déformation fusiforme de la cellule en voie de sporulation est rare. **B. simplex** (MEYER et GOTTHEIL).

rosettes avec prolongements onduleux. Le lait subit une coagulation compacte à 37° puis une
liquéfaction lente. A 20° la peptonisation a lieu sans coagulation. Il n'y a pas de dépôt dans
les vieilles cultures. Culture en gouttes de cire, blanc-jaunâtre, puis brunâtre poudreuse. . *B. (tyrothrix) distortus* DUCLAUX).

III. — Des agents d'une altération visqueuse du pain :
B. mesentericus panis viscosi n° 2 de Vogel (à rapprocher de *B. m. vulgatus*).

IV. — Des agents de diverses altérations alimentaires :
B. maïdis (Cuboni) cause d'une altération du maïs qui d'après Lombroso aurait un rôle dans
la pathogénie de la pellagre. Il est pathogène pour la souris (accidents paralytiques ; *B. peptoni-
ficans* (Lubenau) aurait déterminé une épidémie de gastro-entérite (A rapprocher du *B. subtilis*.)

V. — Des agents d'une altération gommeuse des solutions de sucre de canne . . . . *B. gummosus* (RITSERT et HAPP).
Il rend visqueuses les solutions de saccharose et non les autres solutions sucrées. (D'après
Lehmann, *B. levaniformis* (Smith agent d'une fermentation acide spontanée du sucre de
canne est à rapprocher du précédent.

VI. — Un bacille rencontré dans une conjonctivite par Michalski, et dont le rôle pathogène est problé-
matique. C'est un bacille qui fait fermenter le sucre de lait, forme un voile jaunâtre sur le bouil-
lon et une pellicule brunâtre sur pomme de terre qui brunit elle-même. . . . . *B. subtiliformis conjunctivitidis* (MICHALSKI)

VII. — Des bacilles saprophytes divers, pour la plupart incomplètement étudiés. Les uns trouvés dans les crachats par Pansini. Ce sont : *B. aureus*
(Pansini, *B. coccineus* (Pansini), *B. n° 6* (Pansini). D'autres trouvés dans les matières fécales : *B. subtilis similis* (Sternberg). Certains
autres doivent être rapprochés de *B. mesentericus*. Ce sont : *B. mesentericus liodermus* (Flügge). *B. mesentericus ruber* (Globig).
D'autres sont considérés par Lehmann et Neumann comme intermédiaires entre *B. mesentericus* et *B. megatherium*. Ce sont : *B. lactens*
(Lembke, *B. aureus* (Pansini), *B. agglomeratus* Pansini), *B. cylindrosporus* (Burchard), *B. geniosporus* (Burchard), *B. lutulentus* (Kern),
B. oxalaticus (Zopf), etc. (Voir *l'Appendice*). Ces bactéries n'ont pas été assez étudiées pour que, en l'absence d'une action fermentative par-
ticulière, leur classement rigoureux puisse s'effectuer.

TABLEAU VI

Bâtonnets aérobies, liquéfiant la gélatine, non chromogènes, prenant le Gram, formant des spores. Pas d'arborisations autour du trait de piqûre dans la gélatine ou dans la gélose. Immobiles.

I. — Culture sur pomme de terre chromogène.

A. — Culture sur pomme de terre épaisse, couleur chair musculaire. Bâtonnets épais (2-3 μ/1 μ), souvent en pseudo-filaments vermiculaires, déformés en fuseau, lors de la sporulation. Chainettes de spores sur la pomme de terre à 18°. Réduisant les nitrates . . . . **B. vermicularis** (FRANKLAND).

B. — Culture gris-clair, verruqueuse sur la pomme de terre qui se colore en violet pâle. . . . . **B. angulans** (BURCHARD).

II. — Culture sur pomme de terre non chromogène.

A. — Bâtonnets dont l'épaisseur est inférieure ou égale à 0,8 μ.

1° **B. strictement aérobie**, ne se développant qu'à la surface des milieux. Liquéfiant rapidement la gélatine en doigt de gant. Colonies sur plaques à contour net. Bâtonnets grêles, quelquefois encapsulés, isolés ou en chainettes (Habitat : air). . . **B. aerophilus** (FLUGGE, LIBORIUS).

2° **B. se développant peu à la surface des milieux**, alors que dans la profondeur du trait, il se forme une série de disques superposés. La liquéfaction est lente ; légère et superficielle après 3 à 5 semaines. Le bouillon est faiblement troublé ; pas de voile. Bâtonnets de dimensions moyennes (2,5 à 3,5 μ/0,7 à 0,8 μ) formant des chaines sinueuses. Spores elliptiques, presque terminales (**Habitat : eau**) . . **B. gracilis** (ZIMMERMANN).

B. — Bâtonnets dont l'épaisseur est supérieure ou égale à 1 μ.

1° **Culture plissée sur gélose.**

α) *Rendant le lait visqueux* (à 37°). Odeur butyrique . . . . **B. n° 17** (ADAMETZ).

β) *Ne rendant pas le lait visqueux*. Culture sur gélose présentant des plis en nervures de feuilles . . . . **B. plicatus** (DEELJEN).

2° **Culture sur gélose non plissée,** grenue. **Culture plissée sur pomme de terre** (Agent d'une altération visqueuse du pain) . . . . **B. mesentericus panis viscosi**[1] (Vogel).

3° **Cultures sur gélose et sur pomme de terre non plissées.**

α) *Colonies sur plaques de gélatine présentant des prolongements périphériques.* Bâtonnets courts et trapus. Culture sur pomme de terre blanc-grisâtre, pouvant brunir au centre. Pathogène pour la souris . . . . **B. liquefaciens pyogenes** (Matzuschita).

(*B. nº 4* (Pansini), isolé des crachats de phtisiques, et *B. monstrosus* (Henrici), trouvé dans le fromage, tous deux incomplètement décrits, paraissent se rattacher au précédent. Leur pouvoir pathogène n'a pas été recherché.)

β) *Colonies sur plaques de gélatine sans prolongements périphériques* (Bactéries difficiles à différencier).

a) Colonies sur plaques dont le centre apparaît comme percé de trous ; surface striée dans le sens radiaire (Habitat : plantes) . . . . **B. carotarum** (Koch).

b) Colonies en forme de cibles à cercles concentriques. (Isolé du fromage). . . **B. hirtus** (Henrici).

c) Colonies à centre surélevé, à contour denté. Formant un voile à la surface du bouillon. Coagulant le lait avec odeur putride (Habitat : eau) . . . . . . **B. filiformis** (Tils).

d) Colonies à centre nuageux, à périphérie grenue. Odeur butyrique des cultures. **B. nº 15** (Adametz).

e) Colonies liquéfiant rapidement la gélatine. Culture mince, blanc-jaunâtre sur gélose, épaisse, muqueuse, jaunâtre sur pomme de terre. Bâtonnets de 2 à 4 μ/1 à 1,2 μ formant des spores ovales, médianes, résistant à la température du four. Agent d'une altération visqueuse de la mie de pain (produisant une odeur plutôt agréable). . . . . **B. panis** (Furhmann).

TABLEAU VII

Bâtonnets aérobies, liquéfiant la gélatine, non chromogènes, prenant le Gram, ne formant pas de spores.

I. — Mobiles [1].

A. — Ne se développant pas sur pomme de terre.

Couche maigre sur gélose. Faible trouble en bouillon. Le lait est lentement peptonisé. Le glucose ne fermente pas. Pas de production d'indol. Dimensions 2 à 3 μ/1 μ. Filaments dans les vieilles cultures. . . . . **Bact. proteolyticum** = Coccobacillus proteolyticus mobilis (Choukevitch).

B. — Cultivables sur pomme de terre.

1° B. très courts, ovoïdes, coccoïdes, par deux, encapsulés dans leur habitat naturel, donnant sur plaques de gélatine des colonies orbiculaires d'un blanc jaunâtre ; sur pomme de terre une culture jaunâtre envahissant progressivement toute la tranche. Optimum 37° . . . . **Bact. margarineum** = diplococcus capsulatus margarineus (Jolles et Winckler).

2° B. ne présentant pas ces caractères : non encapsulés, moindre extension à la surface de la pomme de terre.

α) *B. ne résistant pas à des températures inférieures à 15°*. Optimum 37°.

B. courts et épais (2 μ/1 μ) souvent par deux ou en courtes chaînes. Formant sur gélose une bande grisâtre, ridée, puis porcelanée, brillante ; sur pomme de terre un enduit gris, plat. Coagulant le lait avec réaction acide. Non pathogène pour les animaux de laboratoire. . . . . **Bact. delicatulum** (Jordan).

β) *B. résistant à de basses températures* ; cultivant encore à la glacière à 6°-8°. Optimum 20°-24°.

Caractères communs aux B. du groupe de B. vulgare :

B. très polymorphes, leur longueur variant de 1,25 à 4 μ ; filaments pouvant atteindre 80 μ ; formes d'involution sphériques dans les vieilles cultures. Prenant souvent le Gram dans les premières cultures si on ne prolonge pas l'action de l'alcool, susceptibles de perdre cette propriété par la suite ; d'autres races se décolorent d'emblée par la méthode de Gram. Donnant sur plaques de gélatine des colonies d'aspect ou très typiques, ou peu caractéristiques.

— *Colonies typiques* : Centre granuleux ; zone périphérique filamenteuse, portant en tous sens des prolongements souvent très longs, de forme irrégulière et bizarre « en boudin » fusiformes ou en « tentacules » ; parfois sur gélatine à 5 % ces prolongements peuvent se détacher complètement de la colonie et former des îlots mobiles.

Caractères communs (*suite*)

— *Colonies peu caractéristiques*, fréquentes après un séjour prolongé dans les milieux artificiels. Colonies minces, grisâtres, transparentes, à contours ondu-leux, ressemblant aux colonies de *B. typhosum*, mais liquéfiant rapidement (dès 16-24 h.).

Agent de fermentations putrides plus ou moins énergiques des matières albu-minoïdes (odeur putride dans les cultures); déterminant la peptonisation du lait précédée ou non de coagulation. Sans action sur le lactose ; action variable sur le glucose et le saccharose. **B. du groupe de Bact. vulgare** = Proteus vulgaris (HAUSER).

Doivent être identifiés à *B. vulgare* (Hauser) d'après Lehmann : *B album cadaveris* (Strassmann et Strecker) et *B. fœtidum ozaenae* (Hajek) ; *B. dysen-teriæ liquefaciens*, trouvé par Ogata dans quelques cas de dysenterie, paraît voisin ; ses propriétés chimiques n'étant pas connues on ne peut l'identifier sans réserves. Il en est de même de *B destruens* (Von Wahl) trouvé dans des conserves altérées. Le *B. proteus mirabilis* (Hauser) doit être considéré comme une simple variété morphologique de *B. vulgare*, remarquable par ses formes d'involution sphériques qui peuvent atteindre 7 μ. Diverses races diffèrent du *proteus* type Hauser et se distinguent entre elles par des propriétés chimiques importantes.

α) Par la fermentation des albumines naturelles, la production d'indol, de nitrites, la fermentation des sucres pour les races suivantes : *Proteus A, B et C* (Weber (races ne prenant pas le Gram), *Proteus* (Tissier).

β) Par la production de H^2S en quantité considérable ; tel est le *proteus sulfureus* (Holschewnikoff), simple forme d'adaptation du *proteus vulgaris* érigée en espèce distincte.

γ) Par la fermentation particulièrement active de l'urée.

Tels l'*Urobacillus liquefaciens septicus* (Krogius) d'après Lehmann et Neu-mann et peut-être l'*Urobacillus Schützenbergii* (Miquel), dont les caractères n'ont pas été étudiés suffisamment pour qu'on puisse le ranger avec certitude dans le groupe *proteus*.

Note. — C'est par la recherche des caractères morphologiques et chimiques communs au groupe *proteus* (caractères énumérés ci-dessus, et non par la réaction agglutinante que l'on détermine si un bâtonnet liquéfiant, mobile, non sporulé doit ou non rentrer dans ce groupe. L'agglutination permettra, par contre, de différencier entre elles diverses races de *B. proteus*. C'est ainsi qu'un sérum préparé avec la race A (Weber) et agglutinant énergiquement cette dernière est presque sans action sur la race B (Weber).

1. Bactéries insuffisamment décrites à rattacher à ce tableau : *B. album putidum* (Maschek), *Bact. nos 6, 7, 12, 14* (Lembke) ; *B. nos 9, 14, 15*

TABLEAU VII (*Suite*)

Bact. cypripedii (Hori) qui occasionne une maladie des feuilles d'orchidées du Japon se rapproche des bact. du groupe précédent. Toutefois il présente quatre cils insérés sur les deux pôles.

II. — Immobiles.

A. — Cultures chromogènes bleues sur lait et sur pomme de terre à 20°. Sur ce dernier milieu, la culture n'est pas colorée, mais la pomme de terre bleuit. L'eau peptonée verdit. Production d'indol. Bâtonnets très courts, souvent coccoïdes. Parfois formes en masse. Pas d'action pathogène. . . . . **Bact. cœlicolor** (R. MULLER).

B. — Pas de pigment bleu dans les cultures.

1° **L'inoculation intrapéritonéale au cobaye produit un sarcocèle qui ressemble à l'orchite morveuse expérimentale.** Bâtonnets grêles ressemblant à *B mallei*, trouvés dans les mêmes conditions que celui-ci; mais cultivant bien sur gélatine à 20°, et donnant une culture blanche et sèche sur pomme de terre. Bande jaune orangé sur sérum. Pas de culture dans le lait . . . . **Bact. orchiticum** (KUTSCHER) = B. Pseudo-mallei.

2° **Pathogène pour les canaris, le moineau, la souris (septicémie) et non pour la poule, le pigeon, le cobaye et le lapin** Bâtonnets courts 1 à 1,5/0,5 μ à extrémités arrondies. Cultive sur milieux usuels. Liquéfie la gélatine assez lentement et ne donne pas de gaz dans les milieux glucosés. Agent d'une épizootie de canaris. **Bact. canariense** (FREESE).

3° **Bâtonnets courts.** Cultures blanches, puis brunâtres sur pomme de terre. Pathogène pour le bœuf surtout en injections pulmonaires (pneumonie). . . . . . **Bact. pneumonicum liquefaciens bovis** (ARLOING).

4° **Bâtonnets longs,** variqueux, à extrémités arrondies, déterminant des phénomènes inflammatoires sur la cornée du lapin. . . . . **Bact. varicosum conjunctivæ** (GOMBERT).

5° **Bâtonnets courts.** Cultures blanches sur tous les milieux. Non pathogène. . . **Bact. candidum liquefaciens** (MATZUSCHITA) = **B. candidus** (GALLI-VALERIO).

TABLEAU VIII

Bâtonnets aérobies, liquéfiant la gélatine, non chromogènes, ne prenant pas le Gram, ne formant pas de spores, mobiles

I. — B. dont les cultures en gélatine ensemencée par piqûre présentent de fines arborisations radiaires perpendiculaires au trait.

α) *Culture sur gélose de 24 heures sous forme d'un revêtement mince, incolore, miroitant, puis gris-jaunâtre.* Cultivant lentement au contraire (à partir du 3e jour seulement) sur pomme de terre : bande plate jaune brunâtre. Acidifiant le bouillon glucosé. Non pathogène . . . . **Bact. lucidum** (LEMBKE)

β) *Cultures sur pomme de terre et sur gélose ressemblant à celles de B. coli.* Cultures sur pomme de terre répandant une odeur fécaloïde. Faisant fermenter activement le glucose avec gaz, ne coagulant pas le lait, produisant peu d'indol, beaucoup d'H^2S. Pathogène pour le veau. (Agent d'une dysenterie épizootique des veaux) . . . . **Bact. vitulinum** (WEISSENBERG).

II. — B. dont les cultures en gélatine ensemencée par piqûre produisent tout le long du trait des bulles de gaz dans la gélatine encore solide.

α) *Petit bâtonnet ne cultivant pas à 37°, se développant bien sur gélatine en donnant des colonies assez grandes, liquéfiant rapidement en creusant des cupules à contenu grisâtre.* En piqûre, liquéfaction rapide en doigt de gant (Habitat : eau). **Bact. gasoformans** (EISENBERG).

β) *B. très polymorphe (à côté de formes allongées d'autres éléments rappellent des levures). Cultivant mal sur gélatine ordinaire,* En piqûre, étroit entonnoir de liquéfaction dû à la lenteur de la culture. Se développant très bien sur gélatine à l'eau de mer où les colonies ressemblent à celles de Spirillum choleræ. Réaction indol-nitreuse négative (Habitat : vase marine). . . . . **Bact. halophilum** (RUSSELL).

III. — Cultures en gélatine ne présentant autour du trait de piqûre ni arborisations, ni bulles gazeuses dans la gélatine solide.

A. — Ne se développant pas sur pomme de terre.

1° **B. courts** (0,9-1,2 μ/0,7 μ), isolés ou groupés par 2, rarement davantage, donnant en piqûre dans la gélatine, en 2 ou 3 jours un trait blanc surmonté d'une bulle de gélatine liquéfiée. Liquéfiant très lentement mais nettement, le trait se creusant en un canal dont la largeur atteint le demi-diamètre du tube. Envahissant toute la surface de la gélose en 2 à 4 jours (Habitat : eau) . . . . **Bact. devorans** (ZIMMERMANN).

[illegible] des b. incomplètements décrits : *B. fœtidum liquefaciens* (Tavel), *B. pneumonicum agile* (Schon), *B. pseudo-mela-*

TABLEAU VIII (*Suite*)

2° **B. grêles** (1,2 à 1,5 μ/0,3 μ), très mobiles. Se développant abondamment sur gélatine et **liquéfiant rapidement** ce milieu. Donnant sur gélose une culture abondante, blanchâtre ; de même sur gélose-ascite à 37°. Elaborant sur gélose ascite à 22° un pigment vert soluble dans l'alcool, virant au rouge par l'acide azotique. Coagulant le lait en 3 jours. Pathogène pour la souris . . . . **Bact. virescens** (Daugeard).
(Trouvé dans une eau sulfureuse croupissante.)

B. — Culture sur pomme de terre nettement apparente.

1° **Culture sur pomme de terre brune ressemblant à celle de B. mallei. Pathogène pour les animaux à température variable** (grenouille, lézard) et pour les animaux à température constante (souris, lapin, cobaye). Déterminant chez la grenouille une septicémie par injection dans le sac lymphatique, des gangrènes mutilantes par inoculation dans les pattes. (Trouvé dans l'eau) . . . . **Bact. hydrophilum fuscum** (Sanarelli).

Le *B. ranicida* (Ernst), le *bacille de la septicémie gangréneuse des grenouilles* (Legrain) sont identiques au précédent.

2° **Ne présentant pas ces caractères. Donnant sur pomme de terre une culture qui s'étend à toute la surface de la tranche.**

a) B. polymorphe, présentant dans les vieilles cultures, à côté de longs bâtonnets, des éléments ovoïdes et des formes pseudo-spirillaires surtout dans le sérum coagulé). Colonies sur plaques de gélatine présentant des prolongements comme *B. proteus vulgaris*, rapidement liquéfiantes. Sur gélose, bande blanche d'abord limitée, puis envahissant rapidement toute la surface. Troublant uniformément en 2 jours le bouillon qui s'éclaircit avec formation d'un dépôt blanc. Sur pomme de terre, culture blanc-grisâtre, alcalinisant le milieu ne le colorant pas. Odeur désagréable, douceâtre, butyrique de la gélatine liquéfiée, du bouillon et de la gélose. Pathogène pour la souris blanche qui meurt en 24 heures de septicémie (injection sous-cutanée) et pour le lapin. La souris grise et le cobaye sont moins sensibles . . . . **Bact. pleomorphum murisepticum** (Karlinski).

b) B. très court, coccoïde, très mobile, isolé, par deux ou en chaines de 10 à 15 et plus, liquéfiant la gélatine assez lentement mais complètement. Sur gélose, bande transparente, opalescente, puis blanc-crème, mais toujours transparente, s'étendant bientôt à toute la surface. Trouble persistant du bouillon. Donnant sur pomme de terre une couche épaisse, jaune clair, puis jaune brunâtre. Odeur ammoniacale, urineuse des cultures. Déterminant chez le lapin une pseudo-tuberculose (nodules caséeux dans l'hypoderme) chez la souris une septicémie mortelle en 2 ou 3 jours. Le cobaye est réfractaire. . . . . **Bact. pseudo-tuberculosis liquefaciens** (CAZAL ET VAILLARD).

c) B. grêles 1-3 µ/0,5-0,7, mais pouvant former de longs filaments de 6-8 µ, donnant sur plaques de gélatine des colonies punctiformes très rapidement liquéfiantes ; sur gélose une bande assez large, d'un blanc vitreux, puis à reflets irisés ou nacrés. Le bouillon, troublé en 24 heures s'éclaircit ensuite en formant un dépôt épais, visqueux. Le milieu optimum est la pomme de terre, à 37° surtout : revêtement épais, envahissant, jaune-citron avec bulles de gaz : le milieu brunit. La culture dépasse ensuite largement la tranche du tubercule. Odeur fétide de toutes les cultures, surtout de la gélatine. Pyogène pour le lapin par injection intra-veineuse : mort en 24 jours par polyarthrite purulente. . . . . **Bact. pyogenes fœtidum liquefaciens** (LANZ).

Strepto-bacterium fœtidum (Jacque et Masay) ne diffère du précédent que par sa virulence plus grande et par des détails de culture. C'est un court bâtonnet, souvent en longues chaînettes dans le bouillon (ressemblant beaucoup à *B. pestis*) sur gélose à 37°, la culture, dès son apparition, envahit toute la surface du milieu en couche continue, épaisse. De même sur sérum et pomme de terre. Virulent pour tous les animaux de laboratoire, même le rat blanc, qui meurt en quelques heures, par injection sous-cutanée.

Trouvé dans des crachats et des sérosités pathologiques.

3· **Donnant sur pomme de terre une culture limitée au voisinage de la strie d'ensemencement.**

a) *Faisant fermenter le lactose*. Coagulant le lait par formation d'acide.

I. — *Liquéfaction de la gélatine remarquablement tardive*, commençant vers le **10°** jour ou même après la 3° semaine. Morphologiquement comme B. coli. Mobilité lente . . . . **Bact coli var. albido-liquefaciens** (LEHMANN).

II. — *Liquéfaction rapide de la gélatine*. Bâtonnets très mobiles [1].

A. — *Faisant fermenter le glucose et non le saccharose*.

Court bâtonnet, aérobie strict. Agent de putréfaction énergique, liquéfiant la fibrine et le blanc d'œuf. . . . . **Bact. stomato-fœtidum** (FISCHER).

B. — *Faisant fermenter le glucose et non le saccharose*.

1° Bâtonnets assez épais (0,7-1 µ), se développant très mal en milieu anaérobie, donnant sur pomme de terre une culture abondante, blanc-jaunâtre, non pathogène. . . . . **Bact. cloacae** (JORDAN).

2° Bâtonnets très grêles (0,25 µ d'épaisseur); anaérobie facultatif, donnant sur pomme de terre une culture minime, jaune-brunâtre. Pathogène par inoculation intramusculaire (mort en 24 h.) et par ingestion pour les écrevisses et un certain nombre de poissons. L'injection intra-péritonéale de fortes doses est nécessaire pour tuer le cobaye et le lapin. La grenouille est réfractaire. . . . . **Bact. astaciperda** (HOFER).

[1] ... les poules doit être rattaché à cette catégorie.

TABLEAU VIII (*Suite*)

Groupe de Bact. vulgare.

b) Ne faisant pas fermenter le lactose.

I. — *Bâtonnets encapsulés* dans l'organisme, ressemblant morphologiquement à *B. pneumoniæ* (Weichselbaum-Friedlander), donnant sur plaques de gélatine des colonies rondes, liquéfiant *lentement* ; sur pomme de terre, culture muqueuse, jaune-orangé, ne coagulant pas le lait . . . . **Bact. Herrmanni** (Herzfeld et Herrmann).

Trouvé dans une sécrétion du sinus maxillaire.

II. — *Bâtonnets non encapsulés.*

A. — Les cultures sont pathogènes pour les animaux de laboratoire (action pathogène **peu caractéristique** : par inoculation sous-cutanée, abcès putrides chez le lapin et le cobaye ; de très fortes doses déterminent des accidents toxiques. Des septicémies sont difficiles à obtenir).

1° B. de forme très constante, même dans les vieilles cultures, petit, ovalaire (long de 0,6-1 μ), donnant sur plaques de gélatine des colonies rondes, d'abord à contour net, puis avec prolongements floconneux. Le lait, en couche mince (dans un ballon plat) est peptonisé sans coagulation, devient visqueux et dégage une odeur fétide. En tubes, le lait est coagulé en 24 à 48 h. avec réaction neutre ou faiblement alcaline ; cette culture est inodore alors que toutes les autres dégagent une odeur putride. **Bact. septicum putidum** (Roger).

2° B. remarquablement polymorphe, longueur variant de 1,25-4 μ, filaments atteignant 80 μ droits, onduleux et même spiralés, formes d'involution sphériques dans les vieilles cultures. Donnant sur plaques de gélatine des colonies d'aspect typique ou peu caractéristique :

Colonies typiques : centre grenu ; de la zone périphérique filamenteuse partent en tous sens des prolongements souvent très longs, de forme irrégulière, bizarre, « en boudin », fusiformes ou « en tentacules » ; parfois, sur gélatine à 5 %, ces prolongements peuvent se détacher complètement de la colonie et former des îlots mobiles.

Colonies peu caractéristiques, fréquentes surtout après un séjour prolongé dans les milieux artificiels. Colonies minces, grisâtres, transparentes, à contour onduleux, ressemblant aux colonies de *B. typhosum*, mais liquéfiant rapidement (dès la 16e-24e h.).

(Certaines races gardent le Gram dans les premières cultures, si on ne prolonge pas l'action de l'alcool). Agents de fermentation putride plus ou moins énergique des matières albuminoïdes (odeur putride des cultures). Déterminant la peptonisation du lait précédée en général de coagulation. Action variable sur le glucose et le saccharose. . . . . . . **B. du groupe de Bact. vulgare** = Proteus vulgaris (Hauser).

Groupe de Bact. vulgare (*Suite*).

Il existe un certain nombre de races de proteus présentant les caractères communs ci-dessus énoncés et différant entre elles par des propriétés chimiques d'une assez grande fixité à travers les générations. Ce sont :

— Peptonisant la fibrine.

— Faisant fermenter le glucose avec production d'acide et de gaz. **B.** (**proteus**) **vulg.** (type Hauser).

— Faisant à peine fermenter le glucose (n'acidifiant pas nettement et ne produisant pas de gaz) . . . . **B.** (**proteus**) **vulg.** (type Tissier).

— N'attaquant pas la fibrine.

— Faisant fermenter glucose et saccharose, ne donnant pas la réaction de l'indol, réduisant les nitrates en nitrites, faisant fermenter l'urée. . . . . **B.** (**proteus**) **var. A** (Weber).

— Faisant fermenter le glucose et non le saccharose, ne donnant pas
la réaction de l'indol, ne réduisant pas les nitrates, ne faisant
pas fermenter l'urée . . . . **B.** (**proteus**) **var. B** (Weber).

— Ne faisant fermenter ni glucose, ni saccharose, ni urée, donnant
la réaction de l'indol, ne réduisant pas les nitrates en nitrites. **B.** (**proteus**) **var. C** (Weber).

Note. — C'est par la recherche des caractères morphologiques et
chimiques communs au groupe proteus et non par la réaction agglutinante avec un sérum protéo-bacillaire que l'on déterminera si un
bâtonnet liquéfiant, mobile, non sporulé, doit ou non rentrer dans ce
groupe. L'agglutination permettra, par contre, de différencier entre
elles diverses races de *B. proteus*. C'est ainsi que l'on peut corroborer par l'agglutination, la détermination des races A, B et C (Weber).

B. — Les cultures ne sont pas pathogènes pour les animaux de laboratoire.

α) B. très polymorphe, munis de cils nombreux implantés sur tout le corps
bactérien. Colonies sur plaques souvent caractéristiques prolongements).
Agents de fermentation putride des matières albuminoïdes . . . . . Echantillons avirulents des **B.** du **groupe de Bact. vulgare.**

β) B. monomorphes, munis d'un seul cil polaire.

α') Colonies sur plaques de gélatine à surface ponctuée, à contour net, den-
telé puis frangé, liquéfaction en cupule, donnant beaucoup d'H^2S. . **Bact punctatum** (Zimmermann).

B. aquatilis liquefaciens (Flügge), *B. liquidus* (Frankland), sont identiques au précédent.

β') Colonies liquéfiant la gélatine d'une manière très particulière : aspect
de trou creusé à l'emporte-pièce ; colonie annulaire au pourtour de la
zone liquéfiée . . . . **Bact. annulatum** (Zimmermann).

[*B. oogenes sulfureus*, *c*, *d* et *f* (Zörkendörfer) et deux B. des eaux :
B. spumosum (Zimmermann) et *B. liquefaciens* (Tataroff) paraissent
voisins des précédents. Ils ne sont pas assez complètement décrits pour
pouvoir être déterminés.]

TABLEAU IX

Spirilles aérobies, liquéfiant la gélatine, mobiles, ne prenant pas le Gram.

I. — ***Gros spirilles de plus d'un μ d'épaisseur, décrivant ordinairement plusieurs tours de spire.*** Non pathogènes.

A. — **Spirilles épais de 1 μ en moyenne;** troublant le bouillon en formant un voile. Couche blanche, humide sur pomme de terre. Un bouquet de cils à chaque extrémité . . . . **Sp. serpens** (MULLER).

B. — **Spirilles très grands, épais de 1 1/2 à 2 μ.** Le bouillon est uniformément troublé ; sur pomme de terre, ils forment une couche grise et sèche . . . **Sp. volutans** (KUTSCHER).
(*Sp. giganteum* (Migula) parait identique au précédent.)

II. — ***Spirilles petits, décrivant plusieurs tours de spire***, se développant sur gélose dans une gangue protéique où ils vivent en zooglées. Sur ce milieu, la culture est blanche, très superficielle, filante, muqueuse et élastique. Pas d'action fermentative sur le sucre de lait. Pas de production d'indol . . . . **Sp recti physeretis** (BEAUREGARD).

III. — ***Spirilles présentant un à cinq tours de spire***, ayant en moyenne 0,8 μ d'épaisseur ; un bouquet de cils à chaque extrémité. Liquéfiant lentement la gélatine, ne cultivant pas sur pomme de terre. Non pathogènes. . . . . **Sp. tenue** (EHRENBERG).

IV. — ***Petits spirilles, habituellement en forme de virgule ou de parenthèse,*** ou en forme d'S ; se réunissant rarement pour former plusieurs tours de spire. Epaisseur moyenne 0,5 μ. (*Groupe de sp. choleræ et des vibrions pseudo-cholériques.*)

Ces spirilles présentent sur plaques de gélatine des colonies dont l'aspect se rapproche plus ou moins de celui des colonies de *Sp. choleræ*. Les différences dans l'aspect des cultures de *Sp. choleræ* et des *Sp. pseudo-cholériques* ne sont pas assez frappantes pour fournir un élément de diagnostic. Les propriétés pathogènes et la réaction indol-nitreuse n'ont rien non plus de caractéristique ainsi que l'on pourra s'en rendre compte par le tableau suivant dans lequel nous classons les spirilles les mieux étudiés.

A. — **Ne se développant pas à 37°** (en premières cultures). . . . . *Type :* **Sp. romanum** (CELLI ET SANTORI).

Ce groupe comprend :

1° *Sp. romanum*, qui est un cholérique vrai non virulent pour les animaux et ne donnant pas d'indol (dans les premières cultures).

2° **Des spirilles des eaux** : *Sp. marinum* (Russell), *Sp. de Sanarelli* (*Bercy I et II, Pont-au-Change I*).

B. — Cultivables à 37°.

1° Ne se développant pas dans le bouillon . . . . *Type :* **Sp. de Suresnes IV** (Sanarelli).

2° Se développant dans le bouillon.

α) *Réaction indol-nitreuse négative le huitième jour.*

a) Pathogènes pour le cobaye (en injection intrapéritonéale). . . . . *Type :* **Sp. I** (Bonhof).

b) Non pathogènes. Un grand nombre de spirilles répondent à ces caractères. . *Type :* **Sp. de Lisbonne** (Pestana).

Les uns ont été trouvés dans les *selles : Sp. Vogleri* (Vogler), *Sp. Zorken-dorferi* (Zörkendörfer), *Sp. de Lisbonne* (Pestana). Ce dernier a été trouvé dans une épidémie cholérique bénigne. D'autres ont été trouvés dans les *eaux : Sp. de Billancourt I* (Sanarelli), *Sp. d'Asnières II* (Sanarelli), *Sp. de Levallois-Perret I* (Sanarelli), *Sp. de Gennevilliers II* (Sanarelli), *Sp. de Versailles* (étangs) (Sanarelli).

β) *Réaction indol-nitreuse faible ou tardive, positive le huitième jour.*

a) Spirilles pathogènes pour le cobaye en injection intrapéritonéale et non pour le pigeon en injection intramusculaire (à dose inférieure à une öse de platine de culture) (Cholérique authentique) . . . . *Type :* **Sp. de Massaouah.**

b) Spirilles pathogènes pour le cobaye et pour le pigeon. . . . . *Type :* **Sp. Finkleri** (Finkler et Prior).

c) Spirilles non pathogènes . . . . *Type :* **Sp. romanum** (Celli-Santori) (après le 8e mois).

En dehors du spirille précédent qui est un cholérique authentique, se placent ici divers spirilles des eaux. Un spirille des eaux de mer (*Sp. Fokkeri*). Plusieurs des spirilles décrits par Sanarelli sous les numéros V, VII, VIII, IX, X, XI, XII, XVI, XVII, XVIII, XIX, XXI, XXII, XXV, XXVI, XXIX, XXX ; et en outre un spirille qui pourrait donner des abcès par injection sous-cutanée à la souris (*Sp.* ***helcogenes***) (Fischer).

γ) *Réaction indol-nitreuse positive en vingt-quatre heures.*

a) Sp. pathogènes pour le cobaye en injection intrapéritonéale, et non pour le pigeon en injection intramusculaire (à dose inférieure à une öse de platine de culture). . . . . *Type :* **Sp. choleræ** (Koch) = **Sp. indicum.**

A ce groupe appartiennent des spirilles cholériques authentiques : (*Sp. de Hambourg, Sp. de Courbevoie*, etc., et des spirilles des eaux de fleuves : (*Sp. Læffleri, Sp. Blachstein, Sp. Danubicum, Sp. Dunbar, Sp. Ivanoff*.

b) Sp. pathogènes pour le cobaye et pour le pigeon . . . . *Type :* **Sp. Metschnikoffi** (Gamaleia) (Vibrion avicide).

A ce groupe appartiennent en dehors du précédent : Un spirille cholérique authentique : *Sp. d'Angers* et des spirilles des eaux de fleuve : *Sp. de Saint-*

TABLEAU IX (*Suite*)

Cloud (Sanarelli), *Sp. du Point du Jour* (Sanarelli), *Sp. de Gennevilliers V* (Sanarelli), *Sp. de Versailles* (eau de Seine) (Sanarelli). (Ces quatre derniers sont inconstamment pathogènes pour le pigeon).

Note. — Le tableau précédent montre que ni l'étude des cultures et des produits qui s'y forment, ni les inoculations expérimentales ne fournissent des caractères absolument spéciaux au spirille cholérique authentique. Aussi, est-il nécessaire d'avoir recours aux réactions biologiques. La recherche des hémolysines et des sensibilisatrices donne des résultats moins constants que celle des réactions d'immunité qui renseignent plus sûrement.

Hémolysines. — D'une manière générale, les sp. pseudo-cholériques produisent des hémolysines thermolabiles dans les milieux liquides et solides, tandis que les cholériques vrais n'en produisent pas. Mais il n'y a rien là d'absolu, souvent c'est une question de degré, car il y a des races de sp. cholériques vrais qui élaborent des hémolysines.

Sensibilisatrices. — La méthode est d'application difficile, car la fixation est d'intensité variable suivant les races. En tout cas il faut opérer avec des cultures chauffées ou des autolysats pour éviter l'action hémolytique possible.

Réactions d'immunité.

Les résultats en sont résumés dans le tableau suivant :

	Réaction de Pfeiffer	Agglutination par choléra-sérum	Déviation du complément	Hémolysines
Sp. cholériques authentiques..........	+	+	+	0 quelquefois +
Sp. d'El Tor. (non cholérigène)..........	+	+	+	+
Sp. pseudo-cholériques..............	0	0 D'après Kolle	0	+ D'après Neufeld et Haendel.

TABLEAU X

Bâtonnets aérobies liquéfiant la gélatine, non chromogènes, ne prenant pas le Gram, ne formant pas de spores, immobiles.

I. — Optimum de 10°-15°. Ne se développant pas au-dessus de 20°. La liquéfaction de la gélatine se fait souvent avec une telle lenteur qu'elle ne se manifeste que par la formation d'un entonnoir sec. Ne cultivant pas sur pomme de terre. Par inoculation et par ingestion les cultures sont mortelles pour les truites (septicémie) . .	**Bact. salmonicida** (B. de la peste des truites) (EMMERICH, LEHMANN ET NEUMANN).
II. — Se développant au-dessus de 20°.	
A. — Rendant visqueuses les solutions neutres ou légèrement alcalines de saccharose. Ne se développant pas dans les solutions acides.	**Bact. viscosum sacchari** (KRAMER).
B. — N'ayant pas ces caractères.	
1° **Bâtonnets courts et grêles** (0,3-1,4 µ/0,3-0,4 µ). Colonies sur plaques ressemblant à celles de Bact. coli. Liquéfaction infundibuliforme de la gélatine après 48 h. : les colonies présentent alors un pourtour cilié. Culture abondante, blanc-grisâtre sur la gélose qui parfois brunit un peu. Bande jaune-brunâtre, humide sur pomme de terre, coagulant puis peptonisant le lait. Produisant des gaz dans les milieux glucosés. Optimum 25°	**Bact disciformans** (ZOPF).
D'après Lehmann et Neumann, *Bacillus disciformans* et *B. azureus* (Zimmermann), sont identiques au précédent.	
2° **Gros bâtonnets**. Colonies sur gélatine à prolongements ramifiés en racine. Culture jaune ocre sur pomme de terre	**Bact. aquatile radiatum** (FLÜGGE).
3° **Bâtonnets grêles.** Colonies orbiculaires à plis rayonnants sur gélatine. Liquéfaction tardive. Sur pomme de terre, pellicule gris sale	**Bact. glaucum = B. canus** (MASCHEK).

TABLEAU XI

Microcoques aérobies, chromogènes jaunes, liquéfiant la gélatine

I. — Ne prenant pas le Gram.

A. — Petit microcoque (0,3 μ), formant sur plaques de gélatine des colonies d'un jaune-soufre mat, liquéfiantes. Ne coagulant pas le lait, ne faisant pas fermenter les sucres, liquéfiant lentement le sérum coagulé, ne produisant pas d'indol. Pigment insoluble dans tous les dissolvants usuels . . . . **M. chromidrogenus citreus** (Trommsdorff).

Trouvé dans un cas de chromidrose de l'homme.

B. — Microcoques de dimensions moyennes ou grandes (0,6-1,5 μ).

α) *M groupés en diplocoques gonococciformes ou en petits amas, donnant des colonies d'un jaune d'or.* Action pyogène expérimentale . . . . **M. (Staph.) meningitidis aurantiacus** (Wyssokowitsch).

Isolé du liquide céphalo-rachidien au cours d'une méningite otique humaine.

β) *Gros microcoques de 1,2-1,5 μ donnant des cultures peu abondantes, d'un jaune-soufre sur gélose et sur la gélatine qui est lentement liquéfiée.* Cultures d'un jaune plus foncé sur pomme de terre. Ne troublant pas le bouillon. Tuant la souris. . . . . **M. citreus rigensis** (Bazarewsky).

M. citreus granulatus (Freund) est très voisin du précédent.

II. — Prenant le Gram.

A. — Mobiles.

1° Formant en 5 ou 6 jours des spores résistant 1/2 heure à 100°. . . . . . . **M. ochroleucus** (Prove).

2° Ne formant pas de spores.

α *Pathogène pour le lapin* (gangrène cutanée au point d'injection et septicémie). . **M. Biskra** (Duclaux).

β) *Virulent pour le lapin, le cobaye et le chien.* M. de 1 μ. très mobiles, pourvus de 2 cils au moins. Petites colonies rondes, blanches, puis jaune de chrome, liquéfiant rapidement la gélatine; odeur cireuse. Alcalinisant le lait sans le coaguler. **M (Cryptococcus) xanthogenicus** (Domingos Freire)

(Isolé du sang de l'homme).

γ) *Non pathogènes.*

Gros m. (2 μ à 2,3 μ), groupés en diplocoques gonococciformes. Colonies rondes, jaunâtres puis jaune ocre. Liquéfaction en cupule; pas de culture dans le canal de la piqûre. Mince bande grise sur pomme de terre. Liquéfiant le sérum coagulé. **M. (Diploc.) subflavus** (Bumm).

(Isolé des voies urinaires, de suppurations.)

Le *Diplocoque jaune orangé* de Steinschneider doit être identifié au m. précédent.

B. — Immobiles.

1° Microcoques entourés d'épaisses capsules et groupés en amas zoogléiques
de 10 à 100 μ dans le tissu pathologique (botryomycome du cheval) et dans le
pus qui s'en écoule. (Amas entourés d'une masse gélifiée . Dépourvus de capsule
dans les milieux artificiels sauf parfois dans le sérum liquide, et se groupant alors
par deux ou par quatre. Cultures ne présentant aucune différence essentielle avec
celles de *M. pyogenes aureus* liquéfaction plus lente, développement beaucoup
plus grêle sur gélose, odeur de fraise des cultures sur gélatine et pomme de terre).
Virulence très variable pour le cobaye et le lapin (accidents locaux ou généraux).
Agent du « champignon de castration » du cheval, transmissible à l'homme. . . **M ascoformans** (= ascococcus equi) (Johx).

Synonymes : *Discomyces equi* (Rivolta), *Botriomyces* (Bollinger), *Botryococcus*
ascoformans (Kitt , *Micrococcus botryogenes* (Rabe).
Note. — Les différences qui séparent l'agent du botryomycome de *M. pyogenes*
(Rosenbach), sont presque exclusivement d'ordre biologique. D'après Lehmann et
Neumann, on peut rattacher au M précédent : *ascococcus Billrothii* qui est encapsulé même dans les milieux artificiels et *ascococcus cantabridgensis* (Hankin)
(retiré de la bouche). Ce dernier M. a des capsules moins nettes; il donne sur
gélose un revêtement visqueux, étalé, transparent.

2° Microcoques groupés en chainettes ou susceptibles de présenter cette disposition dans les milieux liquides.

α) *Liquéfaction tardive et incomplète* (simple ramollissement) *de la gélatine*. Pigment
jaune-brunâtre à la surface des milieux usuels; colonies non colorées dans le
canal de la piqûre. Petits microcoques groupés par deux ou en courtes chaînettes.
(Habitat : eau) . . . . **M. flavus desidens** (Flugge).

β) *Liquéfaction rapide de la gélatine.*

a) Petit m. (0,3 μ) groupés en courtes chaînes même sur les milieux solides. Colonies sur plaques jaunes ou verdâtres. Liquéfaction cylindrique. Coagulation
lente du lait. **M.** (**Streptococcus**) **coli brevis** (Escherich).

b) Gros diplocoques pouvant se disposer en courtes chainettes. Colonies sur plaques d'un jaune franc à structure radiée (aspect de roue), à contours nets. Epais
revêtement jaune brillant sur pomme de terre. Coagulation rapide du lait.
Action protéolytique. (Habitat : air . . . . **M. flavus liquefaciens** (Flugge).

3° Microcoques ne se disposant pas en chainettes. Coagulant le lait.

a) *Culture favorisée par la sécheresse du milieu artificiel.*
M. donnant sur pomme de terre à moitié desséchée des colonies caractéris-

TABLEAU XI (*Suite*)

tiques, deux fois plus épaisses que celles qu'ils forment sur la pomme de terre humide, en forme de pyramide ou de coupole, d'aspect crayeux. M. n'ayant aucun pouvoir fermentatif à l'égard des hydrates de carbone. Optimum 22°. Cultivant de 5° à 40°.

— M. de 0,9 μ, isolés ou par deux et souvent en amas, formant sur plaques de gélatine des colonies à contours nets d'un jaune ocre. Liquéfaction rapide cupuliforme, puis cylindrique avec dépôt jaune ; coagulant le lait en quelques jours. La culture sur pomme de terre humide consiste en un faible enduit jaune ocre, plat, à bords sinueux ; sur pomme de terre préalablement desséchés (par un séjour à l'étuve) les colonies, deux fois plus saillantes, ont l'aspect de petites pyramides, sèches, poudreuses, d'un blanc de chaux . . . **M. xerophilus** (Glage).

— M. isolés ou par deux, rarement en amas, colonies sur plaques analogues à celles du M précédent, mais liquéfiant lentement la gélatine (après deux semaines). Liquéfaction « en bulle » puis voile. Le lait devient jaune, puis il est lentement coagulé (en quelques semaines). La culture sur pomme de terre humide est faible, d'un jaune orangé ; sur le tubercule sec, les colonies, saillantes, affectent la forme de coupoles blanches, sèches . . . . **M. pulcher** (Glage).

Note. — Ces microcoques, trouvés sur de la viande sèche, conservée à basse température, dont la surface s'était recouverte d'un enduit blanchâtre, sont inoffensifs pour les animaux (*per os*).

b) *Ne présentant pas ces particularités culturales.*

I. — *Coagulant le lait avec réaction amphotère* (Ferment lab) (Trouvé dans le fromage). . . . . **M. (staphyl.) n° 32** (Troïli-Petersson).

Groupe de M. pyogenes M. luteus

II. — *Coagulant le lait avec réaction acide.*

α) M. de dimensions moyennes (0,8 μ), habituellement en amas, par deux ou isolés, coagulant le lait en 1-8 jours. Trouble intense, uniforme du bouillon. Optimum 37°. Action pyogène variable.

— Liquéfaction rapide (dès le 2e ou 3e jour), infundibuliforme puis cylindrique.

— Colonies de couleur jaune pâle. . . . . **M. pyogenes var. citreus** (Passet).

— Colonies de couleur jaune orangé. . . . . **M. pyogenes var. aureus** (Rosenbach).

— Liquéfaction très lente. Colonies de couleur jaune-orangé . . . . . **M. salivarius pyogenes** (Biondi).

Note — Ces trois microcoques ne représentent que des variétés transformables d'une même espèce. Doivent être rattachés également au

Groupe de M. pyogene *(suite)*

groupe de *M. pyogenes* d'après Löhnis : *M. fulvus* (R. Weiss). *Staphylococcus mastitidis aureus* (Guillebeau) et d'après Lehm. et Neumann : *M. flavus conjunctivæ* (Gombert). Ce dernier toutefois, n'a pas donné de culture apparente sur pomme de terre *M. strobiliformis* (Lembke) incomplètement décrit, appartient également à ce groupe.

β, M. de dimensions moyennes (0,4 à 1,2 μ), habituellement par deux ou par quatre. Coagulant le lait lentement (vers le 20° jour) et incomplètement. Ne troublant pas le bouillon. Cultures aussi abondantes à 20° qu'à 37°. Non pyogène . . . . **M. luteus** (Lehmann et Neumann).

Note. — *M. flavus* (Flügge) ne diffère du précédent que par des détails : (moindre tendance à la formation de tétrades, colonies plus finement granuleuses). *M. cupularis* (Lembke) et *M. corrugatus* (Dyar), incomplètement décrits, mais qui ne troublent pas le bouillon, paraissant identiques à *M. luteus*.

4° Microcoques ne se disposant pas en chainettes Ne coagulant pas le lait.

a) Ne cultivant pas sur pomme de terre Ne modifiant pas le lait. . . . . . **M. n° 1 var. b** (Freudenreich).

b) Cultivant sur pomme de terre.

— Donnant au lait un goût désagréable. . . . . **M. n° 1 var. a** (Freudenreich).

— Ne modifiant pas le lait. Colonies sur plaques les unes jaunes, les autres blanches. **M. bicolor** (Zimmermann).

(*M. cremoïdes* (Zimmermann) est très voisin du précédent.)

TABLEAU XII

Sarcines liquéfiant la gélatine, chromogènes jaunes.

A. — Ne formant de paquets que dans les milieux liquides.

α) *Matière colorante d'un jaune soufre ;* liquéfaction lente. . . . . **S. flavescens** (Henrici).

β) *Matière colorante d'un jaune orangé ;* liquéfaction rapide. . . . . **S. aurantiaca** (Koch).

B. — Formant des paquets typiques sur les milieux solides et liquides.

1° **Colonies d'un jaune orangé** sur gélose et gélatine. Culture sur pomme de terre abondante, orangée, brillante puis verruqueuse . . . . **S. aurantiaca** (Flügge).

(*S. aurea* (Macé) et *S. aurescens* (Gruber) ne diffèrent de l'espèce précédente que par des caractères peu importants.)

2° **Colonies** sur gélose et gélatine d'un **gris-jaunâtre, jaune-soufre ou jaune-verdâtre**. Trois sarcines voisines :

α) *Colonies sur plaques grossièrement grenues,* pigment jaune-soufre ; culture sur pomme de terre surélevée puis étalée, jaune-soufre ou jaune citron, tomenteuse. Paquets volumineux . . . . **S. lutea** (Flügge).

(D'après l'aspect des colonies sur plaques, Stubenrath distingue deux variétés fortement liquéfiantes (var. typique et var. diffluente) et une variété peu liquéfiante (var. compacte).

β) *Colonies sur plaques moyennement grenues ;* cultures d'un gris-jaunâtre sur tous les milieux. . . . . **S. equi** (Stubenrath).

Peuvent être considérées comme des variétés de l'espèce précédente : *S. livido-lutescens* (Stubenrath) qui n'en diffère que par la culture sur pomme de terre (gris-rougeâtre, ne devenant jaune-brunâtre que vers la 3e semaine). *S. variabilis* (Stubenrath) qui présente sur tous les milieux des colonies grises à côté de colonies jaunes. *S. mobilis* (Maurea) dont les colonies sur gélatine et gélose présentent parfois une fluorescence jaune-verdâtre (La mobilité ne constitue plus un signe différentiel spécifique depuis que les travaux de Meyer et Ellis ont montré que toutes les sarcines traversaient une phase de mobilité).

γ) *Colonies sur plaques finement granuleuses ;* cultures sur pomme de terre jaune de chrome ; paquets peu volumineux . . . . **S. flava** (de Bary).

(Paraissent se rapporter à l'espèce précédente un certain nombre de sarcines qui ont été individualisées d'après des caractères distinctifs trop fragiles : *S. superba*, *S. olens* (Henrici), *S. liquefaciens* (Frankland), *S. bicolor*, *S. gigantea* (Kern).

TABLEAU XIII

Bâtonnets aérobies, liquéfiant la gélatine, chromogènes jaunes, formant des spores.

I. — Mobiles.

A. — Bacille pathogène pour les animaux de laboratoire usuels, mais non pour les oiseaux. Agent de maladies spontanées des poissons.

Bâtonnets courts. Coagulation du lait. Fermentation du glucose. Le filtrat des cultures est toxique . . . . **B. piscicidus agilis** (Sieber).

B. — Bacilles non pathogènes.

1° Spores rondes terminales.

Bâtonnets longs et grêles (0,5 µ/4 à 7 µ). Filaments dans les vieilles cultures. Lait peptonisé sans coagulation. Dissolvant le blanc d'œuf. Ne faisant fermenter ni le lactose ni le glucose. Ne produisant pas d'indol . . . . **B. annulosporus** (Choukevitch).

(Isolé de l'intestin du cheval. Aérobie strict.)

2° Spores allongées.

α) *Bâtonnets épais* (1,2 à 2 µ/2 à 3 µ), isolés ou en courtes chaînes. Optimum 22°. Strie jaune sale, visqueuse sur la gélose qui brunit (Spores 0,8 à 1,2 µ/1,7 à 2,2 µ). Le lait est tardivement et partiellement coagulé puis peptonisé. Ne produisant ni indol ni gaz. Liquéfiant la gélatine comme *Sp. choleræ* (48 heures). Culture sur pomme de terre visqueuse, jaune (Habitat : plantes). . . . . **B. petasites** (Meyer et Gottheil).

D'après Gottheil, *B. lactis* (Lembke) serait identique.

β) *Bâtonnets grêles et courts* (1,9 µ/0,5 à 0,7 µ). Spore cylindrique (0,3 µ/1,1 µ). Liquéfaction lente de la gélatine. Culture jaune, devenant ridée sur gélose et sèche, pelliculaire sur pomme de terre (Habitat : fumiers) . . . . **B. parvus** (Meyer et Neide).

D'après Meyer et Neide, les bactéries suivantes sont identiques : *B. leptodermis* (Burchard), *B. lævis* (Frankland), *B. coccoïdeus* (Pansini), *B. geniculatus* (de Bary), *B. leptosporus* (Klein), *B.* (*tyrothrix*) *tenuis* (Duclaux) et *B. intermedius* (Flügge).

II. — Immobiles.

A. — Colonies sur gélatine non chromogènes.

Bâtonnets épais, trois fois plus longs que larges; culture grise, muqueuse sur la gélatine,

TABLEAU XIII (*Suite*)

qui est rapidement liquéfiée. Culture épaisse, plissée, blanc sale, puis d'un jaune rougeâtre sur la gélose. Ce bacille prend le Gram ; peptonise le lait . . . . . . **B. n° 14** (Adametz).

(*B. squamosus longus* (Kern) incomplètement décrit, paraît être identique au précédent.)

B. — Colonies chromogènes jaunes sur gélatine.

1° Bacilles déformés en fuseau par la sporulation (qui n'a lieu qu'en présence d'air : anaérobie facultatif). Produisant de l'acide butyrique et de l'alcool butylique dans les milieux hydrocarbonés . . . . **B. subanaerobius = B. butyricus n° 3** (Grüber).

2° Bacilles ne présentant pas cette propriété fermentative.

α) *Non cultivables pas sur pomme de terre ;* ne cultivant qu'au-dessousde 30°. Bâtonnets disposés en longs filaments onduleux. Colonies jaunâtres sur gélatine avec prolongements en pattes de crabe. . . . . **B. multipediculus flavus** (Zimmermann).

β) *Cultivables sur pomme de terre.*

a) Bacilles grêles, pathogènes pour le cobaye, le lapin, la souris grise, mais non pathogènes pour la souris blanche . . . . **B. Tricomii** (Tricomi).

b) Bacilles non pathogènes.

— Colonies sur pomme de terre humides, jaune de chrome ; sur plaques, colonies à contours irrégulièrement dentelés . . . . **B. villosus liquefaciens** (Tataroff).

— Colonies sur pomme de terre d'un brun-verdâtre. Sur plaques de gélatine, jaune de chrome à contours lobulés. . . . . **B. viscosus ochraceus** (Freund).

TABLEAU XIV

Bâtonnets aérobies, liquéfiant la gélatine, chromogènes jaunes, ne formant pas de spores.

I. — Mobiles.

A. — Bactéries pathogènes pour les animaux de laboratoire.

1° Prenant le Gram.

Culture jaune sur pomme de terre. Liquéfiant le sérum. Pathogène pour le lapin. — **Bact. leporis lethale** (Sternberg).

2° Ne prenant pas le Gram. Culture brune sur pomme de terre.

Petits bâtonnets à extrémités arrondies. Donnant des bulles de gaz dans la gélatine. Colonies rondes, nettement circonscrites, d'un gris-jaunâtre, transparentes sur la gélose. Pathogène pour la souris, le cobaye et le lapin . . . . — **Bact. septicum ulceris gangrænosi cutis** (Babès).

Trouvé dans un cas mortel d'ulcérations multiples de la peau.

B. — Bâtonnets réunis en amas entourés d'une gangue muqueuse sur les milieux solides.

Bâtonnets courts (1 à 3 μ/0,6 à 0,7μ), ne prenant pas le Gram. Colonies d'un jaune d'or sur gélatine, gélose et pomme de terre. La gélatine lentement liquéfiée devient visqueuse. Le lait n'est pas coagulé. Pas de production de gaz dans les milieux glucosés. — **Bact. herbicola aureum** (Burri et Duggeli).

Note. — *Ascobacillus citreus* (Unna et Tommasoli) et *ascobacterium luteum* (Babès) [= *Ascobacillus sacchari* (Smith) d'après Macé] imparfaitement décrits, paraissent voisins du précédent.

C. — Bactéries ne présentant pas ces caractères.

a) *Non cultivables pas sur pomme de terre.*

Bâtonnets petits et fins. Colonies jaunâtres écailleuses sur gélatine et sur gélose. Dépôt jaune orangé dans la gélatine liquéfiée . . . . — **Bact. squamosum** (Pansini).

b) *Cultivables sur pomme de terre.*

1° Bactéries ayant sur pomme de terre des propriétés chromogènes spéciales.

α) *La pomme de terre est colorée en vert* . . . . — **Bact. ramificans (B. n° 9)** (Pansini).

β) *Les cultures sur pomme de terre ont une coloration d'un rouge-brun* . . . . — **Bact. radiatum** (Zimmermann).

2° Bactéries ayant des propriétés chromogènes particulières sur gélose ou gélatine.

α) *Culture jaune-verdâtre sur gélatine*, couleur *crème* ou jaune-verdâtre sur gélose et pomme de terre . . . . — **Bact. diffusum** (Frankland).

TABLEAU XIV (*Suite*)

β) *Culture sur gélatine jaune-verdâtre* (couleur turquoise). Liquéfaction très lente, sur gélose culture assez épaisse, brillante, d'une couleur *jaune-soufre verdâtre* intense. B. très court et très grêle (0,3 à 1,5 μ/0,2 à 0,3 μ). Liquéfaction lente. Certains échantillons ne liquéfient guère la gélatine (simple dépression) . . . **Bact. turcosa** (ZIMMERMANN).
(Isolé de l'eau).

3° B. chromogènes jaunes sur gélatine ou gélose ne présentant pas les caractères précédents.

α) *Colonies sur plaques de gélatine, présentant des prolongements périphériques fins. Bacilles grêles.*

a) Liquéfiant lentement la gélatine . . . . **Bact. arborescens** (FRANKLAND) = **B. n° 1** (BREUNIG).

b) Liquéfiant rapidement la gélatine . . . . **Bact. rhizopodicum margarineum** (JOLLES).
Ces deux bact. paraissent très voisines.

β) *Colonies sur plaques de gélatine ne présentant pas de prolongements périphériques.*

a) *Coagulant le lait.*

I. — Agents d'altération spontanée du lait. Rendant le lait amer. . . . . . **Bact. liquefaciens lactis amari** (FREUDENREICH).

II. — N'ayant pas ces propriétés.

A. — Non chromogènes sur gélatine.

— Prenant le Gram . . . . **Bact. pituitosum** (MATZUSCHITA).

— Ne prenant pas le Gram. Ne produisant pas d'indol. Ne produisant pas de gaz dans les milieux sucrés . . . . **Bact. flavum** (FUHRMANN).

B. — Chromogènes jaunes sur gélatine.

1° B. courts et minces, ne formant que rarement de longs filaments; coagulant énergiquement le lait ; produisant de l'indol. Ne prenant pas le Gram.

— Ne produisant pas de gaz dans les milieux glucosés. . . . . . . **Bact. aureum liquefaciens** (MATZUSCHITA).
(*B. tremelloïdes* (TILS) se distingue du précédent par ses colonies nuageuses sur plaques de gélatine et sèches, d'un jaune d'or sur gélose.)

— Produisant des gaz dans les milieux glucosés. . . . . **Bact. coli var. luteoliquefaciens** (LEHMANN ET LEVY).

2° B. de dimensions moyennes à extrémités effilées, quelquefois un peu courbés, formant parfois des filaments de (5 à 10 μ). Un voile jaunâtre se forme à la surface du lait qui n'est coagulé qu'à la partie supérieure du tube. . . . . Bact. rhenanum (BURRI).

b) Ne coagulant pas le lait. Bâtonnets courts (1,2 à 3,6 µ/0,5-0,8 µ). Cils terminaux.
Prenant le Gram. Troublant faiblement le bouillon avec voile léger. Produisant de l'indol. Dégageant des gaz dans les milieux glucosés. . . . . **Bact. ochraceum** (ZIMMERMANN).

Note. — Les bactéries suivantes insuffisamment décrites appartiennent à ce groupe : *B. cuticularis* (Tils), *B. aquatilis* et *B. aquatilis villosus* (Tataroff).

II. — Immobiles.

A. — Bâtonnets rendant le lait visqueux sans le coaguler et lui communiquant une odeur et un goût de savon. Culture ridée sur gélose. Optimum 10° . . . . **Bact lactis saponacci** (WEIGMANN ET ZIRN).

B. — Bâtonnets ne présentant pas ce caractère.

a) Non chromogènes sur gélatine. Chromogènes jaunes sur gélose.

1° Bâtonnets courts coagulant le lait sans l'acidifier; culture formant une couche muqueuse d'un jaune sale sur gélose. Habitat : fromage). . . . . . . **Bact. n° 12** (ADAMETZ).

2° Bâtonnets grêles ne coagulant pas le lait, prenant le Gram.

α) *Les colonies sur plaques de gélatine, sont rondes, à contours nets* (colonies en forme de goutte); culture sur gélose de couleur crème ; sur pomme de terre jaune citron ou orangé, abondante. Le milieu optimum est une gélose contenant 4 °/o de chlorure de sodium. Bâtonnets un peu courbés, isolés . . . . **Bact. saliphilum** (MATZUSCHITA).

β) *Les colonies sur plaques de gélatine présentent des prolongements périphériques analogues à ceux des colonies de B. subtilis.* Arborisations latérales comme *B murisepticum* dans le trait de piqûre (caractère inconstant). Sur gélose, culture d'un jaune-brunâtre pâle. Culture blanchâtre, puis d'un jaune-brun intense sur pomme de terre . . . . **Bact. nubilum** (FRANKLAND-ZIMMERMANN).

b) Colonies sur gélatine d'abord d'un blanc grisâtre, puis d'un *jaune verdâtre.* Bâtonnets très courts, donnant une culture grise sur pomme de terre, liquéfiant le sérum coagulé. . . . . **Bact. graveolens** (BORDONI-UFFREDUZZI).

c) Colonies sur gélatine chromogènes jaunes ou jaunâtres.

1° Cultures sur plaques de gélatine présentant des caractères particuliers.

α) *Colonies sur plaques muriformes, d'un gris jaunâtre.* En piqûre dans la gélatine, liquéfaction lente ; formation à la surface d'une culture blanc-jaunâtre ridée, qui s'enfonce quand apparaît la liquéfaction. . . . . **Bact. plicatum** (ZIMMERMANN).

β) *Colonies sur plaques de gélatine entourées de prolongements périphériques.*

Groupe de B. fulvum:

a) Prolongements périphériques courts. Colonies sur gélose tomenteuses, en chou-fleur . . . . **Bact. n° 5** (SIEBERT).

b) Prolongements périphériques pointus. Culture sur gélose sèche, argentée, puis humide, d'un jaune ambré. Culture jaune, humide sur pomme de terre. Odeur fécaloïde. . . . . **Bact. angustum** (LEMBKE).

TABLEAU XIV (*Suite*)

Groupe de B. fulvum (*suite*)	*c*) Prolongements périphériques en forme de franges. Culture humide, jaune orangé ou jaune-brun sur gélose et sur pomme de terre Le lait n'est pas coagulé, mais jaunit. Bâtonnet grêle (0,3 à 0,5 μ) prenant le Gram. . . .	**Bact. fulvum** (Zimmermann, Lehmann et Neumann).
	d) Prolongements périphériques fins et ramifiés (aspect de canaux de Havers). En piqûre dans la gélatine, fines arborisations nuageuses partant du trait. Culture jaune, brillante sur gélose. Bâtonnet court et grêle	**Bact. coronatum** (Keck).
2° Colonies sur plaques de gélatine rondes ou irrégulières, non caractéristiques [1].		
	α) *Prenant le Gram.*	
	a) Bâtonnets courts (1-3,6 μ/0,8-1,2 μ). Se développant mieux à 18°. En piqûre dans la gélatine culture en clou, jaune citron ; la liquéfaction est lente. Sur gélose et pomme de terre la culture est épaisse et jaune	**Bact. helvolum** (Zimmermann).
	Bact. n° 8 Choukevitch) paraît identique au précédent.	
	b) Bâtonnets courts, coccoïdes. La gélatine est liquéfiée lentement. Sur gélose en strie, il se développe une bande étroite, jaune ; sur pomme de terre, une couche sèche jaune citron	**Bact. citreum cadaveris** (Strassmann et Strecker).
	Bact. endothrix (Guéguen), trouvé dans les cheveux dans un cas d'alopécie pseudo-peladique, doit être rapproché des deux bact. précédents.	
	c) Bâtonnets polymorphes ; colonies sur plaques lobulées, culture visqueuse jaune de chrome sur gélose. Culture incolore, lentement liquéfiante sur sérum. Odeur désagréable.	**Bact. chromicolor n° 1** (Freund).
	β) *Ne prenant pas le Gram.*	
	a) Bâtonnets grêles, donnant une culture jaune d'or sur gélatine avec liquéfaction lente ; jaune paille sur gélose ; jaune sale, peu abondante sur pomme de terre.	**Bact. flavum** (Lustig).
	b) Bâtonnets grêles, petits, donnant une culture jaune soufre sur gélatine avec liquéfaction lente ; jaune ou jaune-brun sur gélose ; humide, jaune foncé sur pomme de terre	**Bact. flavo-fuscum** (Lembke).
	(*B. pseudo-conjunctivitidis* (Kartulis) ayant les dimensions et l'aspect de *B. murisepticum* parait identique au précédent.)	
	c) Bâtonnets polymorphes ; colonies sur plaques lobulées. Culture visqueuse, jaune de chrome sur gélose ; culture incolore, lentement liquéfiante sur sérum.	**Bact. chromicolor n° 2** (Freund).

1. Plusieurs bactéries insuffisamment décrites pour être classées appartiennent en outre à ce groupe. Ce sont : *B. flavus* (Macé), *B. aureus* (Frankland), *B. sulfureus* (Kern), *B. viteus liquefaciens* (Kern).

TABLEAU XV

Microcoques et sarcines aérobies, liquéfiant la gélatine, chromogènes bruns ou noirs.

I. — Éléments groupés en paquets (sarcines).

A. — **Paquets réguliers**. Culture lente. Colonies sur gélatine et sur gélose d'un jaune brunâtre ou brun-rougeâtre; liquéfiant lentement. Cultivant très mal sur pomme de terre. (Strie gris-brunâtre de 2-3 millimètres après un mois) . . . . **Sarcina fulva** (Stubenrath).

B. — **Paquets irréguliers**. Culture rapide. Colonies sur gélatine fauves, humides, lentement liquéfiantes. Culture brunâtre, assez abondante sur pomme de terre . . **Sarcina cervina** (Stubenrath).

II. — Microcoques ne présentant pas ce groupement.

A. — **Culture incolore.** Le pigment rouge-brun diffuse dans le milieu. Liquéfaction lente. Odeur répugnante. **M. subgriseus** (Maschek).

B. — **Culture colorée.**

1° **Ne se développant pas dans le lait.** Liquéfaction lente. Éléments ronds. (Habitat : Air) . . . . **M. badius** (Lehmann et Neumann).

2° **Se développant dans le lait.**

α) *Colonies brunes sur tous les milieux.*

a) Liquéfaction lente: le liquide présente une consistance muqueuse. En piqûre, il se forme une masse gluante, d'un jaune brun, à la surface, et une masse blanchâtre dans le canal. . . . . **M. flavus desidens** (Flugge).

b) Liquéfaction rapide; le liquide se recouvre d'un voile sépia, et la culture répand une odeur de pourriture . . . . **M. fuscus** (Maschek).

β) *Colonies petites, brunes sur gélatine, grises puis jaunes sur les autres milieux.* **M. hemorrhagicus** (Klein).

γ) *Colonies grises ou brunes à pourtour violet sur gélatine.* En piqûre le voile est violet. Sur gélose, les colonies sont brunes. Elles sont d'un brun-verdâtre sur pomme de terre. Le sérum est liquéfié. Diplocoque . . . . **M. fœtidus fluorescens** (Klamann).

δ) *Pigment noir sur gélatine ; les colonies superficielles seules noircissent.* Se développant mieux sur gélose glucosée que sur gélose ordinaire. Ne modifiant pas le lait. Prenant le Gram. . . . . **M. nigrescens** (Castellani).

(Trouvé dans des cas de trichomycose de l'aisselle avec sueurs noires).

TABLEAU XVI

Bâtonnets aérobies, liquéfiant la gélatine, chromogènes bruns

I. — Formant des spores. Mobiles.

A. — Pigment brun sur gélatine, gélose et pomme de terre.

1° **Bacille ayant les caractères généraux** *de B. mesentericus vulgatus.* . . . — **B. mesentericus fuscus** (Flugge).

2° **Bacille épais** (2 μ/1,2 à 1,6 μ), isolé ou en filaments. Spores 1,7/1,1 μ. La gélatine est lentement liquéfiée en doigt de gant (4 semaines). En culture sur gélose, le milieu devient brun-noirâtre. Culture brunâtre, coliforme sur pomme de terre. . . . — **B silvaticus** (Meyer et Neide).

B. — Pigment noir sur gélatine, gélose et pomme de terre.

B. ressemblant morphologiquement et en cultures sur gélatine et gélose à *B. mesentericus vulgatus.* Élaborant un pigment noir qui diffuse dans la gélose et dans la gélatine liquéfiée. Sur pomme de terre revêtement plissé, brun ou brun-noir. — **B. aterrimus tschitensis** (Klimenko).

C. — Colonies blanchâtres dans la gélatine qui devient jaune-brunâtre. Culture épaisse, coulante, blanchâtre, plissée sur gélose. Non cultivable sur pomme de terre à 37°. Sur ce milieu, il donne à la température ordinaire une culture rose puis brune ; la pomme de terre brunit. . . . . — **B. dermoïdes** (Tataroff).

D. — Cultures non chromogènes sur la gélatine, chromogènes brun-noir sur gélose et sur la plupart des autres milieux solides. La pomme de terre noircit.

1° **Culture plissée,** d'un brun-noir sur gélose et pomme de terre. . . . . . . — **B. aterrimus** (Lehmann et Neumann) = **B. mesentericus niger** (Lunt).

2° **Culture lisse,** d'un brun-noir sur gélose et pomme de terre . . . . — **B. lactis niger** (Gorini).

II. — Ne formant pas de spores. Mobiles.

A. — B. pouvant donner des colonies brunes, mais produisant ordinairement une *fluorescence verte* dans le bouillon. Les échantillons qui ont perdu la propriété de produire des pigments bleus ou verts sont susceptibles de la récupérer après passage par le cobaye. Pathogène. (Voir le tableau des B. chromogènes verts.) . — **Bact. pyocyaneum** (Gessard).

B. — B. élaborant à la fois un pigment brun et un pigment bleu.

Sur gélatine en piqûre, la liquéfaction est rapide à 6°. Des flocons bruns nagent dans un liquide teinté de bleu dans sa partie supérieure. La gélatine liquéfiée est recouverte d'un voile bleu. Dans l'eau peptonée, le liquide prend une coloration verte, puis bleue, puis brune . . . . — **Bact. cyaneo-fuscum** (Beijerinck).

C. — Colonies non chromogènes sur gélatine.

1° **B. pathogènes** pour les animaux de laboratoire.

α) *B. pathogènes* pour le lapin, et surtout pour la grenouille qui meurt en 24 heures de septicémie après injection dans le sac lymphatique, et chez laquelle on produit des gangrènes mutilantes des membres après injection intramusculaire. Bâtonnets grêles de longueur inégale. Culture sur pomme de terre jaune, puis brune, pouvant ressembler à celle du Bact. de la morve. . . . — **Bact. hydrophilum fuscum** (Sanarelli) = B. ranicida (Ernst).

β) *B. pathogènes* seulement à fortes doses pour la souris et le cobaye. Culture sur pomme de terre épaisse, devenant brun-rouge. . . . . **Bact. tachyctonum** (FISCHER).

2° B. non pathogènes pour les animaux de laboratoire.

α) *Colonies sur gélose d'un blanc pur.* Le milieu brunit. Culture jaune sale puis brunâtre, épaisse sur pomme de terre . . . . **Bact. brunificans** (MATZUSCHITA).

β) *Colonies sur gélose, brunes et brillantes.* Couche très mince, à peine perceptible, grisâtre sur pomme de terre. T° Optima 20° . . . . **Bact annulatum** (ZIMMERMANN).

γ) *Colonies sur gélose, grises, puis noirâtres à bords frangés;* le milieu se colore en brun noir. . . . . **Bact. nigricans** (KERN).

D. — Colonies brunes sur gélatine.

1° Ne cultivant pas sur pomme de terre B ne prenant pas le Gram, liquéfiant très lentement et faiblement la gélatine, donnant sur gélose une mince couche d'un blanc grisâtre, humide. Non pathogène . . . . **Bact. littorale** (RUSSEL).

2° Cultivant sur pomme de terre.

α) *Bact. pathogène pour le lapin et la souris.* Eléments courts, coccoïdes. Cultures brunâtres avec couronne de prolongements rayonnants dans la gélatine qui est rapidement liquéfiée. Bande grise sur la gélose. Culture épaisse, étalée, rougeâtre ou chamois sur pomme de terre, mince et grise sur sérum. . . . . **Bact. pneumonicum agile** (SCHOU).

β) *Bact. non pathogènes* (Bactéries voisines).

a) Colonies épaisses de couleur brune sur gélatine, gélose, pomme de terre et sérum, le milieu se colore en brun rouille . . . . **Bact. ferrugineum** (RULLMANN).

b) Colonies brunâtres sur gélatine, à contours linéaires ; brun-rouge sur pomme de terre, s'étalant et colorant le milieu. . . . . **Bact. tuberigenum n° 3** (GONNERMANN).

c) Colonies sur gélatine jaune-brun, présentant des prolongements pointus. Culture étalée, brune sur gélose et pomme de terre. . . . . **Bact. acutangulum** (LEMBKE).

III. — Ne formant pas de spores. Immobiles. Ne prenant pas le Gram.

A. — Cultivant sur pomme de terre.

Bâtonnets de **1,7** à **2,5/0,7**. Colonies coliformes sur plaques de gélatine. En piqûre, liquéfaction en doigt de gant avec dépôt brun. Voile sur le bouillon qui est alcalinisé. Culture jaune puis brune, humide sur pomme de terre. Le pigment est soluble dans l'eau et dans l'alcool, insoluble dans l'éther. (Habitat : sol) . . . . **Bact. bruneum rigense** (BAZAREWSKI)

B. — Ne cultivant pas sur pomme de terre. Optimum 10 à 15°. Pas de culture au-dessus de 20°.

Bâtonnets courts. Colonies sur plaques, ressemblant à celles de *M.* (*strep.*) *pyogenes* ; puis la culture s'enfonce. Bande gris-jaunâtre devenant brunâtre sur gélose ; ensuite le milieu brunit. Le bouillon reste clair (flocons). Agent d'une infection spontanée des truites ; pathogène pour certains poissons. . . . . **Bact salmonicida** (LEHMANN ET NEUMANN).

(Cette espèce a été décrite par Emmerich et Weibel qui avaient obtenu une cul-

TABLEAU XVII

Bâtonnets aérobies, liquéfiant la gélatine, chromogènes verts

I. — Mobiles. Ne formant pas de spores.

A. — Pigment vert fluorescent diffusant dans le milieu environnant.

1° Les cultures en bouillon alcalin donnent la réaction de la pyocyanine (Pigment bleu, soluble dans le chloroforme, virant au rouge en présence des acides minéraux forts).

B. ne prenant pas le Gram ; provoquant de l'hémolyse sur plaques de gélose au sang (Schuster) ; réduisant les nitrates et nitrites en azote ; se multipliant dans l'organisme animal : pathogène pour le cobaye (abcès par injection sous-cutanée ; l'inoculation intrapéritonéale de races virulentes peut tuer le cobaye). . . . . . **Bact pyocyaneum** (Gessard).

2° Ne donnant pas la réaction de la pyocyanine (Groupe de bactéries très voisines).

Groupe du Bactérium fluorescens liquefaciens :

α) *Cultures non plissées sur gélatine et gélose.*

a *Ne prenant pas le Gram.*

I. — Cultures analogues à celles de *B. pyocyaneum* ; ne produisant pas d'hémolyse sur plaques de gélose au sang (Schuster) ; habituellement sans pouvoir dénitrifiant (exceptions assez nombreuses). Non pathogène pour les animaux de laboratoire : ne se multipliant pas dans l'organisme animal. . . . . **Bact. fluorescens liquefaciens** (Flugge) = **B. fluorescens nivalis** (Eisenberg).

B (pseudomonas) chlorophaena (Migula), *B. pseudo-gracilis* (Migula), *B. aeruginosum* (Schröter), *B. oogenes fluorescens* (Zörkendörfer) paraissent très voisins du précédent, sinon identiques. Le *B. fluorescent des eaux de Montpellier* (Ducamp et Planchon) en diffère par la production d'un voile épais et plissé à la surface du bouillon ; son optimum est 37°.

II. — Bactéries pathogènes pour les animaux de laboratoire.

A. — Colonies en feuille de fougère. Pathogène pour le lapin (on trouve des nodules dans les viscères des lapins morts) . . . . **Bact. leucæmiæ canis** (Lucet).

B. — Colonies sur gélatine ressemblant d'abord à celles de *B. typhosum* puis à celles de *B. vulgare*. La liquéfaction est lente en doigt de gant. Sur pomme de terre, la culture est jaune brune, le milieu gris de plomb. Longueur extrêmement variable.

b *Prenant le Gram*. Pathogène pour la souris . . . . **Bact. proteus) fluorescens** (Jaeger).

a) Bâtonnets grêles. Culture brun-chocolat sur pomme de terre, ayant une odeur de jasmin. Pathogène pour le lapin. Optimum 37°. . . . . **Bact. smaragdino fœtidum** (Reinanm).

Gr. du Bactérium fluorescens (*suite*).

b) Bâtonnets courts, ne formant pas de chaînettes, cultivant mieux au-dessous de 20°. Non pathogène. Les cultures **ressemblent** à celles des *B. fluorescens liquefaciens*. Les vieilles cultures sur gélatine ont une odeur putride. . . . **Bact. termo-fluorescens** (DUJARDIN).

β) *Cultures plissées sur gélatine et sur gélose.*
Petits bâtonnets. Colonies brunes, plissées sur gélatine. La liquéfaction est très tardive et minime; la gélatine se colore en vert Sur gélose, culture blanche, tomenteuse, puis plissée. Sur pomme de terre culture brune, lisse puis plissée. Les milieux de culture se colorent en vert. Le sérum est liquéfié. Le lait n'est pas coagulé. . . . . **Bact fluorescens mesentericum** (TATAROFF).

B. — Pigment vert, puis rouge, bleu, violet dans la gélatine liquéfiée.

1° **Sur gélatine la colonie est verte, entourée d'une zone de gélatine vert foncé.** En piqûre, la gélatine est vert-émeraude avec dichroïsme rouge. La gélatine liquéfiée devient brun-rouille ou rouge, bleue, violette. Sur pomme de terre la couleur est très variable . . . . **Bact. polychromogenes** (THIRY).

C. — Pigment vert non fluorescent.

α) *Pigment jaune-verdâtre sur gélatine et sur gélose.* Non pathogène . . . . . . **Bact. chlorinum** (MACÉ).
(Le *B. chlorinus* (Engelmann) et *B* ***aquatilis graveolens*** (Tataroff) paraissent identiques au précédent.)

β) *Bact.* ***verdissant la gélatine*** et formant à sa surface un voile blanchâtre. Sur gélose, la culture est blanche, le milieu devient gris. Sur pomme de terre la culture est brune. Odeur aromatique des cultures. B. de dimensions moyennes pathogènes pour le lapin. . . . . **Bact chromo-aromaticum** (GALTIER).

II. — Immobiles.

A. — Formant des spores. Pigment vert émeraude. Optimum 25 à 30°, se colorant difficilement par le Gram. Le bouillon prend une consistance glaireuse. . . . . **Bacillus chlororaphis** (GUIGNARD).

B. — Ne formant pas de spores.

1° **Colonies brunes sur gélatine.** La gélatine et la gélose verdissent. Sur pomme de terre, culture gris-jaunâtre. L'ammoniaque augmente l'intensité de la couleur verte. **Bact. viridans** (SYMMERS).

2° **Colonies grises sur gélatine**, verdissant à peine la gélatine liquéfiée, dégageant une odeur très fétide. Non chromogène sur pomme de terre. . . . . **Bact graveolens** (BORDONI UFFREDUZZI).

3° **Colonies verdâtres brillantes sur gélatine**; la liquéfaction est lente. Sur gélose, les cultures sont d'un jaune-verdâtre. Le bouillon est légèrement troublé avec dépôt jaune sale . . . . **Bact. chlorinum** (FRANKLAND).

TABLEAU XVIII

Sarcines ou Microcoques, aérobies, liquéfiant la gélatine, chromogènes roses ou rouges.

I. — ***Mobiles.***

Présentant le groupement en sarcines sur la gélose aqueuse seulement. Optimum 15°. Liquéfaction de la gélatine après plusieurs semaines. Pigment rose. . . . . . **M. agilis** (Ali-Cohen).

II. — ***Immobiles.***

A. — Sarcines.

Les paquets ne se forment que dans l'infusion de foin. Sur gélose, la colonie ne rougit qu'au centre. Sur les autres milieux, coloration rose ou carmin . . . . . **Sarcina rosea** (Schroeter).

(*Sarcina rubra* (Menge) est identique à la précédente d'après Lehmann.)

B. — Microcoques.

1° **Cultures non chromogènes,** sur plaques de gélatine ressemblant à la culture de *B. typhosum.* Gélatine lentement liquéfiée (culture en clou au début). Culture lisse et rose sur gélose. . . . . **M. typhoïdeus (M. A.)** (Foutin).

2° **Cultures roses sur plaques de gélatine.** La liquéfaction, extrêmement lente, ne commence qu'après plusieurs semaines (en piqûre et par strie); elle peut faire défaut sur plaques. Culture sur gélose inclinée tantôt rose, tantôt rouge-carmin, tantôt rouge-orangé. Non chromogène à 37°. Diplocoques de dimensions moyennes. **M. (dipl.) roseus** (Bumm).

(*M. corallinus* Catani) est à rapprocher de cette espèce; il en est de même de *M. cinnabareus* (Flügge) = *M. cinnabarinus* (Zimmermann) qui ne diffèrent guère de *M. (dipl.) roseus* que par la teinte rouge-brique ou rouge-cinabre de leurs cultures.)

Note. — Lehmann et Neumann rapprochent *M. agilis, S. rosea* et *M. roseus,* tous très lentement liquéfiants des microcoques non liquéfiants ayant des propriétés chromogènes identiques.

1. Appartiennent à ce groupe : 1° Quatre espèces très voisines décrites par Kern, isolées par lui du tube digestif des oiseaux et produisant un pigment rose. Ce sont : *M. persicus, M. cumulatus, M. carnicolor, M. rubiginosus* ; 2° deux espèces isolées de l'air par Frankland, produisant également un pigment rose. Ce sont : *M. rosaceus* et *M. carnicolor.* Ces microcoques, incomplètement décrits, n'ont pu être étudiés d'une manière comparée.

TABLEAU XIX

Bâtonnets aérobies, liquéfiant la gélatine, chromogènes roses ou rouges, formant des spores, mobiles.

A. — Bacilles longs.

1° Spore terminale. Liquéfaction lente. Longs b. pouvant atteindre 4, 10 et 12 μ; formes en baguettes de tambour plus épaisses que celles de *B. tetani*. Non chromogène sur bouillon. Se développant mal sur pomme de terre. Optimum 10 à 15°. . . . **B. Danteci** (Kruse) ou **Bac rouge de Terre-Neuve** (Le Dantec).

(Agent d'une altération de la morue dite « morue rouge ».)

2° Spore centrale. Ce sont des b. qui prennent le Gram.

α) *Culture chagrinée, jaune, puis rougeâtre sur gélose, peu ou pas chromogène sur gélatine.* Colonies roses puis membrane plissée sur pomme de terre. . . . . **B. coccineus** (Pansini).

β) *Non chromogène sur gélose.* Rouge, lentement liquéfiant sur gélatine, rouge vineux sur pomme de terre. Pathogène pour les abeilles, non pour le cobaye et la souris. **B. apicum** (Canestrini).

B. — Bacilles courts.

Dépôt rouge carmin au fond de la gélatine liquéfiée. Cultures épaisses, muqueuses, humides, carminées puis d'un rouge violacé sur gélose et pomme de terre . . **B. ruber** (Zimmermann).

TABLEAU XX

Bâtonnets aérobies, liquéfiant la gélatine, chromogènes roses ou rouges, ne formant pas de spores.

I. — Mobiles.

A. — Ne se développant qu'aux environs de 18° à 20°.

Bâtonnets de dimensions moyennes, souvent en longs filaments. Liquéfiant lentement la gélatine et le sérum coagulé. Pigment rouge-brun sur gélatine, gélose et pomme de terre. Non pathogène . . . . **Bact. rubidum** (Eisenberg).

B. — Ne se développant pas sur pomme de terre.

Colonies à contour net, d'un rose-clair sur gélatine et gélose. Ne liquéfiant la gélatine qu'après plusieurs semaines . . . . **Bact. roseum** (B. mesentericus roseus) (Kral).

C. — Présentant de longues arborisations latérales autour du trait de piqûre en gélatine (comme *B. Anthracis*).

Bâtonnets à extrémités arrondies, très mobiles, mesurant en moyenne 2 à 2,5 μ/0,8 à 0,9 μ), plus courts, coccoïdes sur pomme de terre. Ne prenant pas le Gram. Aérobies de prédilection. Optimum 18° ; se développant mal au-dessus de 35°. Culture sur gélatine (piqûre) rose-jaunâtre, puis rouge-brique (après 8 jours) enfin rouge-brun (après 15 jours), liquéfiant rapidement le milieu qui prend une teinte d'un vert bleuâtre. Culture sur gélose blanc-jaunâtre puis rouge brique, fluorescente sur les bords. Troublant le bouillon ; pas de voile. Produisant de l'indol. Coagulant le lait en quelques jours. Odeur d'abord aigrelette puis putride des cultures. Pathogène pour le lapin (inoculation sous-cutanée) à la dose de quelques centimètres cubes, tuant les poissons rouges (*carassius auratus*) à la dose de I à II gouttes de culture fraîche (septicémie, ulcérations du tégument) . . . . **Bact. carassisepticum** (Ceresole).

(Agent d'une épizootie des poissons rouges.)

D. — Ne présentant pas ces caractères.

Ce sont des bact. qui se décolorent par la méthode de Gram.

1° Le pigment rouge est nettement soluble dans l'eau.

α) *L'inoculation sous-cutanée des cultures est pathogène pour les animaux de laboratoire.* Pigment insoluble dans l'éther.

a) Bâtonnets courts, coccoïdes, facultativement anaérobies, n'élaborant pas de pigment à 37°. Pigment insoluble dans le chloroforme. Tuant rapidement par septicémie les animaux de laboratoire usuels, le chien et les oiseaux. . . . **Bact Santorii.**

(Isolé au cours d'épizooties de poulaillers.)

b) Bâtonnets grêles (2,5 μ/0,3 μ), strictement aérobies, pouvant donner des cultures rouges à 37°. Faible solubilité du pigment dans le chloroforme. Tuant les animaux de laboratoire jeunes, surtout le cobaye et la souris, faiblement pathogène pour le chien, la poule et le pigeon . . . . **Bact. pyosepticum** [Erythro-bacillus pyosept.] (FORTINEAU).

(Isolé de la surface de linges de corps.)

β *L'inoculation sous-cutanée des cultures n'est pas pathogène pour les animaux de laboratoire.*

a) Culture non chromogène à 37°, rose puis carmin sur gélose à 20°-22° et sur la gélatine qui se liquéfie vers le troisième jour. Liquéfiant le sérum coagulé plus rapidement à 37° qu'à 25°. Donnant sur pomme de terre à 28° en 24 heures, une culture abondante, saillante, carmin puis pourpre. Coagulant le lait sans fermentation du lactose. Bâtonnets courts ou coccoïdes (0,5 à 0,6 μ), ne prenant pas le Gram, strictement aérobies. Pigment soluble dans le chloroforme, décoloré par l'éther. Une parcelle de culture déposée sur le tégument d'un papillon de ver à soie provoque la mort de l'insecte. . . . . **Bact. Broqueti** = B. du rouge des papillons de ver à soie (BROQUET).

b) Culture chromogène à 37° sur gélatine et pomme de terre, incolore, blanchâtre, filante sur gélose. Bacterium très court, coccoïde (0,8 à 1 μ), souvent 2 par 2, parfois en filaments. Liquéfaction rapide. Toutes les cultures sont extrêmement gluantes, s'étirant en longs fils . . . . **Bact. sardinæ** = Cocco-bac. rouge de la sardine (AUCHÉ).

(Agent d'une altération dite « rouge » de la sardine.)

Le *Microbe rouge de la sardine* (Dubois Saint-Sévrin) doit être identifié au précédent.

Synonyme : *Bact. piscatorum* (Lehmann et Neumann).

2° **Le pigment rouge est insoluble dans l'eau.**

Groupe de Bacterium prodigiosum

Bâtonnets généralement très courts, ne prenant pas le Gram, aérobies de prédilection. Coagulant le lait avec réaction légèrement acide, peptonisant ensuite la caséine. Liquéfiant rapidement la gélatine et le sérum coagulé. Faisant fermenter le glucose. Le pigment, de couleur pourpre, est insoluble dans l'eau, soluble dans l'alcool et dans l'éther. Pathogène pour le cobaye à la dose de 2 ou 3 centimètres cubes en injections intra-péritonéales. De petites doses ne sont pas virulentes. . **Bact. prodigiosum** (EHRENBERG).

Sont identiques ou très voisins :

Bact. indicum [= B. ruber indicus] (Koch), isolé du contenu de l'estomac d'un

TABLEAU XX *(Suite)*

Groupe de Bacterium prodigiosum *(Suite)*

singe. Il ne diffère de Bact. prodigiosum que par la teinte rouge-brique de son pigment. Il est faiblement pathogène (par la voie intraveineuse seulement).

B. rouge de l'eau (Lustig) ne diffère de Bact. prodigiosum que par des nuances minimes dont la constance est plus que douteuse. Il est également faiblement pathogène.

Bact. plymouthense [= B. ruber plymouthensis] (Fischer), isolé de l'eau, liquéfie la gélatine plus lentement que Bact. prodigiosum (en 15 à 20 jours) ; ses cultures sont filantes ; il n'est pas pathogène.

Bact. kieliense [= B. ruber balticus] (Breunig), isolé de l'eau, se distingue de *Bact. prodigiosum* par sa longueur (2,5 à 5 et même 10 μ), par la couleur rouge-brique ou rouge-orangé de ses cultures et par une *très faible* solubilité de son pigment dans l'eau.

B subkieliensis (Petrof), isolé de l'air qui se rapproche du précédent par ses cultures, élabore un pigment nettement insoluble dans l'eau.

Le *bacille rouge pathogène de Thévenin*, isolé du pus d'un abcès du foie, est strictement aérobie. Il donne des cultures d'un rouge cramoisi. Il est plus virulent que le *Bact. prodigiosum*, tuant le cobaye (en 10 à 14 heures par inoculation sous-cutanée, de 1 centimètre cube), le lapin, la souris, le rat. L'optimum pour la production du pigment est à 37°, alors qu'à cette température le Bact. prodigiosum perd rapidement ses propriétés chromogènes.

II. — Immobiles[2].

A. — Colonies sur gélatine dépourvues de pigment rouge. Le pigment rouge diffuse dans le milieu. (B. se développant spontanément dans le lait qu'ils colorent.)

1° **Lait coagulé lentement avec réaction alcaline** ; le lacto-sérum devient rose puis rouge foncé. Colonies jaune soufre sur gélatine, gélose et pomme de terre. Bâtonnet court, prenant le Gram. Pigment insoluble dans l'eau, l'alcool, le chloroforme et l'éther. . . . . **Bact. erythrogenes lactis** (Hueppe-Grotenfelt).

2° **Lait non coagulé, mais devenant visqueux et rose.** Colonies blanches sur gélatine et gélose . . . . **Bact. lactorubefaciens** (Gruber).

B. — Colonies sur gélatine rouges. Pigment à peu près insoluble dans l'eau.

1° **Colonies sur plaques de gélatine d'un rouge clair.** Liquéfaction assez rapide, complète en 3 jours. La gélatine liquéfiée est de couleur framboisée. Se développant bien sur **gélose** (culture d'un rouge carminé). B courts, d'épaisseur moyenne (1-1,5 μ/0,5 à 0,7 μ). Pigment soluble dans l'alcool et le chloroforme. . . . . **Bact. fuchsinum** (Boekhout et de Vries).

(Isolé de l'eau.)

(*B. pyocinnabareum* (Ferchmin) se distingue du précédent par ses propriétés pathogènes pour le lapin, *B. mycoïdes roseus* (Scholl) par ses grandes dimensions (comme B. anthracis).

2° **Colonies sur gélatine grisâtres puis d'un rouge carminé à reflets métalliques.** Liquéfaction très tardive (complète en 4 à 6 semaines) Sur gélose, colonies pâles à développement assez lent. Pigment soluble dans l'alcool, insoluble dans le chloroforme. . . . . **Bact. rosaceum métalloïdes** (Dowdeswell).

B. miniaceus (Zimmermann) paraît identique au précédent

1. *B. carnosus* (Tils) et *B. tuberigenus* n° 4 (Gonnermann) se rattachent à ce groupe, mais ils n'ont pas été décrits d'une manière suffisante.
2. *B. rubiginosus* (Kern) et *B. tuberosus* (Kern) insuffisamment décrits appartiennent à ce groupe.

TABLEAU XXI

Bâtonnets aérobies, liquéfiant la gélatine, chromogènes violets.

I. — ***Formant des spores.*** Bâtonnets mobiles, spores rondes. Pigment violet noir.
— Bâtonnets courts et épais, ovales. Espace central clair, à extrémités colorées, 1 µ/3 µ. Ne prenant pas le Gram, coagulant le lait et le peptonisant ensuite. Pas de pigment en l'absence de peptone ou d'air. Donnant de l'*acétone* dans les solutions de peptone. Faisant fermenter le saccharose. Réduisant les nitrates en nitrites sans gaz. Habitat : eau. . . . . **B. violaceus acetonicus** (Bréaudat)

B. violaceus (Macé), dont les dimensions seraient un peu inférieures à celles du précédent, et qui serait immobile parait très voisin.

II. — ***Ne formant pas de spores.***

A. — **Mobiles.**

1° Ne se développant pas à 37°.

B. très long et très grêle. Colonies sous forme de pellicules violettes sur plaques de gélatine. En piqûre, liquéfaction lente avec voile. Culture brune sur pomme de terre. **Bact. membranaceum amethystinum mobile** Germano.

2° Se développant à 37°.

α. *Colonies colorées en vert puis en violet.* B. polymorphe produisant sur gélatine en piqûre du pigment vert qui vire tardivement au violet. Les colonies sur plaques de gélatine sont vertes, entourées d'une zone d'un vert foncé. . . . . **Bact. polychromogenes** (Thiry).

β) *Colonies colorées en blanc-jaunâtre, puis, suivant les races, plus ou moins tardivement en violet.* Ce sont des b. grêles, de longueur variable, ayant leur optimum à 20°, élaborant un pigment violet soluble dans l'alcool, insoluble dans l'eau, l'éther, le chloroforme (*Groupe du Bact violaceum*).

Ce groupe comprend différentes races qui ne se distinguent que par des détails minimes.

Groupe de B. violaceum

a) Colonies sur plaques de gélatine d'un blanc-jaunâtre puis *assez rapidement* violettes, **liquéfaction habituellement rapide** dans les premières cultures ; la gélatine liquéfiée est d'un gris-violet ; le pourtour de la colonie est cilié. Sur pomme de terre, **culture abondante**, humide, violet clair puis foncé, mais pouvant être brun-verdâtre . . . . **Bact. violaceum** (Schroeter, Lehmann).

(*B. violaceum Laurentium* (Jordan) est identique au précédent d'après Lehmann.)

b) Colonies sur plaques de gélatine *non chromogènes* ou tardivement violettes ; culture sur gélose blanchâtre puis violette. Liquéfiant peu ou pas dans les premières cultures. **Bact. janthinum** (Zopf, Macé).

B. pseudo-violaceum [pseudomonas pseudo-violacea] (Migula) ne diffère du précédent que par la culture sur pomme de terre qui, de violette, devient verdâtre puis noirâtre ; le milieu verdit.

Ces quatre dernières bactéries violettes doivent être considérées comme appartenant à une seule espèce.

B. — Immobiles.

1° Cultures violettes sur gélatine et sur gélose.

α) En gélatine, ensemencée par piqûre, la culture en surface est une large pellicule blanc-jaunâtre puis violet foncé vers le quinzième jour. Liquéfaction lente. Sur gélose la culture est crémeuse, puis violette, ridée. Sur pomme de terre, jaune-verdâtre . . . . **Bact membranaceum amethystinum** (Jolles, Eisenberg).

β) En gélatine, ensemencée par piqûre, la culture en surface forme un disque opalescent, puis lilas clair. Liquéfaction très lente en cupule. Sur pomme de terre, culture d'un rouge lie de vin foncé. Sur sérum coagulé, culture muqueuse, d'un mauve rosé clair. Fins bâtonnets. . . . . **Bact. lilacinum** (Macé).

(Isolé des eaux).

2° Culture non chromogène sur gélatine, d'un gris violet sur gélose.

— En piqûre sur gélatine, il se produit un entonnoir de liquéfaction, le liquide contient des flocons blanchâtres, sur gélose la culture est gris-violet, plissée perpendiculairement au trait d'ensemencement.

C'est un petit bacille, court, parfois coccoïde, dont la température optima est 20°. **Bact centrale** (Zimmermann).

TABLEAU XXII

Bactéries aérobies liquéfiant la gélatine, chromogènes bleues.

I. — ***Bâtonnet*** ayant son optimum à + 6°. Formant des flocons d'un brun noirâtre dans la gélatine liquéfiée. Le milieu bleuit. Pellicule bleue sur les milieux liquides. C'est un très petit bâtonnet, mobile, aérobie strict (0,15 à 0,3 μ/0,3 à 0,6 μ). Peptonisant la caséine et le blanc d'œuf. Agent du « bleu » des fromages de Hollande. . . . . **Bact. cyaneofuscum** (Beijerinck).

II. — ***Bâtonnets*** ne présentant pas ces caractères.

A. — **Mobiles sans spores,** lentement liquéfiants.

1° **Colonies sur gélose d'un bleu foncé** ; sur pomme de terre, culture grêle, limitée au trait d'ensemencement, violette. . . . . **Bact. lividum** (Plagge et Proskauer).

B. violaceus (Lustig) est identique au précédent d'après Voges.

2° **Colonies sur gélose d'un bleu ciel clair** ; sur pomme de terre, culture abondante bleu clair puis foncée. La matière colorante est soluble dans l'eau et l'alcool ; le milieu verdit parfois. . . . . **Bact. coeruleum** (Voges).

B. cæruleum (Kral, Lehmann) s'en distingue en ce que son pigment est insoluble dans l'eau, l'alcool et dans tous les dissolvants usuels. C'est à ce dernier qu'il faut assimiler *B. cæruleum* (Smith).

B. — **Immobile, formant des spores.**

Culture sur gélose, mince, grise, puis bleue. Sur pomme de terre, d'un brun bleuâtre. . . . . **B. pseudolividus** (Zimmermann).

TABLEAU XXIII

Sarcines aérobies, ne liquéfiant pas la gélatine, non chromogènes.

I. — Mobilité très marquée et permanente, due à la présence constante de cils nombreux et longs. ***Culture grise*** . . . . **Sarcina Samesae** (Sames).
(Isolée de l'eau de fumier).

II. — Immobiles ou douées d'une mobilité transitoire qui s'observe dans les cultures jeunes (à partir du 2e ou 3e jour).

A. — Formant des paquets sur les milieux liquides et solides.

1° Formant des spores résistant à 110° (Liquéfiant habituellement la gélatine mais après la 3e semaine seulement). Culture grêle, brunâtre sur pomme de terre. . . . **Sarcina pulmonum** (Virchow, Hauser).

2° Ne formant pas de spores. En piqûre sur gélatine le développement n'a lieu que dans la profondeur du trait. Deux sarcines très voisines :

α) *Troublant l'infusion de foin.* Cultivant très lentement sur gélose (bande blanche, mince, lisse). Optimum 35° . . . . **Sarcina lactea** (Gruber).

β) *Ne troublant pas l'infusion de foin.* Cultivant dès le 2e jour sur gélose (bande grisâtre, verruqueuse, puis pellicule sèche, avec rides vermiculaires après le 5e jour . **Sarcina vermicularis** (Gruber).

(*S. pulchra* (Henrici) très incomplètement étudiée est, peut-être, à rapprocher des précédentes.)

B. — Formant des paquets dans les milieux liquides seulement.

1° Ne formant de paquets que dans l'infusion de foin (glucosée de préférence). . **Sarcina ventriculi** (Goodsir, Falkenheim).

2° Formant des paquets dans le bouillon.

α) *Colonies laiteuses sur plaques*, jaunissant un peu en vieillissant. Cultivant mieux à 37° qu'à 22°. Sarcine facultativement anaérobie. Pathogène pour la souris blanche (Mort en 24 heures par septicémie), le cobaye et le lapin. . . . . . . **Sarcina Lœwenbergi** (Lœwenberg).

La sarcine pathogène de Schlaefrige trouvée également dans un cas d'ozène paraît identique.

β) *Non pathogène.* Gros microcoques. Colonies sur gélatine rondes brillantes, blanc de neige). . . . . **Sarcina nivea** (Henrici).

TABLEAU XXIV

Microcoques aérobies, ne liquéfiant pas la gélatine, non chromogènes, prenant le Gram, non disposés en chaînettes.

I. — Éléments mobiles. Cultivables sur pomme de terre.

1° **M. groupés en tétrades**, ressemblant morphologiquement et en cultures à *M. tetragenus* (Gaffky), mais très mobiles et ciliés. Les vieilles cultures sur gélatine répandent une odeur de scatol. Optimum 20°. **M. tetragenus mobilis ventriculi** (Mendoza).

2° **M. volumineux groupés en diplocoques**: chaque couple mesure 3 µ à 3,5 µ. Optimum 35°. Assez fréquent dans les sécrétions vaginales. Susceptible de liquéfier tardivement la gélatine. **M. albicans amplus** (Bumm, Legrain.)

II. — Éléments immobiles[1].

A. — Microcoques présentant des propriétés fermentatives particulières.

1° **Faisant fermenter l'urée** très énergiquement. M. de 0,8 µ à 1,5 µ. Les vieilles cultures sur gélatine répandent une odeur fade de colle d'amidon. . . . . . . **M. ureae** (Cohn).

2° **Rendant le lait très visqueux** et filant . . . . **M. (Karphococcus) pituitoparus** (Hohl).

3° **Produisant des gaz dans les milieux glucosés.** M. de 0,5 µ, cultivant lentement sur gélatine ordinaire, mieux sur gélatine glucosée. . . . . **M. fervitosus** (Adametz).

B. — Microcoques ne présentant pas ces propriétés fermentatives.

1° **Microcoques présentant un groupement caractéristique dans leur habitat naturel.**

α) *Éléments habituellement disposés en tétrades.*

a) *Ne donnant pas de culture apparente sur pomme de terre.*

Tétrades de 4 à 6 µ. Formant dans le bouillon, en 18-24 heures, de fins filaments qui s'élèvent du fond du tube vers la surface pour se recourber (aspect des filaments de l'urine gonorrhéique). Après 4-6 jours, les filaments tombent au fond; le sédiment nuageux qui en résulte se laisse étirer en fils. Culture gris-perle sur gélatine; couche blanche, brillante sur gélose et sur sérum. Optimum 30°-34°. Non pathogène . . . . **M. (tetradiplococcus) filiformis lodzensis** (Bartoszewicz et Schwarzwasser).

b) *Donnant une culture apparente sur pomme de terre.*

I. — M. pathogènes tuant la souris blanche par septicémie en 24 heures.

— Coagulant le lait. **M. tetragenus septicus** (KOCH ET GAFFKY).

— Ne coagulant pas le lait . . . . **M. tetragenus** (GAFFKY).

II. — M. non pathogènes. . . . . **M. tetragenus albus** (BOUTRON).

(Ce ne sont là que trois races d'une même espèce.)

β) *Éléments habituellement disposés en diplocoques.*

a) *Diplocoques en forme de lance ou de flamme de bougie, groupés bout à bout, encapsulés* dans l'organisme animal et dans le sérum liquide, formant souvent des chaînettes dans le bouillon. Colonies transparentes très petites, en gouttes de rosée sur gélose. Optimum 37°. Pas de culture apparente sur pomme de terre.

— Cultivant dans le lait et le coagulant habituellement. Dans la gélatine, la culture se fait mal ou ne se fait pas à 20°, mieux à 24°. La souris blanche est très sensible à l'inoculation de cultures virulentes . . . . **M. Pasteuri = M. (str.) lanceolatus** (GAMALEIA) [Races atypiques de WEICHESLBAUM].

— Ne cultivant pas dans le lait. Dans la gélatine la culture ne se fait pas à la surface, mais elle se développe le long du trait de piqûre. De fortes doses de culture sont nécessaires pour tuer la souris blanche . . . . **M. salivarius septicus** (BIONDI).

(Ce dernier M. doit être considéré comme une variété de M. Pasteuri.)

b) *Diplocoques ovoïdes, en grains de café ou réniformes, juxtaposés* (*groupement gonocciforme dans l'organisme*).

I. — M. morphologiquement semblable à *M. gonorrhae*, cultivable sur gélatine avec une lenteur extrême : après plusieurs semaines, la culture ne forme qu'une mince bande de 1 millimètre le long de la strie. Se développant mieux sur le sérum coagulé à 37°. Pas de culture apparente sur pomme de terre. Hôte des voies uro-génitales . . . . **M. (diplococcus) albicans tardissimus** (BUMM).

II. — Diplocoques plus volumineux que *M. gonorrhae* (0,8 µ à 2 µ), culture lente et grêle en gélatine ensemencée par piqûre. Sur pomme de terre, après une quinzaine de jours, on voit une bande grise uniforme . . . . **M. tardus** [= dipl. blanc-grisâtre de l'urètre (LEGRAIN)].

M. trachomatis (Sattler et Michel), *M. n° 18* (Lembke) sont très voisins du précédent.

1. A ce tableau il faut rattacher une série de microcoques insuffisamment décrits qui ne peuvent être déterminés.
— Les uns se disposent en diplocoques : *M. albicans tardus* (Unna-Tommasoli), *M. coryzae* (Hajek), *M. minimus* (Besser), *M. n° 5* (Pansini), *M. n° 15, 16, 17, 28* (Lembke).
— Les autres isolés ou en amas : *M. succulentus* (Henrici), *M. n° 2* (Adametz), *M. n° 4* (Adametz), *M. n° 1* (Fischel).

TABLEAU XXIV (*Suite*)

2° Micrococques ne présentant pas de groupement caractéristique.
(Ce sont des M. isolés ou disposés en amas irréguliers.)

α) *Ramifications autour du trait de piqûre dans la gélatine.*

— Prolongements en aiguilles à la surface et autour du trait de piqûre . . . . **M. plumosus** (Adametz, Eisenberg).

— Prolongements en vrille autour du trait de piqûre . . . . **M. viticulosus** (Katz).
M. cirrhiformis (Maschek) est voisin, sinon identique.

— Ramifications très fines autour du trait de piqûre, apparaissant tardivement et donnant à la gelée un aspect nuageux rappelant la culture de *Bact. murisepticum*. Enduit plat à la surface . . . . **M. nubilus (Coccus B.)** (Foutin).

β) *Pas de ramifications autour du trait de piqûre.*

a) *Très petits microcoques* (0,3 μ) donnant sur plaques de gélatine des colonies rondes, hémisphériques, d'un blanc de porcelaine ; sur pomme de terre, une culture assez rapide, blanche, humide (Habitat : intestin) . . . . **M. minor** = Porzellancoccus (Escherich).

M. aquatilis (Bolton), isolé de l'eau, paraît très voisin.

b) *Micrococques de dimensions moyennes ou grandes* (0,6 μ à 2 μ).

I. — *Coagulant le lait.*

M. se développant lentement dans la gélatine en colonies grêles, d'un blanc-jaunâtre, ne cultivant presque pas dans le trait de piqûre. Coagulant le lait en 24 heures à 20° avec réaction acide . . . . **M. lactis acidi** (Marpmann).

Isolé du lait.

D'après Löhnis, *Staphylococcus n° 33* (Troïli-Petersson), *M. vulgaris* (R. Weiss) et même *M. regularis* (R. Weiss) qui ne coagule le lait qu'après trois semaines, peuvent être identifiés au M. précédent. *M. lactis acidi* (Leichmann) ne diffère du ferment lactique de Marpmann que par son optimum qui est plus élevé.

II. — *Ne coagulant pas le lait.*

A. — *Pas de culture apparente sur pomme de terre.*

Gros microcoques groupés par deux ou en amas irréguliers, donnant facilement, dans les cultures, des formes d'involution allongées ou renflées. Donnant sur gélatine et sur gélose de petites colonies rondes, blanc-grisâtres, transparentes, n'attaquant pas les albumines naturelles, mais produisant de l'indol aux dépens des peptones. Fréquent dans les viandes en putréfaction. . . . . **M. griseus non liquefaciens** (Tissier et Martelly).

M. n° 4 (Siebert) et *M. cumulatus tenuis* (Besser) paraissent voisins, mais ils n'ont pas été étudiés au point de vue chimique.

B. — *Culture apparente sur pomme de terre.*

Gros microcoques (1,2 µ), ayant peu de tendance à donner des formes d'involution. Colonies rondes, d'un blanc pur, opaques, plus ou moins épaisses. Culture sur pomme de terre épaisse, d'un blanc de porcelaine, brillante, à bords sinueux, ne produisant pas d'indol. Très répandu . . . **M. candicans** (Flugge).

Note. — Les microcoques suivants paraissent très voisins de l'espèce précédente. Ils sont un peu plus petits : *M. candidus* (Cohn) (0,7 µ) se développe plus lentement sur les milieux usuels; *M. cereus albus* (Passet), donne une culture grisâtre sur pomme de terre, et une culture grêle dans la gélatine; *M. rosettaceus* (Zimmermann), culture en rosette à la surface de la gélatine (en piqûre). Il ne se développe rien dans le trait de piqûre; *M. concentricus* (Zimmermann) sur tous les milieux, cultures minces bleuâtres, irisées. Les cultures sur plaques paraissent formées de zones concentriques (au microscope), culture d'un gris-jaunâtre sur pomme de terre; *M. n°* 21 (Lembke).

TABLEAU XXV

Microcoques aérobies, ne liquéfiant pas la gélatine, non chromogènes, prenant le Gram, se disposant habituellement en chaînettes.

I. — Chaînettes de microcoques s'entourant d'une gangue très épaisse (15 μ de largeur et davantage) dans les cultures additionnées de glucose ou de saccharose. Les streptocoques sont dépourvus de capsules dans les milieux non sucrés. Agent d'une altération gélatineuse des résidus de la fabrication du sucre . . . . **M. mesenterioïdes** (Cienkowski = Streptococcus mesenterioïdes (Migula) = Leuconostoc. mes. (Van Tieghem) = Ascococcus mes. (Cienkowski).

II. — Chaînettes ne présentant pas ces caractères.

A. — Cultures sur pomme de terre nettement apparentes.

α) *Se développant constamment et souvent exclusivement sous forme de chaînettes* dans le bouillon et dans le sérum liquide de lapin jeune. Diplocoques ou chaînettes dans l'organisme animal. Culture grêle sur gélatine; sur plaques petites colonies transparentes ne dépassant pas un millimètre; en piqûre, petite colonie, grosse comme une tête d'épingle à l'entrée du canal; colonies isolées et très grêles dans le trait. Vitalité faible (une à quelques semaines au plus).

a) Chaînettes encapsulées . . . . **M. pyogenes** (**Streptocoque**) du type Le Roy des Barres et Weinberg.

b) Chaînettes non encapsulées.
Non pathogènes pour les animaux de laboratoire . . . . **M. pyogenes** (**Streptocoque**) du type : Str. de la salive (Veillon), Str. de la bouche (Marot), Str. saprophyte (Noury).

(Il est difficile de dire si ces bactéries sont des races du streptocoque pyogène ou des espèces distinctes).

β) *Se développant dans le bouillon sans groupement régulier*, en chaînettes, en amas, ou isolés. Tétrades encapsulées caractéristiques dans le sérum de lapin jeune (d'après Bezançon et Griffon) et dans l'organisme animal. Se développant bien dans la gélatine à 22°; donnant sur plaques des colonies superficielles atteignant 1 à 2 millimètres, saillantes, d'un blanc de porcelaine ; en piqûre, culture en clou à tête bombée ou plate de même couleur. Vitalité généralement assez grande . . . . **M. tetragenus** (GAFFKY).

(La souris blanche est l'animal le plus sensible à l'inoculation des cultures virulentes.)

B. — Cultures sur pomme de terre non apparentes, mais en examinant le produit de râclage de la surface ensemencée, on constate qu'il y a eu développement.

1° Faisant fermenter le lactose avec acidification (faible ou forte), mais sans dégagement de gaz.

α) *Les cultures en bouillon de 24 heures, ne sont pas bactériolysées quelques minutes après l'addition d'un volume égal d'une solution de taurocholate de soude à 5 ou 10 °/₀, ou après l'addition de bile* (La bactériolyse doit être vérifiée au microscope).

a) *M. se développant faiblement sur les milieux additionnés de liquide d'ascite, et dans le sérum liquide* de lapin jeune où ils apparaissent sous forme de chaînettes et de diplocoques encapsulés. *Culture assez abondante, même sur des milieux peu nutritifs*, et même dans des milieux dépourvus de matières organiques. Longue vitalité. Polymorphisme remarquable : aspect de pneumocoque dans le sang de la souris; aspect de streptocoque dans les cultures de quelques jours. Virulence inconstante et très variable. . . . . **M. ovalis** (ESCHERICH) (Entérocoque de THIERCELIN).

b) *M. se développant bien sur les milieux additionnés de liquide d'ascite ou de sérum.* Faible vitalité dans les milieux aérobies dépourvus d'albumines naturelles.

— Chaînettes et diplocoques encapsulés dans les cultures en sérum de lapin jeune; capsules dans l'organisme animal. . . . . **M. meningitidis = Streptococcus m** (BONOME).

— Chainettes de M. sans capsules dans les cultures en sérum de lapin jeune ainsi que sur tous les autres milieux de culture et dans l'organisme animal. Acidifiant faiblement les milieux glucosés et lactosés ; n'y produisant pas de gaz. Pathogène pour le lapin. Virulence variable selon les races . . . . . . **M. pyogenes = Streptococcus pyogenes** (ROSENBACH)[1].

1. Un certain nombre de streptocoques ne différant que par la modalité ou le degré de leur action pathogène ou par des différences fragiles et peu importantes dans l'aspect des cultures doivent être assimilés à *M. pyogenes* (Rosenbach). Ce sont : *Str. articulorum* (Löffler), *Str. scarlatinosus* (Klein), *Str. erysipelatos* (Fehleisen), *Str. septicus* (Nicolaïer), *Str. pyogenes malignus* (Flügge), *Str. A et B* (Barbier), *Str. de Méry*, *Str. pneumoniæ* (Weichselbaum), *Str. septopyæmicus* (Biondi), *Str. de Neumann*, *Str. diphteriæ* (Prudden), *Str. de Holst* (trouvé dans une endocardite infectieuse, ce streptocoque a conservé sa virulence pendant des années), *Str. conglomeratus* (Kurth) ayant tendance à former des amas), *Str. longus* (Lingelsheim), *Str. mitior* (Schottmuller), *M. (str.) rheumaticus* (Walker et Beaton), trouvé dans

TABLEAU XXV (*Suite*)

β) *Les cultures en bouillon de 24 heures subissent la bactériolyse immédiatement, ou quelques minutes après l'addition d'une quantité égale d'une solution de taurocholate de sonde à 5 ou 10 % ou de bile.*

a) *Colonies nettement apparentes* quoique très minces et transparentes (en gouttes de rosée) *sur la gélose ordinaire à 37°; plus abondantes sur gélose ascite. La culture n'est pas plus abondante si l'on ajoute un sucre au milieu de culture.* Les milieux lactosés sont *faiblement* acidifiés. Diplocoques en forme de flamme de bougie dans l'organisme.

I. — Microcoques se développant mal sur la gélatine à 20°. Diplocoques encapsulés en sérum non coagulé de lapin jeune; groupement variable, sans capsules, sur les autres milieux artificiels. Pathogène pour la souris blanche . . . **M. Pasteuri** (Pasteur) = Streptococcus lanceolatus (Gamaleia) (races atypiques de Weichselbaum).

II. — Microcoques se développant très bien sur la gélatine à 20°. Diplocoques et chaînettes *encapsulées* en sérum non coagulé de lapin jeune *et dans les autres milieux.* Les cultures sur plaques sont visqueuses, transparentes, granuleuses au centre, atteignant 2 millimètres, pouvant confluer en une couche visqueuse. muqueuse. Pathogène pour la souris blanche . . . . **M. mucosus** = Streptococcus mucosus Howard et Perkins) = S. m. capsulatus (Buerger) = S. lanceolatus var. mucosus Park et Williams).

(Doivent être rapprochés de *M. mucosus* : *M.* (*Strept.*) *aggregatus* (Seitz), *M.* (*Strept.*) *involutus* (Kurth).

b) *Colonies à peine visibles sur les milieux ordinaires ou additionnés de sérosités, nettement apparentes sur les milieux additionnés de lactose* et de craie (auréole d'éclaircissement autour des colonies). Les milieux lactosés sont fortement acidifiés. Microcoque allongé pouvant ressembler à un très court bâtonnet; non pathogène pour les animaux de laboratoire ni pour l'homme (par ingestion). Ferment lactique habituel du lait abandonné à la température ordinaire. **M (Strept.) acidi lactici** [1] (Grotenfeldt).

Synonymes : *Str. lactis* (Lister) Löhnis, *Str. lacticus* (Kruse), *Bacterium lactis acidi* (Leichmann), *Bacterium lactis* (Günther et Thierfelder), *Bacillus acidi paralactici* (Kozai). Certains M. en chaînettes du lait, qu'il est impossible de différencier par leur morphologie ou leurs cultures de *M.* (*str.*) *acidi lactici*

(Grotenfeldt) s'en distinguent par l'absence totale de fermentation (tant gazeuse
qu'acide) dans les milieux lactosés et glucosés [*M. (str.) lactis innocuus* (Löhnis)].
(Burri a trouvé dans le lait et le fromage des races produisant de la vis-
cose. D'après Lehmann et Neumann, il faut probablement leur rattacher le
Strept. hollandicus (Scholl).

2° **Faisant fermenter le lactose avec forte acidification, et production de gaz.**

Microcoque ayant comme dimensions 0,9 à 2 µ, formant dans le lait des chaînes courtes ou très longues, formées de 100 à 400 éléments, souvent plus larges
que longs, prenant le Gram à condition de ne pas faire agir longtemps l'alcool.
Milieu optimum : bouillon sucré. Agent de mammites contagieuses des vaches et
des chèvres, donnant une coloration jaune et une réaction acide au lait qui coa-

des cas de rhumatisme articulaire aigu (rôle pathogène très hypothétique) se distinguerait de *M. (str.) pyogenes* par la production d'acide formique
en quantité beaucoup plus considérable. La constance de pareils signes différentiels est plus que douteuse.
D'autres présentent certaines particularités qui ne permettent pas de les assimiler sans réserves à *M. (str.)* **pyogenes**. Ce sont :
1° *Des streptocoques non pathogènes*, différant des streptocoques typiques avirulents par des particularités morphologiques ou culturales :
α) Différant par leurs dimensions et le défaut de développement sur gélatine : *Str. giganteus urethræ* (Lustgarten et Mannaberg).
β) Différant par les caractères des cultures :
Str. de Libman, *Str. compactus* (Lewkowicz), *Str. aerophilus* (Lewkowicz), *Str. penetrans* (Lewkowicz).
2° *Des streptocoques agents supposés de maladies des animaux* qui diffèrent de *M. pyogenes* par des détails de morphologie ou de culture.
Ce sont :
Str. equi (Schütz) : Str. de la gourme du cheval, se distinguerait (?) du Str. pyogenes par sa faible culture sur gélatine à 22°, ***Str. peritonitidis equi***
(Hamburger), *Str. bombycis* (Pasteur-Macchiati), *Str. radiatus* (E. Klein), retiré de l'exsudat séro-fibrineux d'une mammite de la vache, formant des
chainettes sur tous les milieux, donnant sur plaques de gélatine à 20°-22° des colonies assez particulières, de structure radiée, se développant surtout dans le canal du trait de piqûre. Acidifiant légèrement le lait en 48 h. sans le coaguler. Déterminant un abcès local par inoculation sous-
cutanée au cobaye.
i. *M. (str.) acidi lactici* est l'un des principaux agents de la fermentation lactique à la température ordinaire. Mais il existe une série de
streptocoques différant du précédent par des caractères secondaires et constituant le *groupe des streptocoques ferments lactiques*. Ce sont des
streptocoques extrêmement voisins les uns des autres, races d'une même espèce, ou espèces dérivées par mutation d'une espèce originelle principale. Ils n'ont pas été éprouvés par la réaction bactériolytique des sels biliaires (sauf *M. acidi lactici* (Grotenfeldt). Quand on se trouvera en
présence d'un streptocoque ferment lactique, on pourra essayer de le déterminer par la recherche des caractères suivants :
1° *Ferments ne coagulant pas le lait* malgré la formation d'acides (Streptocoque isolé du képhir). . . *M. (str.) B.* (Freudenreich).
2° *Ferments coagulant le lait.*
α) *Se développant mieux à l'abri de l'air qu'en milieux aérobies.*
a) Microcoques ovoïdes, allongés (1 µ/0,5 à 0,6 µ), simulant de courts bâtonnets joints bout à bout
(Ferment lactique très répandu) . . . . *M. (str.) acidi lactici* (Grotenfeldt).
b) Microcoques arrondis, conférant au lait une saveur aromatique (goût de noix) . . . . . . *M. (str.) Laxa.*
c) Gros microcoques 0,9 µ/2,3 µ) se présentant dans le lait soit en courtes, soit en très longues
chaines de 100 à 400 éléments, souvent sous un aspect très particulier, en palissade (grand axe
perpendiculaire à la direction de la chaine). Faisant fermenter le lactose avec forte acidifica-

TABLEAU XXV (*Suite*)

gule peu de temps après la traite. Virulence variable en injection dans le trayon. Non pathogène pour les animaux de laboratoire. . . . . **M. mastitidis (Streptococcus mastitidis)** (Guillebeau).

Synonymes : M. de la mammite contagieuse de la vache (Nocard et Mollereau), *Streptococcus agalactiae* (Adametz), *Strept. agalactiae contagiosae* (Kitt), *Strept. mastitidis sporadicae* (Guillebeau et Hess).

Note. — Il est difficile de savoir si un streptocoque isolé d'un lait par exemple peut être considéré comme inoffensif ou rattaché au groupe des streptocoques pyogènes, car il n'y a aucune corrélation entre l'action pathogène chez l'animal et la virulence chez l'homme, et d'autre part les procédés biologiques renseignent insuffisamment. L'agglutination, souvent difficile à apprécier, donne des résultats inconstants. La recherche de l'action hémolysante et des sensibilisatrices a encore moins de valeur.

tion et production de gaz. Se trouve dans la mamelle et dans le lait de vaches et de chèvres atteintes de mammite contagieuse. . . . . *M. (str.) mastitidis* (Nocard-Guillebeau).

3 *Se développant aussi bien en milieux aérobies qu'à l'abri de l'air.*

a) Microcoques ovoïdes, allongés, simulant de courts bâtonnets, ne cultivant pas dans le bouillon. Trouvés dans le képhir. *M. (str.) A.* (Freudenreich).

b) Microcoques arrondis.

— Colonies sur plaques présentant des prolongements en forme de languettes ou de flamme. Trouvés dans une crème acide. *M. (str.) Hagenberg* (Weigmann).

— Colonies sur plaques à contours nets.

La fermentation du lactose produit uniquement de l'acide lactique dextrogyre . . . . *M. (str.) acidi paralactici non liquefaciens* (Hashimoto).

Note. — Ce dernier caractère différencierait l'espèce précédente du *M. (streptococcus) pyogenes* (Rosenbach) qui est tantôt aérobie, tantôt anaérobie de prédilection et qui produit toujours des acides gras volatils en même temps que de l'acide lactique aux dépens du lactose.

A ce groupe il convient de rattacher deux microcoques en chainettes dont la détermination ne peut être effectuée que par la constatation de leurs propriétés fermentatives très particulières. Ce sont :

M. (str.) hollandicus (Scholl), *M. (str.) brassicæ* = *B. brassicæ* (Wehmer), agent de fermentation de la choucroute. Il produit peu d'acide au dépens du lactose, d'où l'inconstance de la coagulation du lait. Quant aux microcoques en chainettes trouvés par Henrici dans le fromage, *Str. albidus, granulatus, pallens, pallidus, tyrogenus*, leurs propriétés biologiques n'ont jamais été étudiées. Il est impossible de les déterminer.

TABLEAU XXVI

Microcoques aérobies, ne liquéfiant pas la gélatine, non chromogènes.
Ne prenant pas le Gram.

---

*I. — **Microcoques disposés en chaînettes ou susceptibles de présenter cette disposition dans les milieux liquides.***

A. — **Streptocoques formés d'éléments très volumineux**, cultivables sur les milieux usuels. *Les milieux au sang noircissent autour des colonies.* Pathogène pour la souris . . . . **M. (Str.) melanogenes** (Schlegel).

Isolés de la pie-mère, de la rate, des reins de chevaux abattus, atteints de myélite aiguë. (Serait, d'après Schlegel, l'agent d'une myélite infectieuse septicémique du cheval.)

B. — **Streptocoques ne présentant pas ces caractères.**

Ce sont des microcoques de dimensions petites ou moyennes, ayant leur optimum à 37°. Ce groupe comprend :

1° **Des streptocoques agents de maladies spontanées des animaux**, se développant sur gélatine à 20°-22°, mais lentement et faiblement.

α) *Très longues chaînettes encapsulées dans le lait* (100 à 400 éléments ovoïdes, à grand axe souvent transversal). Développement lent et grêle sur gélatine, faible également sur gélose. L'addition d'ascite ne favorise pas la culture. Le milieu optimum est la gélose sucrée (lactosée surtout) ou la gélose au lait. Coagulant le lait. Faisant fermenter le lactose avec acidification et production de gaz. Non pathogène pour les animaux de laboratoire. Virulence variable des cultures injectées dans le trayon. Agent de mammites contagieuses des vaches et des chèvres. **M. (Str.) mastitidis**[1] (Guillebeau).

(Synonymes : *M. de la mammite contagieuse de la vache* (Nocard et Mollereau), *Strept. agalactiae* (Adametz), *Strept. agalactiae contagiosae* (Kitt), *Strept. mastitidis sporadicae* (Guillebeau et Hess).

β) *Diplocoques ou tétrades dans le liquide céphalo-rachidien et dans les milieux artificiels solides*, chaînettes de six à neuf éléments dans le bouillon et le liquide

1. Certaines races de *M. (Strept.) mastitidis* ne se décolorent pas par le Gram si l'on ne prolonge pas l'action de l'alcool (voir Tableau XXV).

TABLEAU XXVI (*Suite*)

de condensation de la gélose. Se développant faiblement en première culture sur gélose (et, à plus forte raison, sur gélatine), mieux après quelques repiquages. Le bouillon est uniformément troublé. Pathogène pour le cheval, le mouton, la chèvre, non pour les bovidés et les animaux de laboratoire	**M.** (**Str.**) **meningitidis equi** = Streptoc. de la maladie de Borna (Ostertag).
[On trouve ce microcoque dans le liquide céphalo-rachidien des chevaux atteints, non dans les autres organes : Pas de septicémie.]	
γ) *Microcoques groupés par deux dans les sécrétions de l'organisme animal* (écoulement vaginal des vaches), en chaînettes dans le bouillon, se développant bien d'emblée sur gélose, moins bien sur gélatine à 20°. Pathogène pour les bovidés (vaginite), non pour la jument. Les cultures ne sont pas virulentes pour les animaux de laboratoire usuels	**M. vaginitatis** = **M.** de la vaginite contagieuse de la vache (Ostertag).
Note. — *Ostertag* a décrit un microcoque qui diffère du précédent surtout par la virulence et qu'il considère comme l'agent de l'avortement contagieux des juments.	
2° **Des streptocoques trouvés dans l'organisme humain**, ayant, sauf le Gram, les caractères de *M.* (*Str.*) *pyogenes* (Rosenbach), mais non pathogènes pour les animaux de laboratoire.	**M.** (**Strept.**) **pyogenes, type d'Espine et Marignac**.
Note. — Au *M.* (*Strept.*) *du type d'Espine et Marignac* (isolé d'angines scarlatineuses) se rattache un groupe de microcoques en chaînettes qui ne peuvent être distingués du précédent. Ce sont : *Strept. de Doléris et Bourges* (provenant d'un abcès pelvien), *Strept. d'Etienne* (angine pseudo-membraneuse), *Strept. de Coltet et Tissier* (voies urinaires ; selles d'entérite), *Strepto-diplocoque de Barbier* (angine pseudo-membraneuse).	
II.* — *Microcoques ne se disposant pas en chaînettes.	
A. — Microcoques habituellement groupés par deux, parfois en tétrades, jamais en chaînettes. Les diplocoques présentent l'aspect de M. gonorrheae. Culture souvent lente et grêle sur la gélatine à 20°. Culture sur pomme de terre grêle, transparente. Ne coagulant pas le lait. Ne faisant fermenter aucun sucre. Non pathogène pour les animaux de laboratoire. (Saprophyte des voies respiratoires supérieures	**M.** catarrhalis (Pfeiffer).

Note. — *Diplococcus mucosus* et *M. pharyngis cinereus* (v. *Lingelsheim*) doivent être identifiés au précédent. Le *pseudo-gonocoque* trouvé par *Noguès* et *M. Wassermann* dans l'urine d'un homme atteint d'urétrite postérieure parait très voisin de *M. catarrhalis*. Il en diffère par ses cultures plus abondantes, sur gélose surtout : sur ce milieu une couche épaisse, blanchâtre, humide envahit en 24 heures toute la surface. Diplocoques de 0,3 à 0,5 μ, non réniformes, surtout extra-cellulaires. L'étude des propriétés chimiques n'ayant pas été faite, il n'est pas possible de faire rentrer ce microcoque dans le cadre de la systématisation. *Schütz* a isolé un diplocoque encapsulé et Gram négatif dans des cas de pneumonie contagieuse du cheval (*Diplococcus pleuro-pneumoniae equi*), qui diffère de *M. catarrhalis* par sa virulence pour la souris, le lapin, le cobaye et le pigeon. Son rôle causal dans la pleuro-pneumonie du cheval est très douteux.

B. — Microcoques ne présentant pas un groupement analogue à celui de M. gonorrheae.

1° **Microcoque immobile, ne cultivant pas dans le bouillon.** Se développant bien sur gélatine. Non pathogène . . . . **M. parvus (M. XIV)** (Lembke).

2° **Microcoque très mobile, pourvu de deux cils.** Se développant bien sur la gélatine (en piqûre, aspect chevelu dans le canal . Cultivable dans le bouillon. Culture blanche sur pomme de terre. Le lait est coagulé. Pathogène pour le lapin, la souris, le cobaye . . . . **M. agilis albus** (Catterina).
(Trouvé dans une septicémie du lapin.)

TABLEAU XXVII

Bâtonnets aérobies, ne liquéfiant pas la gélatine, non chromogènes, prenant le Gram, formant des spores.

I. — Mobiles.

A. — Ne se développant pas à 37°, mais se développant bien à 20° dans les milieux aérobies ; se développant bien à 37° dans les milieux privés d'air. Ressemblant par sa forme et par l'aspect de ses cultures, à *B. tetani*. Non pathogène . . . . **B. pseudo-tetanicus aerobius** (Kruse).

B. — Ne se développant pas sur pomme de terre.

1° Coagulant le lait.

Cultivant mal sur gélatine, cultures punctiformes, grisâtres, d'odeur putride sur gélose. Sur sérum coagulé, la culture est blanc-grisâtre et se développe rapidement. Bâtonnets assez longs un peu courbés ; pathogène en injections intrapulmonaires pour le cobaye et la souris (Abcès et nécroses localement et à distance). **B. bronchitidis putridae** (Lumnitzer).

2° Ne coagulant pas le lait.

Colonies sur gélose ressemblant à celles de *M. (Str.) pyogenes*. En strie, membrane grisâtre très mince. Odeur d'huile à brûler Batonnet très mince 3 à 5 μ/ 0,3 μ. Spores le plus souvent terminales. Chainettes et formes d'involution dans les vieilles cultures. Non pathogène . . . . **B tenuis non liquefaciens** Choukevitch).

(*B. tardus* (Choukevitch) présente les mêmes propriétés biologiques. Il est un peu plus gros (0,5 à 0,6 μ/3 à 5 μ). Les spores sont plus volumineuses et médianes.) Ces deux bactéries ont été trouvées dans l'intestin du cheval.

C. — Se développant bien à 37° et sur pomme de terre.

1° Pathogènes pour la souris, le lapin et le cobaye.

Bacille assez long et grêle, souvent en filaments Culture ronde transparente, d'un blanc-jaunâtre sur gélatine, grisâtre sur gélose, sèche et brune sur pomme de terre. **B. septicus vesicae** (Clado).

2° Non pathogènes pour les animaux de laboratoire.

α) *Les cultures dans le lait répandent une odeur agréable (odeur d'ananas) due à la production d'éthers aromatiques.* Bâtonnets polymorphes ; spores volumineuses

2,7 à 3,1 µ/1,2 à 1,4 µ. Coagulation du lait inconstante . . . . **B. esterificans** (Maassen).

3) *Les cultures dans le lait ne présentent pas ce caractère.*

a) *Spore centrale* déformant le bâtonnet en fuseau, ressemblant à *B. butyricus*, mais facultativement aérobie. Faisant fermenter les solutions de lactate de chaux, le glucose, la glycérine, en produisant de l'acide butyrique. Odeur butyrique sur les milieux usuels . . . . **B. polymyxa** (Prazmowski).

b) *Spore terminale.*

Bacille polymorphe, ne coagulant pas le lait. Colonies blanches légèrement jaunâtres muqueuses sur gélatine, blanches sur gélose ; épaisses, d'un blanc brûnâtre, humides sur pomme de terre . . . . **B. limbatus butyri** (Klecki).

(*B. lineatus* (B.-V. Weigmann et Zinn) paraît voisin du précédent, sinon identique. Il en est de même de *Glycobacter peptolyticus* (Wolmann) qui présente la propriété d'attaquer énergiquement l'amidon.)

II. — *Immobiles.*

A. — **Cocco-bacilles encapsulés.** Rendant le bouillon et le lait visqueux. Ne coagulant pas le lait, ne faisant pas fermenter le glucose . . . . **B. viscosus lactis** (Zimmermann).

B. — **Bacilles coagulant rapidement le lait par fermentation du lactose.** Ne peptonisant pas le lait. Produisant de l'indol. Spores terminales dans les milieux sucrés (Ferment lactique) . . . . **B. lacticus** (Pasteur).

C. — **Bâtonnets un peu plus courts que ceux de B. subtilis.** Colonies grisâtres, étalées, transparentes, d'odeur putride sur plaques de gélatine . . . . . **B. coprogenes fœtidus** (Lydtin et Schottelius).

On doit en rapprocher les *B. fæcalis I et II* de Bienstock, différents par l'aspect des cultures sur plaques de gélatine.

TABLEAU XXVIII

Bâtonnets aérobies ne liquéfiant pas la gélatine, non chromogènes, prenant le Gram, ne formant pas de spores, mobiles.

A. — Bâtonnets encapsulés dans l'organisme animal.

1° **Petits bâtonnets courts,** presque coccoïdes. Colonies sur gélatine granuleuses et d'un gris jaunâtre, d'un blanc grisâtre sur gélose. Sur pomme de terre, colonies brillantes un peu jaunâtres. Très virulent pour la souris, le lapin, le cobaye chez lesquels il détermine une maladie tétaniforme. La poule et le pigeon sont réfractaires. . . **Bact. accidentale tetani** (Belfanti et Pescarolo).

2° **Bâtonnets polymorphes,** habituellement épais, trapus, encapsulés, mais pouvant présenter des formes filamenteuses et d'autres en massue. Sur gélatine, colonies saillantes, blanchâtres, transparentes, puis à prolongements ramifiés. Culture épaisse jaunâtre sur gélose; couche épaisse, humide, brunâtre sur pomme de terre. Très virulent pour la souris et le lapin. Le cobaye est assez résistant . . . . **Bact. lethale** = B. proteus lethalis (Babès).

(Isolé d'une gangrène pulmonaire humaine.)

B. — Bâtonnets non encapsulés ; ne se développant pas sur pomme de terre.

Bâtonnets longs et épais présentant souvent des formes d'involution. Ne coagulant pas le lait. Pathogènes seulement à fortes doses pour le cobaye . . . . **Bact. aquatile album** (Matzuschita).

(*Coccobacillus mobilis non liquefaciens* (Choukevitch) isolé de l'intestin du cheval ne diffère du précédent que par ses dimensions moindres.)

C. — Bâtonnets non encapsulés ; se développant sur pomme de terre.

1° **Arborisations autour du trait de piqûre** en gélatine ou en gélose.
Ce sont des ramifications filamenteuses, parallèles entre elles, plus longues à la partie supérieure du culot de gélatine.

B. présentant un polymorphisme remarquable. Colonies sur plaques bordées de prolongements irréguliers, bizarres, en forme de tentacules. Au centre de la colonie, masses zoogléïques contournées en saucisson. Le bouillon reste clair ou est peu troublé, et il se forme un dépôt peu abondant. Le lait n'est pas coagulé Sa réaction n'est pas modifiée. Les milieux albumineux subissent une fermentation putride avec ou sans formation d'indol. Non pathogène. . . . . **Bact. Zopfii** (KÜRTH).

2° **Pas d'arborisations autour du trait de piqûre** en gélatine ou gélose.

α) *Bactérie très polymorphe* (1,6 à 4 μ/ 0,4 à 0,5 μ en moyenne), mais sur tous les milieux on observe à côté des bâtonnets typiques des formes coccoïdes, filamenteuses ou spiralées. Les colonies sur plaques se présentent tantôt avec des prolongements caractéristiques de *B. vulgare* ou de *B Zopffii*, tantôt sous forme de colonies rondes et gris-jaunâtres, ou bien encore transparentes, typhiformes à contours sinueux. Le bouillon est fortement troublé. Il se forme un dépôt abondant. Le lait est habituellement coagulé en 2 ou 3 jours. Provoquant sur les milieux albumineux une fermentation putride peu intense. Action pathogène variable, faible ou nulle . . . . **Bact Zenkeri** = B. proteus Zenkeri (HAUSER).

(Ce n'est pas une espèce distincte, mais une race non liquéfiante du *Bact. vulgare*. Löhnis a décrit une forme intermédiaire entre les deux bactéries précédentes.)

β) *Bâtonnets de morphologie assez fixe.*

a) *Bâtonnets épais* (1 μ 1/2 d'épaisseur).

Culture blanche avec odeur putride sur la gélose. Coagulant le lait. Par injection trachéale, chez le lapin, produisant une broncho-pneumonie, et par injection sous-cutanée, des abcès . . . . . **Bact. putidum splendens** (BERNABEI).

b) *Bâtonnets d'épaisseur moyenne ou grêle* (0,6 μ environ).

Les bact. de ce groupe ne se distinguent que par leur action pathogène ; leurs cultures se ressemblant, et leur action fermentative n'ayant pas été étudiée pour tous, il est impossible d'établir exactement leur degré de parenté.

I. — Pathogènes pour les animaux de laboratoire.

— Pathogènes pour la souris, le lapin, le cobaye, le pigeon. B.

Ces deux espèces constituent le groupe de **Bact. Zenkeri**, caractérisé par : la grande mobilité, le polymorphisme, le peu d'exigence au point de vue nutritif, **thermique** et au point de vue du besoin d'oxygène. Ce sont des agents de putréfaction plus ou moins actifs.

TABLEAU XXVIII (*Suite*)

courts donnant des colonies lobulées, finement granuleuses. Coagulant le lait, faisant fermenter le glucose, et donnant H^2S. Culture brunâtre sur pomme de terre	**Bact. muripestifer** (Laser).
— Pathogènes pour la souris et le lapin et peu pour le cobaye. B. ressemblant à *B. lactis aerogenes*, présentant sur gélatine et gélose une culture grise assez épaisse. . . . . (*B. cuniculicida havaniensis* (Strassberg) est identique.)	**Bact. coli colorabile** (Naunyn).
II. — Non pathogènes pour les animaux de laboratoire [1].	
— Coagulant le lait, produisant de l'indol. Colonies sur gélatine présentant un réseau en nervures de feuille. Sur gélose, culture blanc-grisâtre limitée à la strie. Bâtonnets de 0,5 à 2 μ/ 0,3 à 0,4 μ. Souvent coccoïdes. Pas de production de gaz dans les milieux lactosés, glucosés, saccharosés. Non pathogène pour la souris, et peu pour le cobaye en injection intrapéritonéale.	**Bact. vesicae** (Deeleman).
— Ne coagulant pas le lait. Ne produisant pas d'indol. Acidifiant très légèrement le petit lait tournesolé. Courts bâtonnets de 0,8 à 1 μ/ 0,4 à 0,5 μ, par deux ou en courtes chaines. Colonies sur gélose en gouttes de rosée. Non pathogène. . . .	**Bact. intestinale gallinarum** (Jöst).

1. Des bactéries insuffisamment décrites appartiennent à ce groupe ; ce sont : *B. subtyphosus*, (Lustig), *B. sputigenum* (Kreibohm), *B. cystitidi* Schow).

TABLEAU XXIX

Bâtonnets aérobies, ne liquéfiant pas la gélatine, non chromogènes, prenant le Gram, ne formant pas de spores, immobiles.

I. — B. restant colorés par la méthode de Ziehl-Neelsen.
Ne cultivant pas à 37°. Optimum 20-25°. Culture sèche, blanc-jaunâtre sur plaques de gélatine. Culture épaisse, plissée sur gélose. Voile sur le bouillon qui reste clair. Pathogène pour les vertébrés à sang froid . . . . **Bact. tuberculosis** (*Type pisciaire*).

II. — B. ne restant pas colorés par cette méthode.

A. — Coagulant le lait.

1° Bâtonnets encapsulés dans l'organisme animal. Pathogènes pour le lapin et le rat blanc, mais non pour le cobaye. B. de longueur très variable. Colonies minces sur tous les milieux. . . . . **Bact. sputigenum tenue** (Pansini).

2° Non pathogènes pour les animaux de laboratoire. Pas de capsules.
Éléments de longueur très variable. A côté de formes ovoïdes et de courts bâtonnets en chaînettes ressemblant à *M.* (*str.*) *acidi lactici* (Grotenfeldt), on trouve de longs bâtonnets et même des filaments. Pas de gaz dans les milieux sucrés. Le saccharose ne fermente pas. Produisant aux dépens des autres sucres de l'acide lactique et des traces d'acides volatils. Optimum 33°. Maximum 42°. . . . . **Bact. casei nos 1 à 3** (Leichmann et Bazarewski).

B. — Ne coagulant pas le lait à froid, bien qu'il soit légèrement acidifié. La coagulation apparaît si l'on chauffe le tube.
Cultures ressemblant à celles de *B. lactis aerogenes* . . . . **Bact. diatrypticum casei** (Baumann).

C. — Ne coagulant pas le lait.

1° Rendant le lait visqueux.

α) La réaction du lait n'est pas modifiée, ou devient alcaline. Pas de production de gaz dans les milieux sucrés.

a) Rendant visqueux le bouillon ordinaire. Culture ressemblant à celle de *B. lactis aerogenes*. Cultivable sur pomme de terre. . . . . **Bact. lactis viscosi** (Adametz).

TABLEAU XXIX (*Suite*)

b) Rendant visqueux le bouillon glucosé mais non le bouillon ordinaire. Pas de culture apparente sur pomme de terre. Cultures sur les autres milieux moins abondantes que celles du B. précédent. . . . . **Bact. lactis longi A. B. et C.** (TROÏLI ET PETERSSON).

β) Le lait est légèrement acidifié.
Bâtonnets se fragmentant en éléments coccoïdes. . . . . **Bact. lactis pituitosi** (LOEFFLER).

2° Ne rendant pas le lait visqueux.

α) *Bâtonnets encapsulés dans l'organisme animal.*

a) Faisant fermenter le glucose. Gros bact. polymorphes ressemblant à *Bact. pneumoniæ*. Pathogènes pour la souris et le chien. . . . . **Bact. capsulatum septicum** (BORDONI-UFFREDUZZI).

(*B. endometritidis* (Emanuel et Wittkowsky) paraît identique).

b) Court bâtonnet ne faisant pas fermenter le glucose. Se développant mieux sur les **milieux légèrement acidifiés**. (Pathogène pour la souris et le lapin). . . . . **Bact. salivarium septicum** (BIONDI).

β) *Bâtonnets non encapsulés.*

a) *Petits bâtonnets très grêles, rectilignes, monomorphes, ne se déformant jamais* (pas de renflements du corps bactérien).

I. — Pas de culture apparente sur pomme de terre.

— B. très grêle au moins dans l'organisme animal (0,2 µ d'épaisseur). Il peut atteindre 0,4 à 0,6 µ dans les cultures. Se développant bien dans la gélatine à 20°. En piqûre, il se développe de fins prolongements partant du trait en tous sens, aussi abondants dans la partie profonde que dans la partie superficielle du culot, et donnant au milieu un aspect nuageux très caractéristique. La gélatine se creuse lentement en entonnoir par liquéfaction lente et évaporation. Ne se développant pas mieux sur sérum que sur gélose. Tuant la souris blanche par septicémie en 2 ou 3 jours par injection sous-cutanée. Anaérobie facultatif . . . . **Bact. murisepticum** (KOCH)[1].

(*B. murisepticum* est très virulent pour la souris, le pigeon. *B. rhusopathiæ suis* (Kitt), agent causal du rouget du porc, ne diffère du précédent que par sa virulence pour le porc.)

— B. morphologiquement analogue au précédent, mais se développant faiblement sur gélatine ou gélose. Le milieu de choix est le sérum coagulé à 37° . . . **Bact. acnes contagiosæ** (DIECKERHOFF ET GRAWITZ).

Serait l'agent de l'acné contagieuse du cheval (?)

II. — Voile sec, ridé, jaunâtre sur pomme de terre.
— Bâtonnet court et grêle, ressemblant à *B. choleræ gallinarum*. Aérobie strict. Couche assez épaisse, ridée sur gélose, ne faisant pas fermenter le glucose ; ne produisant pas d'indol. Non pathogène. . . . . **Bact. plicatum** = Coccobacillus plicatus (Choukevitch).

Isolé de l'intestin du cheval.

b) *Bâtonnets de dimensions moyennes, courts ou allongés, parfois courbés, souvent renflés aux extrémités en massue.* Les renflements atteignent 1 μ d'épaisseur. Les bâtonnets colorés par les solutions aqueuses de couleurs basiques d'aniline présentent une structure nettement granuleuse. A 22° sur la gélatine, ils ne se développent que très peu ou pas du tout. La température optima est 37°. Le milieu optimum est le sérum ou le liquide d'ascite coagulés . . . . **Bact. diphteriæ** (Klebs-Lœffler).

Note. — *B. diphteriæ* est pathogène pour le cobaye par injection sous-cutanée de 1/2 centimètre cube de culture en bouillon de 24 heures. Le cobaye meurt après 24 à 60 heures sans septicémie, présentant de l'œdème au point d'injection. La souris et le rat blancs sont presque réfractaires. Il existe des races non virulentes de *B. diphteriæ*, ayant tous les caractères du b. typique. Mais on trouve, chez l'homme et chez les animaux à l'état normal (yeux, nez-pharynx) et à l'état pathologique (conjonctivites, angines de l'homme, mammites de la vache, etc.), des b. avirulents qui diffèrent du bact. typique par leurs cultures plus abondantes sur la gélose ordinaire ou glycérinée et sur la pomme de terre, par la moindre acidification du bouillon, par l'absence de structure granuleuse des bâtonnets, et par la rareté des formes longues. On admet alors communément qu'il s'agit de bact. « pseudo-diphtériques ». Mais les rapports de ces derniers avec le b. dipht. authentique ne sont pas nettement établis.

1. *B. murisepticum* peut provoquer une liquéfaction tardive et faible de la gélatine.

TABLEAU XXX

Bâtonnets aérobies, ne liquéfiant pas la gélatine, non chromogènes, ne prenant pas le Gram, ne formant pas de spores, mobiles, ne coagulant pas le lait [1].

I. — Présentant des propriétés fermentatives ou pathogènes très spéciales.

A. — Assimilant les nitrates. Optimum 20°.

Les solutions de salpêtre (solution d'extrait de terre glycérinée + salpêtre) deviennent opalescentes et un peu gélatineuses ; les nitrates disparaissent complètement en moins d'une semaine, sans production d'azote gazeux, assimilés à l'état de combinaisons organiques. Court bâtonnet (1-2 μ/0, 7 μ), à coloration bi-polaire, pourvu de cils implantés tout autour du bâtonnet, se disposant rarement en chainettes ou en filaments. Se développant mal à 37°, bien à 20°. Sur plaques de gélatine, les colonies ne dépassent pas 1 à 2 millimètres de diamètre ; elles sont rondes, à centre surélevé, à périphérie claire, de structure arquée. Sur gélose, l'aspect des colonies rappelle également celui des cultures de *Bact. pestis*, mais la limite entre le centre opaque granuleux et la périphérie claire est moins nette. En piqûre, clou à tête plate. Le bouillon n'est troublé qu'à 20° ; la réaction de l'indol est positive. Sur pomme de terre, culture blanche, étalée, transparente, puis verruqueuse. Le lait devient un peu filant. Le glucose et le lactose ne fermentent pas. Bactérie du sol . . . . Bact. agreste (LOEHNIS).

B. — Produisant des gaz inodores dans tous les milieux. Rendant visqueux le bouillon, le lait et l'urine.

Bâtonnets courts. Se développant bien en milieu fortement acide (suc gastrique du chien). Donnant à la surface du bouillon un voile blanc, visqueux, filant. Culture jaunâtre sur pomme de terre . . . . Bact. gliserogenum (MALERBA ET SANNA SALARIS).

C. — Agent d'une altération spontanée du lait qui prend un goût douceâtre, répugnant, et répand une odeur fétide.

Bâtonnets grêles et relativement longs . . . . Bact. lactis fœtidum (JENSEN).

D. — Déterminant par inoculation sous-cutanée une pseudo-tuberculose nodulaire chez le cobaye, le lapin, la souris.

Bâtonnets courts et trapus (1-2 μ/0,8 μ) généralement en chainettes dans l'organisme animal et dans les cultures en bouillon. Les strepto-bact. sont toujours immobiles, mais quelques bâtonnets restés isolés sont nettement mobiles. Colonies sur plaques de gélatine incolores (comme *B. typhosus*); les superficielles sont souvent entourées d'une couronne d'aiguilles cristallines. Sur pomme de terre, culture généralement peu abondante, quelquefois épaisse, brunâtre, rappelant la culture de *B. mallei*. *Déterminant, en injections sous-cutanées, une pseudo-tuberculose nodulaire* avec caséification prédominant dans les organes abdominaux ; pathogène pour le cobaye, le lapin, la souris ; le campagnol est assez résistant ; le rat est réfractaire. Agent de la pseudo-tuberculose spontanée des rongeurs . . . . **Bact pseudo-tuberculosis rodentium** (PFEIFFER).

(Le *B. tuberculosis zooglaeicæ* (Malassez et Vignal), le *B. pseudo-tuberculosis* (Eberth) sont probablement identiques.)

Le *B. pseudo-tuberculosis similis* (Courmont) se distingue du précédent par le fait qu'il ne se présente jamais groupé en chaînettes, que ses éléments, isolés, sont toujours très mobiles et par les caractères particuliers de son pouvoir pathogène.

[Il est à remarquer que Dieterlen a identifié à *B. paratyphosum B.* un agent de pseudo-tuberculose des rongeurs.]

II. — Ne présentant pas ces caractères.

A. — Non cultivables sur la pomme de terre naturelle (non alcalinisée).

Bact. très court (cocco-bacille se développant aussi bien dans les milieux privés d'air que dans les milieux aérés. Cultures d'un blanc-grisâtre, s'obtenant à 18 20° ou à 37° sur gélatine et sur gélose, mais jamais très riches ; le bouillon est troublé en 24 heures puis il s'éclaircit très rapidement avec formation de dépôt ; odeur spéciale des cultures âgées. Pathogène en injections sous-cutanées pour la souris et le moineau ; pour le pigeon seulement en injections dans le tissu cellulaire sous-palpébral (mort en 36-48 h.). En injections sous-cutanées, le pigeon, la poule, le lapin et le cobaye sont réfractaires.

Bact. perdant rapidement sa virulence dans les cultures . . . . **Bact. diphteriæ avium** (GUÉRIN).

Trouvé dans les fausses membranes pharyngées des volatiles de basse-cour.

Décrit comme étant un agent de diphtérie aviaire (En réalité celle-ci est due — habituellement, sinon toujours — à un virus invisible, filtrant).

B. diphteriæ avium (Galli-Valerio) est identique au précédent, quoique moins virulent (ne donnant que des accidents locaux (ulcérations) par injection sous-muqueuse au lapin, au cobaye, à la poule.

B. diphteriæ avium (Loir et Ducloux) donnait une culture apparente sur pomme de terre ; il appartenait donc probablement aux *B. du groupe paratyphosum B*, mais

1. A ce tableau se rattachent un certain nombre de bactéries incomplètement décrites : *B. Schafferi* (Freudenreich), cause de boursouflure des fromages, *B. denitrificans agilis* (Ampola et Garino), *B. pneumoniæ caviarum* (Strada et Traina), *B. loxiacida* (Tartakowsky).

TABLEAU XXX (*Suite*)

l'étude clinique et biologique (agglutination) est restée incomplète, si bien que l'on ne peut l'identifier d'une façon précise à aucune bactérie de ce groupe paratyphique.

B. — Se développant faiblement sur la pomme de terre naturelle.

Note. — La culture est peu apparente (simple vernis); elle n'est alors visible que si l'on examine le milieu à jour frisant.

Les bact. groupés sous B, C et D ont tous sur plaques de gélatine un aspect à peu près semblable : colonies petites (1-3 millim. de diamètre) blanches, blanc-bleuâtres ou blanc-grisâtres, transparentes ou opaques, mais toujours incolores, à surface lisse ou plus ou moins vallonnée (en montagne de glace), à contour plus ou moins irrégulier. — Les différences que l'on peut noter dans l'aspect de ces colonies sont des nuances trop fragiles pour servir à la détermination de l'espèce qui sera fondée sur la recherche des propriétés chimiques et biologiques.

1° Donnant la réaction de l'indol (souvent faiblement).

α) *Faisant fermenter le glucose énergiquement (avec gaz), le lactose faiblement* (la couleur bleue d'une gélose lactosée tournesolée vire peu à peu au rouge). Colonies sur plaques transparentes puis opaques. Sur gélose, colonies à bourrelet nacré (en sceau de cire à cacheter) si, après 24 heures, on porte la culture de 37° à 20°. Sur gélose inclinée, la culture devient coulante Réaction de l'indol très faible. Pathogène pour le chien, la souris, le lapin, le cobaye. . . . . . . **Bact. icteroïdes** (SANARELLI).

(Décrit comme agent de la fièvre jaune ; n'est plus admis comme tel.)

Le *B. icterogenus* (Guarnieri), trouvé dans un cas d'ictère grave (sang, foie), doit être rapproché du précédent).

β) *Faisant fermenter le glucose faiblement et non le lactose*, co-agglutiné (faiblement) par un immum-sérum typhique et fortement agglutiné par un Gaertner-sérum. Pathogène pour la souris, le rat, le lapin, le cobaye, le veau (diarrhée et septicémie). . . . . **Bact. de la septicémie des veaux** (THOMASSEN).

(On le trouve dans le sang, le foie, la rate des veaux.)

γ) *Ne faisant fermenter ni le glucose ni le lactose.*

Bacille ayant des caractères morphologiques et culturaux très analogues à ceux de *B. typhosum*, donnant sur pomme de terre un glacis difficile à voir, étendu à toute la surface ; cette culture a un tout autre aspect lorsque sur le même tubercule on cultive parallèlement *B. typhosum* : elle est alors limitée à la strie d'ensemencement et nettement apparente. Pathogène pour la souris. . . . . . **Bact. paradoxum** (Kruse et Pasquale).

(Isolé dans un cas de dysenterie gangréneuse de l'homme ; ne joue aucun rôle dans l'étiologie de cette maladie.)

2° Ne donnant pas la réaction de l'indol. *Faisant fermenter plus ou moins le glucose.*

α) Rougissant légèrement le lait tournesolé sans alcalinisation ultérieure. Les cultures récemment isolées de l'organisme sont virulentes pour le cobaye. La dose mortelle est de 4 centimètres cubes d'une culture en bouillon de 24 heures . . **Bact. paratyphosum A** (Schottmuller, Brion-Kayser).

β) Ne modifiant pas le lait tournesolé. Le cobaye n'est pas tué par injection sous-cutanée de cultures à la dose de 4 centimètres cubes. . . . . **Bact. typhosum** (Eberth-Gaffky).

Les *B. pseudotyphosum I à V* (Loesener) ne se distinguent du précédent par aucun caractère de culture; ils sont agglutinés par l'Eberth-sérum, et doivent par conséquent être identifiés à *B. typhosum*. Il en est probablement de même pour *B aquatilis sulcatus IV* (Weichsellbaum), mais l'agglutination n'a pas été recherchée.

Note. — *Bact. paratyphosum A* et *Bact. typhosum* fixent les mêmes sensibilisatrices, et ne peuvent pas être différenciés par la réaction de Bordet et Gengou. L'épreuve de l'agglutination ne permet pas davantage de les distinguer d'une manière certaine. (Coagglutination.) Par contre, *B. paratyphosum A* se différencie aisément des Bact. du groupe de *B. paratyphosum B* par l'action agglutinante obtenue à l'aide d'immun-sérums expérimentaux.

C. — Se développant bien sur la pomme de terre naturelle (culture très apparente) **et donnant la réaction de l'indol** (souvent faiblement).

α) *Cultivables à 37°*. Bande brunâtre, coliforme sur pomme de terre. Caractères morphologiques et culturaux comme *B. coli commune*. Pathogène pour le cobaye. **Bact. coli proximum** (Matzuschita).

Le *B. cerevisiæ* (Fuhrmann) doit être identifié au précédent, bien qu'il soit avirulent.

β) *Cultivables seulement au-dessous de 23°-25°*. Culture sur pomme de terre d'un blanc-grisâtre puis café au lait, d'aspect gras, brunissant le milieu ; non pathogène. . **Bact. aquatile solidum** (Lustig et Carle).

D. — Se développant bien sur la pomme de terre naturelle. Ne donnant pas la réaction de l'indol.

1° Faisant fermenter le glucose et un peu le lactose.

(La fermentation du lactose est insuffisante pour provoquer la coagulation du

TABLEAU XXX (*Suite*)

lait, mais suffisante pour faire virer au rouge la couleur bleue d'une gélose lactosée tournesolée et pour produire des bulles de gaz nettes dans le tube de fermentation.) B. très court et très mobile, muni, en général, d'un seul cil pôlaire, donnant sur pomme de terre une culture coliforme, ne faisant pas fermenter le saccharose ; non pathogène pour la souris.	**Bact. monadiforme** (B. coli mobilis) (Messea).
(Isolé des selles d'un typhique).	
2° **Ne faisant fermenter ni le lactose ni le glucose** (ni dégagement de gaz, ni acidification).	
La culture dans les milieux glucosés, tournesolés n'en modifie pas la coloration bleue.	
I. — *Alcalinisant nettement le lait.* B. ressemblant morphologiquement et en cultures à *Bact. typhosum,* sauf sur pomme de terre ; sur ce milieu se développe lentement une culture assez épaisse, brunissant le tubercule. Non agglutiné par un sérum typhique. Le cobaye peut être tué par l'inoculation intrapéritonéale de cultures fraîches. (Hôte normal de l'intestin de l'homme).	**Bact. alcaligenes** Bac. fæcalis alcaligenes) (Petruschky).
[*Bact. mariense* (Klimenko) ne peut guère être différencié du précédent que par l'agglutination, ce qui ne prouve pas qu'il constitue une espèce distincte, différentes races de *Bact. alcaligenes* étant agglutinées à des taux très divers par un Petruschky-sérum donné (Berghaus).]	
II. — *Ne modifiant pas la réaction du lait. Non pathogènes.*	
A. — B. ressemblant morphologiquement et en culture à *Bact. typhosum,* sauf sur pomme de terre où se développe une bande jaune vif, jaunâtre ou couleur crème. B. isolés de l'air et de l'eau.	
— Culture jaune vif sur pomme de terre. Pas de développement à 37°.	**Bact. sulcatum n° 5 B. aquatilis sulcatus n° 5** (Weichselbaum).
— Culture jaunâtre puis jaune sur pomme de terre.	**B. aq. sulc. n° 3** (Weichselbaum).
— Culture grise puis gris-jaunâtre sur pomme de terre	**B. aq. sulc. n° 2** (Weichselbaum).
— Culture sur pomme de terre très mince. Se développant à partir de 7°.	**B. aq sulc. n° 1** (Weichselbaum).
B. — Bactérium ressemblant morphologiquement et en cultures à *Bact. coli,* répandant une odeur de truffe dans tous les milieux.	**Bact. olens** (Matzuschita).

Groupe de Bact. paratyphosum B et Bact. enteritidis

3° **Ne faisant pas fermenter le lactose; faisant fermenter le glucose très nettement** (acidification et dégagement de gaz) (*Groupe de Bact. paratyphosum B — Bact. enteritidis*).

Note. — Les bactéries qui constituent ce groupe ont un grand nombre de caractères communs : colonies sur plaques rappelant tantôt celles de *Bact. typhosum*, tantôt celles de *Bact. coli*, souvent intermédiaires aux deux comme abondance et comme opacité. Culture sur pomme de terre très facile à voir, jaunâtre ou jaune-brunâtre, plus ou moins nettement coliforme. Elles ne produisent pas d'indol et en général elles alcalinisent le lait au cours de la 2e semaine après l'avoir faiblement acidifié dans les premiers jours. Leur morphologie, leur mobilité, la disposition de leurs cils ne diffèrent pas d'une espèce à l'autre. Les réactions d'agglutination et de fixation ne permettent que de les ranger en trois sous-groupes [1].

La virulence de ces bactéries se perd vite dans les cultures; elle varie d'un échantillon à l'autre d'une même espèce bactérienne (alors même qu'il s'agit de cultures fraîchement retirées de l'organisme). L'inoculation aux différentes espèces d'animaux d'expérience ne met en évidence aucune particularité qui soit de nature à caractériser des espèces bactériennes. L'action pathogène ou non des cultures administrées par ingestion aux animaux de laboratoire permet, dans une certaine mesure, d'orienter la recherche.

En réalité, à l'heure actuelle, il n'est guère possible de caractériser les membres du groupe *B. paratyphosum-enteritidis* si l'on n'a pas la notion de leur *provenance*. Leur action pathogène dans les conditions naturelles, et elle seule, différencie nettement ces espèces si voisines.

I. — *Les cultures fraîchement retirées de l'organisme sont virulentes pour une ou plusieurs espèces d'animaux de laboratoire.*

A. — *Agents de maladies spontanées de l'homme.*

1° Très virulent, en injections sous-cutanées pour le cobaye (qui meurt en

1. Par la réaction agglutinante pratiquée avec des immum-sérums expérimentaux, par l'étude des propriétés bactéricides des sérums et par la recherche des sensibilisatrices, on arrive à distinguer trois sous-groupes (*de Nobele, Sacquépée*). Les procédés biologiques les plus sensibles que l'on possède à l'heure actuelle ne permettent donc point la différenciation des Bact. de ce groupe paratyphique. La modalité de leur action pathogène, dans les conditions naturelles, et elle seule, individualise les membres de ce groupe.

I. — Sous-groupe du type *B. enteritidis* (Gaertner). — *B. de la septicémie des veaux* (Thomassen), *B. d'intoxication par la viande*, *B. de Frankenhausen* (Gaertner), *B. de Morseele et de Gand* (Van Ermenghem), *B. de Brugge, de Bruxelles, de Willebrock* (de Nobele), *B. de Rumfleth*, *B. de Hanstedt* (Fischer), *Bact. ratti* (Danysz, Neumann, Isatschenko, Dunbar), *Bact. nodulifaciens bovis* (Langer).

II. — Sous-groupe du type *paratyphosum B-Aertryck*. — *B. paratyphosum B* (Schottmüller), *B. psittacosis* (Nocard), *B. du Hog-cholera* (Salmon et Smith), *B. typhi murium* (Loeffler), *B. morbificans bovis* (Basenau), *B. de l'entérite infectieuse des veaux* (Malvoz), *B. d'intoxication par la viande*: *B. d'Aertryck, de Meischbeck* (de Nobele), *B. de Ganstad* (Holst), *B. de Breslau* (Flügge, Kansche), *B. de Posen* (Günther), *B. de Hatton et de Chadderton* (Durham), *B. de Sirault, de Calmphout* (Van Ermenghem).

III. — *B. paratyphosum C* (Uhlenhuth).

TABLEAU XXX (*Suite*)

Groupe de Bact. paratyphosum B et Bact. enteritidis (*Suite*).

24 heures avec 1/2 à 1/40 de cc. de culture) moins virulent pour le lapin. Pathogène, par ingestion, pour le cobaye et le veau, irrégulièrement pour la souris. Donnant sur plaques de gélatine des colonies habituellement opaques et visqueuses, sur pomme de terre une bande généralement épaisse, visqueuse, brunâtre (coliforme). Eclaircissant vers la deuxième semaine le lait qui présente une réaction alcaline et prend une teinte jaune-brunâtre. Se développant normalement sur des cultures râclées de *B. typhosum* et de *B. paratyphosum A*, faiblement sur les milieux vaccinés par *B. coli*. . . . . **Bact. paratyphosum B** (SCHOTTMULLER).

(Agent d'intoxications par la viande et de maladies typhoïdiques de l'homme (paratyphoïdes). On le trouve dans les matières fécales et dans le sang des malades. Il est agglutiné, mais à un moindre degré que *Bact. typhosum* par un *typho-sérum* expérimental.)

2° Virulent, en inoculation pour le cobaye, le lapin, la souris, le singe (foyers pyohémiques, septicémie); par ingestion, pour le cobaye, la souris et le veau (gastro-entérite aiguë, mort). Donnant sur plaques de gélatine des cultures moins épaisses que *Bact. paratyphosum B*, plus ou moins transparentes . . . . **Bact. enteritidis** (GARTNER).

Agent d'intoxication par la viande (on l'isole des matières fécales des malades et de la viande suspecte). Ce b. est agglutiné, mais à un moindre degré que *Bact. typhosum*, par un *typho-sérum* expérimental.

3° Peu virulent pour le cobaye en injection sous-cutanée, très virulent pour le perroquet et la perruche, la poule, le pigeon, la souris qui succombent à l'injection intrapéritonéale, intraveineuse et intratrachéale; pathogène par ingestion pour le cobaye et la souris. Donnant sur pomme de terre une culture bien visible, brunâtre; se développant sur les cultures râclées de *Bact. typhosum*. Agglutiné (faiblement) par un typho-sérum, fortement par un immum-sérum préparé avec l'un quelconque des b. du groupe de *Bact. paratyphosum B*. — *Bact. Aertryck* . . . . **Bact. psittacosis** (NOCARD).

(Agent de la psittacose, maladie des perroquets transmissible à l'homme. On le trouve dans les déjections, dans les viscères et dans la moelle osseuse des oiseaux; chez l'homme, on l'isole par hémoculture).

B. — *Agents d'épizooties des rongeurs* (paraissant susceptibles d'infecter les animaux domestiques et même l'homme).

1° Virulent par ingestion pour le cobaye, le veau et le cheval, irrégulièrement pour la souris (*mus musculus et mus arvicola*). Le lapin et le porc sont réfractaires. Par injection sous-cutanée, la souris meurt en quelques jours; effets locaux chez les autres animaux. Petits bâtonnets comme *Bact. typhosum* cultivables comme ce dernier sur la gélatine, donnant sur pomme de terre une culture grisâtre, pas très abondante; le milieu environnant se colore en gris-bleu. Le lait est généralement très légèrement acidifié. — **Bact. typhi murium** (Loeffler).

B. typhispermophilorum (Mereshkowsky) et *B. murium* (Mereshkowsky) sont identiques au précédent d'après Toyama.

2° Virulent par ingestion pour le rat, parfois également pour les jeunes animaux de ferme (gorets, veaux). Bâtonnet ovoïde à coloration souvent bipôlaire; cultures ressemblant à celles de *Bact. typhi murium*. (Agent du produit « Ratin » pour la destruction des rats). . . . . **Bact. ratti** (**Ratinbacillus**) (Neumann).

Doivent être identifiés au bacterium précédent : *Bact. ratti* (Danysz) d'après Xylander, *Bact. ratti* (Isatschenko) et *Bact. ratti* (Dunbar). D'après Mühlens, Dahm et Fürst, tous ces agents de destruction des rongeurs présentent les mêmes caractères morphologiques et culturaux et les mêmes propriétés biologiques que *Bact. enteritidis* (Gärtner). *Bact. Trautmanni* diffère des précédents par le fait qu'il n'est pathogène que pour le rat blanc.

C. — *Agents de maladies des animaux de ferme.*

Ne paraissant pas susceptible d'infecter l'homme.

Bâtonnet court, à coloration parfois bipôlaire. Colonies sur plaques de gélatine transparentes, bleuâtres, analogues à celles de *Bact. typhosum*; culture assez épaisse, gris-jaunâtre ou brunâtre sur pomme de terre. Alcalinisation secondaire du lait (comme *Bact. paratyphosum B*). Cultures très virulentes par injection sous-cutanée pour la souris, le lapin, le cobaye (mort en quelques jours par septicémie). Le pigeon est assez résistant. Chez le porc, l'inoculation intraveineuse — et elle seule — est pathogène, mais non mortelle. Par ingestion, des cultures virulentes pour la souris et le lapin, ne le sont pas du tout pour le cobaye et le porc. Agglutiné par un immum sérum préparé avec l'une quelconque des bactéries du groupe de *Bact. paratyphosum B*. — *Aertryck* (voir note). — **Bact. intestinale suis** (**B. du Hog-cholera**) (Salmon-Smith).

Synonymes : *B. cholerae suum* (Migula), *B. de la pneumo-entérite* (Salmonellose) *du porc* (Lignières). (On trouve ce b. dans le sang, la rate, les ganglions des porcs atteints de Hog-choléra, mais également dans l'intestin du porc sain dont il est l'hôte normal. Très contesté en tant qu'agent du Hog-choléra, épizootie qui paraît causée par un virus filtrant. Le Bact. de Salmon paraît jouer un rôle secondaire dans cette infection).

D. — *Agents de maladies infectieuses des bovidés dont le pouvoir pathogène pour l'espèce humaine est encore inconnu.*

TABLEAU XXX (*Suite*)

Groupe	Caractères	Espèce
Groupe de Bact. paratyphosum B et Bact. enteritidis (*Suite*)	α) Agent de septicémie des bovidés. Virulent (mais à plus fortes doses que les b. des intoxications par la viande), par ingestion, pour la souris, le cobaye, le rat, le veau (gastro-entérite mortelle). Bâtonnets courts comme *Bact. typhosum*, donnant sur plaques des colonies ressemblant à celles de *Bact. coli*, mais plus grenues que celles-ci ; sur pomme de terre, une bande humide, jaunâtre ou jaune. Co-agglutiné par un immum-sérum anti-Aertryck ou anti-paratyphosum B. Les cultures ne sont pas toxiques. (Trouvé dans les organes d'une vache atteinte d'infection puerpérale).	**Bact. morbificans bovis** (Basenau).
	β) Agent de septicémie et de broncho-pneumonie du bœuf. Virulent (inoculation intrapéritonéale et sous-cutanée) pour la souris, le cobaye, le lapin et même pour le veau, le bœuf et le cheval. Le rat, le chien et le porc sont réfractaires. Chez le veau et le bœuf l'injection intra-pulmonaire détermine une broncho-pneumonie et une pleurésie mortelles en 48 heures. Bâtonnets courts, à coloration bipolaire, donnant sur gélatine et sur gélose des colonies analogues à celles de *Bact. typhosum* ; sur pomme de terre, culture facile à voir, grise, humide, mince, limitée à la strie. . . . . (Ce b. a été trouvé par Nocard dans une broncho-pneumonie du bœuf, par Billings dans une septicémie des bœufs avec entérite, infection attribuée par ce dernier auteur à l'ingestion de tiges de maïs altérées. Il serait identique, d'après Billings, à *B. zeae* = *B. secalis* (Burrill), considéré comme étant l'agent de cette altération des jeunes plantes de maïs.)	**Bact. Billingsi** = B. de la Cornstalk disease (Billings).
	γ) Agent d'une affection nodulaire du foie chez le veau. Virulent pour la souris (mort par septicémie en 7 à 8 jours après l'inoculation sous-cutanée) et pour le cobaye (mort en 7 jours avec péritonite fibrineuse). Par ingestion les cultures ne sont pathogènes qu'après exaltation de la virulence. Les réactions biologiques sont celles du *sous-groupe de Bact. enteritidis* (Gärtner) (Pitt).	**Bact. nodulifaciens bovis** (Langer
	II. — *Les cultures ne sont pas pathogènes pour les animaux de laboratoire.* Races non virulentes des bact. du groupe de *B paratyphosum*. Il peut s'agir soit d'échantillons ayant perdu leur virulence par le séjour dans les milieux artificiels, soit d'échantillons dépourvus de virulence dès les premières cultures. C'est le cas d'une bactérie trouvée par Lehmann dans la pâte de pain et que cet auteur considère comme identique à *B. enteritidis* (Gaertner).	**Bact. levans** (Lehmann).
	Note. — La détermination des bactéries précédentes ne peut se faire avec certitude que par l'épreuve de l'agglutination. On essayera en outre d'exalter leur virulence par des passages.	

TABLEAU XXXI

Bâtonnets aérobies, ne liquéfiant pas la gélatine, non chromogènes sur gélatine et gélose, ne prenant pas le Gram, ne formant pas de spores, mobiles. Coagulant le lait [1]

A. — Coagulant le lait avec réaction amphotère, neutre ou alcaline (par ferment lab).

Pas de dégagement de gaz dans les milieux lactosés.

1° **Elaborant un pigment jaune d'or dans le lait cuit.**

Bâtonnets courts et grêles. Cultures coliformes sur les milieux solides. Le lait est coagulé; le caillot se redissout par la suite et le milieu devient jaune d'or. Le pigment, insoluble dans l'alcool et dans l'éther, est soluble dans l'eau. Cause d'une coloration jaune que peut prendre spontanément le lait cuit. . . . . **Bact. synxanthum** (Ehrenberg, Schröter).

2° **Ne produisant pas de pigment dans le lait.**

α) *B. polymorphe facilement cultivable sur les milieux usuels. Virulent pour le cobaye, le pigeon, la souris blanche.* Bâtonnets ayant en moyenne 1-3 μ/0,7-0,9 μ, mais on trouve des formes coccoïdes. Dans la gélatine, des ramifications, grosses et courtes, partent du trait de piqûre Sur gélose inclinée, les colonies, nacrées, confluent en une couche grise, luisante. Le bouillon à 35° présente rapidement un trouble uniforme intense, persistant, puis un voile bientôt opaque, épais. Le lait dont la réaction ne se modifie pas, est coagulé en flocons. Culture sur pomme de terre humide, grise, puis jaune pâle ou orangé. Le cobaye meurt en 6 à 8 jours; l'injection intrapéritonéale détermine une orchite qui rappelle le sarcocèle morveux expérimental. Le cobaye peut être infecté par ingestion. Le lapin, la poule, le chien, le chat résistent . . . . **Bact. pseudotuberculare orchiphlogogenes** (Cagnetto).

β) *B polymorphe, culture lente et grêle sur gélatine et gélose, beaucoup plus abondante sur gélose mannitée. Assimilant l'azote libre. Non pathogène.*

Dans la gélatine, culture en surface minime, à peine perceptible dans le trait de piqûre. Sur gélose ordinaire, culture assez grêle, plate, grisâtre. Le bouillon est peu troublé; pas de voile. Le lait est coagulé en fins flocons après deux semaines; réaction alcaline. Sur pomme de terre, couche plate blanc-jaunâtre, puis brunâtre. Sur gélose mannitée, la culture est abondante, saillante, visqueuse; l'eau de condensation est troublée et présente un dépôt Bâtonnet ayant en moyenne 1-2 μ/0,7 μ mais on trouve des formes grêles (0,4 à 0,5 μ d'épaisseur). Bactérie du sol . . . **Bact. radiobacter** (Beijerinck).

1. A ce tableau se rattache *Bact. ventriculi* (Raczinski), trouvé dans l'estomac du chien. Il est incomplètement décrit.

TABLEAU XXXI (*Suite*)

Groupe de Bact. coli (Races et formes d'adaptation)

B. — Coagulant le lait avec réaction acide (par fermentation du lactose).
Dégagement de gaz dans les milieux lactosés.

1° Rendant le lait visqueux avant de le coaguler. Cause de boursouflure des fromages . . . . **Bact. mammitidis** (Guillebeau).

2° Ne rendant pas le lait visqueux.

a) Donnant la réaction de l'indol.

Bâtonnets d'épaisseur moyenne (0,7 μ), de mobilité variable, ordinairement faible, à cils courts et peu nombreux, donnant sur gélatine et sur gélose des cultures opaques, d'un gris sale, présentant au faible grossissement un dessin en réseau rappelant les nervures d'une feuille; sur pomme de terre une culture abondante, humide, jaunâtre, puis jaune-brunâtre, virulence très variable.

α) *Faisant fermenter le saccharose* . . . . **Bact. coli communior** (Durham).

(*B. chologenes* Stern), très voisin du précédent, n'en diffère que par la production de nombreuses bulles de gaz dans les cultures sur pomme de terre et par sa virulence beaucoup plus marquée pour la souris, le lapin, le cobaye.)

β) *Ne faisant pas fermenter le saccharose.* . . . . **Bact. coli commune** (Escherich).

La variabilité de *B. coli* est considérable. Le groupe de *B. coli* comprend un grand nombre de races et formes d'adaptation.

I. — A côté des races qui diffèrent du *B. coli* typique par leur action fermentative à l'égard des sucres ou par leur propriété indol-formatrice (voir ce même tableau), il en est d'autres douées de *propriétés fermentatives spéciales* : [Fermentation de la choucroute avec production de méthane]. . . **Bact. brassicæ acidæ** (Lehmann et Conrad).

Production de gaz dans la gélatine ordinaire : *B. coli lymphaticum aerogenes* (Jäger).

II. — Des *races morphologiquement distinctes.*

— Une race qui ne diffère du *B. coli typique* que par la présence constante d'un cil unique à l'une ou aux deux extrémités du bâtonnet . . . . . . **Bact. coli β polaris** (Lehmann et Neumann).

— Une race qui ne diffère de *B coli commune* que par des dimensions un peu supérieures et l'absence de développement à basse température. . . . **Bact. equi intestinale** (Dyar et Keith).

— Une *variété culturale* caractérisée essentiellement par la propriété de certaines de ses colonies d'élaborer un pigment rouge au bout de 48 heures, alors que d'autres demeurent non chromogènes . . . . **Bact. coli mutabile** (Massini).

Il faut en rapprocher *B. coloïdes rubescens* (Deeleman) qui donne sur gélatine des colonies d'un blanc-grisâtre à reflets rougeâtres.

III. — Des races douées d'une *virulence élective* pour certaines espèces de rongeurs ou d'oiseaux.

Bâtonnets souvent plus petits, plus grêles (0,4 µ d'épaisseur) et surtout beaucoup plus mobiles que *B. coli commune*, coloration habituellement bipolaire; donnant sur pomme de terre une culture d'un blanc grisâtre. Ce sont :

— B. doués d'une action pathogène élective pour certains rongeurs.

a) Agent de la peste des furets . . . . **Bact. mustelæ septicum** (Eberth et Schimmelbusch).

b) Agent d'une septicémie du lapin. . . . . **Bact. cuniculicida mobile** (Eberth et Mandry).

— B. doués d'une action pathogène élective pour certains oiseaux.

a) Agent de la maladie des grouses d'Ecosse. . . . . **Bact. scoticum** (Klein).

b) Agent de septicémie des canaris . . . . **Bact. canariense** (Rieck).

c) Agent d'une septicémie du faisan. . . . . **Bact. phasiani septicum** (Klein).

(*Bact. phaniasidarum mobile* (Enders) est probablement identique au précédent.)

— B. incriminés comme agents pathogènes de larves d'insectes.

a) Un bact. qui différerait de *B. coli commune* par sa moindre aptitude à se développer en milieu anaérobie et par sa culture sur pomme de terre qui est blanc-grisâtre (ne devenant jamais jaunâtre) . . . . **Bact. monachae** (Tubeuf).

b) Un bact. très voisin du précédent, considéré par Hofmann comme l'agent de la flacherie des larves de libellules. . . . . **Bact. Hofmanni.**

b) *Ne donnant pas la réaction de l'indol.*

α) Identique par tous les caractères à *B. coli commune* (sauf la production d'indol). **Bact. coli anindolicum.**

β) Morphologiquement et en cultures analogue à *B. coli*, mais coagulant le lait beaucoup plus rapidement que *B. coli* (en 12-24 h.) avec formation de gaz et en dégageant une odeur agréable, acide, d'éther butyrique. Les cultures sur pomme de terre (muqueuses, épaisses, jaunâtres) et sur carotte (beaucoup plus abondantes que celles de *B. coli*) ont la même odeur. Plus virulent que *B. coli* pour les animaux suivants : souris, lapin, cobaye, rat, chien, chat. Agent d'empoisonnement par la crème glacée et le fromage . . . . **Bact glaciale** (Vaughan et Perkins).

γ) Cultures sur plaques de gélatine coliformes; cultures d'un blanc-grisâtre, à reflets irisés *verdâtres* sur gélatine et sur gélose ensemencées par strie. Faisant fermenter le glucose, le lactose et le saccharose. Coagulant le lait en 24 heures avec réaction acide. Produisant de l'hydrogène sulfuré. Pathogène pour la souris et le cobaye. **Bact. coloïdes virescens** (Deeleman).

Note. — Par l'agglutination, on arrive à différencier un nombre encore plus grand de races que par l'étude botanique et chimique. Parmi les races de *B. coli* identiques par leurs caractères morphologiques et culturaux et par leurs propriétés fermentatives, les unes sont agglutinées par un colisérum donné, alors que les autres ne le sont pas.

TABLEAU XXXII

Bâtonnets aérobies, ne liquéfiant pas la gélatine, non chromogènes, ne prenant pas le Gram, immobiles, sans spores.

I. — Agents de la fermentation acétique des solutions alcooliques (Groupe de bactéries très voisines.)

Clef proposée par Lehmann et Neumann d'après les travaux de Beijerinck.

Cultures sur les milieux usuels comme *B. coli* ou *B. pneumoniæ*.

A. — Se développant abondamment sous forme d'un voile épais à la surface d'un liquide formé de : eau 100 p. alcool 3 p. phosphate d'ammoniaque 0,05, chlorure de potassium 0,01. Voile très mince sur la bière. Se développant mal sur gélatine additionnée de bière, très bien si l'on ajoute 10 % de saccharose. Fermentation rapide. . . . . **Bact. aceti** (Pasteur, Beijerinck).

B. — Ne se développant pas sur le milieu liquide précédent, formant un voile épais à la surface de la bière.

a) Donnant sur gélatine une culture blanche, molle. L'addition de saccharose ne favorise pas la culture.

α) *Voile ne se colorant pas par l'iode.* Ferment acétique de la bière. . . . **Bact. rancens** [1] (Beijerinck).

β) *Voile se colorant en bleu par l'iode.* . . . . **Bact. pasteurianum** (Hansen).

b) Donnant sur gélatine une culture sèche, dure, d'une consistance de cuir. L'addition de saccharose active la culture. A la surface de la bière voile muqueux, puis épais et consistant comme du cuir, présentant la réaction de la cellulose. . . . . **Bact. xylinum** (Brown).

II. — Bactéries ne présentant pas ces caractères.

A. — Coagulant le lait.

1° Donnant la réaction de l'indol (très marquée). Produisant en grande quantité H^2S dans les milieux peptonés.

Bact. ne différant de *Bact. coli commune* (Escherich) que par l'absence de mobilité et de cils. . . . . **Bact. coli immobile** (Gilbert et Lion).

Bac. de Skrzynski est voisin du précédent, mais il en diffère par l'absence de production d'H^2S et par ses cultures plissées sur pomme de terre. En outre, il est virulent pour le chat et produit une toxine soluble.

Bact. cavicida (Brieger) également voisin de *B. coli immobile*, se distingue par la propriété de transformer le glucose en acide propionique et acétique. Il peut donner à la gélatine une consistance visqueuse,

Groupe de Bact. pneumoniæ — Bact. acidi lactici.

2° Ne donnant pas la réaction de l'indol ou réaction très faible. Ne produisant pas H^2S.

α) *Ne produisant pas de gaz dans les milieux glucosés.*

a) Rendant le lait visqueux et filant. . . . . **B. lactis acidi III** (Marpmann).

b) Ne rendant pas le lait visqueux.

I. — *Les cultures sont très virulentes ;* elles déterminent chez les animaux sensibles des lésions de septicémie hémorragique caractéristiques. Il s'agit alors de races coagulantes des b. du groupe de *Bact. septicemiæ hemorragicæ.* (Eventualité peu fréquente.)

II. — *Les cultures ne sont pas pathogènes pour les animaux* (ou bien elles déterminent simplement un abcès local).

A. — Culture extrêmement lente sur gélatine et sur gélose. Dans la gélatine ensemencée par piqûre. il ne se développe rien à la surface, même après deux mois; dans le trait on voit après trois ou quatre semaines de petits points blancs. Bâtonnets trois fois plus longs que larges, à extrémités tronquées, formant parfois de courtes chaînettes . . . . **Bact. truncatum** (Adametz, Migula = *B. XIX* (Adametz).

Trouvé dans le fromage.

B. — Culture lente sur gélatine et sur gélose. Dans la gélatine ensemencée par piqûre, il se développe une culture très grêle le long du trait. Le développement se fait mieux en surface, sous forme d'une couche plate, irrégulière, blanc-jaunâtre. Bâtonnets courts, épais, souvent par deux. . . . **Bact. limbatum** = *Bac. limbatus acidi lactici* (Marpmann).

Trouvé dans le lait.

C. — Culture rapide et abondante sur gélatine (comme *B. pneumoniæ*). Dans la gélatine ensemencée par piqûre, il se développe une colonie hémisphérique à la surface, et rien le long du trait de piqûre. La gélatine brunit après trois à quatre semaines; sur pomme de terre, en 24 heures à 37°, culture épaisse, blanche, humide, ne produisant pas de gaz. Propriétés pyogènes. **Bact. pseudo-pneumonicum** (Passet).

β) *Produisant des gaz dans les milieux glucosés.*

I. — Culture nettement apparente sur pomme de terre.

A. — Coagulant le lait rapidement et énergiquement (agents de fermentation lactique). Parmi les produits de la fermentation du lactose on trouve d'une manière prédominante :

— De l'acide lactique dextrogyre. Colonies sur plaques généralement plates, coliformes. Non pathogène. . . . . **Bact. acidi lactici** (Hueppe).

— De l'acide succinique et acétique. Colonies sur plaques généralement saillantes, hémisphériques. Virulence pour l'animal faible ou forte. **Bact. lactis aerogenes** (Escherich).

— De l'acide lactique lévogyre. Colonies sur plaques de structure radiée (comme deux éventails accolés). Non pathogène . . . . **Bact. loculosum** = *Facherbazillus* (Clauss).

Sont identiques à *Bact. lactis aerogenes* d'après Löhnis : *Bact. margarit-*

1. *B. Kützingianum* (Hansen), *B. acetosum* et *B. oxydans* (Henneberg) sont des variétés de cette espèce.

TABLEAU XXXII (*Suite*)

Groupe de Bact. pneumoniæ — Bact. acidi lactici (*Suite*).

laceum (Migula) = *Perlschnurbazillus* (Maschek), trouvé dans l'eau, *Bac. oxytocus perniciosus* (Flügge), isolé d'un vieux lait, *Bact. tholoeideum* (Gessner) qui est pathogène, *Bac. Guillebeau a et b* (Freudenreich), agent de mammite et cause de boursouflure des fromages.

Sont identiques à *Bact. loculosum* d'après Utz : *B. acidi lævolactici* (Schardinger et *B. acidi lævolactici halensis* (Kozaï).

B. — Coagulant le lait lentement (certains échantillons n'acquièrent la propriété coagulante qu'après plusieurs passages dans le lait). Colonies sur plaques saillantes, hémisphériques, d'aspect porcelané. Virulence pour l'animal faible ou forte . . . . **Bact. pneumoniæ** (Friedlænder). Races coagulantes.

Note. — *Bact. lactis aerogenes* n'est qu'une variété de *Bact. acidi lactici* (Hueppe) produisant plus de gaz et moins d'acide. *Bact. pneumoniæ* et *Bact. lactis aerogenes* sont des bactéries très voisines, sinon identiques : elles peuvent être ramenées l'une à l'autre (Grimbert).

II. — Pas de culture sur pomme de terre. Pas de développement apparent sur le milieu de Lœffler. Odeur butyrique des cultures en bouillon. Longueur moyenne 3 à 5 μ. Formes longues dans les vieilles cultures. Non pathogène. Isolé des selles d'un nourrisson. **B. nebulosum gazogenes** (Jacobson).

B. — Ne coagulant pas le lait.

1° Produisant des gaz dans les milieux glucosés.

α) *Rendant le lait visqueux.*

a) Pathogène pour les animaux de laboratoire, et conservant cette propriété dans les milieux artificiels En piqûre, culture blanc-grisâtre dans le canal; à la surface, culture plate, étalée, coulante. Odeur de malt en fermentation. **Bact. capsulatum mucosum** (Fasching).

B. mucosus tenax (de Simoni) ne diffère du précédent que par la consistance plus ferme des cultures.

b) Non pathogènes pour les animaux de laboratoire. Culture sur gélatine en piqûre identique à celle du précédent . . . . **Bact. Nicolaïeri** (Migula).

β) *Ne rendant pas le lait visqueux.*

a) *Bâtonnets encapsulés* dans le lait et dans l'organisme animal. Longueur variable. Epaisseur 0,5 μ à 0,8 μ. Cultures en clou à tête hémisphérique d'un blanc de porcelaine sur gélatine ensemencée par piqûre. Cultures coulantes sur gélose ; cultures crémeuses, jaunâtres souvent avec bulles de gaz sur pomme de terre. Virulence faible ou forte pour les animaux de laboratoire . . . . **Bact. pneumoniæ** (Friedlænder).

Les bactéries suivantes, voisines ou identiques doivent être rattachées à *B. pneumoniæ* : *B. icterogenes capsulatus* (Banti), *B. ozenæ* (Abel), *B. endocarditis capsulatus* (Weichselbaum).

b) *Bâtonnets non encapsulés*, courts et trapus 1 à 1,5 μ. Donnant sur gélatine des colonies ressemblant à celles de *Bact. fluorescens*. Bande jaune-brunâtre sans production de gaz sur pomme de terre. Non pathogène. Habitat : sol. . . . . **Bact. tartaricum** (Löhnis).

2° Ne produisant pas de gaz dans les milieux glucosés.

α) *Cultures sur pomme de terre, abondantes, gris-jaunâtre, brunissant le milieu qui devient brun-chocolat ou brun-noirâtre.* Colonies sur plaques de gélatine demi-transparentes, blanc-bleuâtre, de structure concentrique. . . . **Bact. concentricum** = *B. n° 1* (Huber-Armin).

β) *Cultures sur pomme de terre ne brunissant pas le milieu.*

a) Capsules très apparentes en culture dans le lait.

Propriétés pathogènes variables pour les animaux de laboratoire. Cultures ressemblant à celles de *Bact. pneumoniæ*. Capsules très épaisses dans les produits pathologiques . . . . **Bact. rhinoscleromatis** (Frisch).

(Son rôle dans l'étiologie du rhinosclérome est contesté).

b) Pas de capsules dans le lait.

I. — *Non pathogènes pour les animaux de laboratoire.*

Longues chaînes d'éléments ovoïdes dans le bouillon. Culture peu apparente, grisâtre, mince, humide sur pomme de terre. . . . . . **Bact. coli non fervore** (Matzuschita).

(*B. lactis innocuus* (Wilde) est voisin du précédent. Il a été isolé du lait et des selles d'un nourrisson.)

II. — *Pathogènes pour un ou plusieurs des animaux d'expérience usuels.*

Ce sont des bâtonnets se colorant plus énergiquement à leurs extrémités.

Groupe de Bact. pestis et des Bact. pseudo-pesteux

A. — *Cultures très virulentes pour le cobaye, tuant cet animal même par friction cutanée. Bâtonnets groupés en longues chaînettes dans le bouillon.* Courts bâtonnets isolés, à coloration bipolaire sur les autres milieux. Le bouillon n'est habituellement pas troublé; il contient des flocons adhérents aux parois ou tombant au fond du tube. A l'autopsie des animaux d'expérience, on trouve des bubons multiples et des nodules dans les viscères.

1° *Pathogènes pour le rat :*

— Par injection sous-cutanée et par friction cutanée sans scarifications. Pathogène pour le cobaye dans les mêmes conditions. Le pigeon est réfractaire Agglutiné par le sérum antipesteux. Culture à peine apparente sur pomme de terre. . . . . **Bact. pestis** (Yersin).

— Par ingestion ou inhalation et non par injection sous-cutanée ou

TABLEAU XXXII (*Suite*)

Groupe de Bact. pestis et des Bact. pseudo-pesteux (*Suite*).

péritonéale. Non agglutiné par le sérum antipesteux. Agent d'une septicémie spontanée du rat . . . . **Bact. pseudo-pestis** (Neumann).

Note. — Un assez grand nombre de bactéries pseudo-pesteuses, non agglutinées par le sérum antipesteux ont été décrites comme agents de septicémie des rats et d'autres rongeurs. Elles se rattachent à l'un ou à l'autre des types suivants : *Bact. pseudo-pestis* (Neumann), *Bact.* de *Kister* et *Schmidt*, *Bact. bristolense* (Klein).

2° *Non pathogènes pour le rat.*

Pathogènes pour le cobaye par friction cutanée (comme *Bact. pestis*).

— Non agglutiné par le sérum antipesteux . . . . **Bact. Kisteri** (Kister et Schmidt).
Trouvé dans une épizootie de furets.

— Agglutiné par le sérum antipesteux. L'inoculation sous-cutanée détermine chez la plupart des rongeurs (le rat excepté) des nodules pseudo-tuberculeux dans les viscères ainsi que des adénites multiples. Administrées par os, les cultures déterminent également une pseudo-tuberculose (chez le cobaye et le lapin surtout). Culture sur pomme de terre membraneuse, jaune-clair. (Agent d'une pseudo-tuberculose spontanée des rongeurs) . . . . **Bact. pseudotuberculosis rodentium** (Pfeiffer).

Bact. opale agliaceum (Vincenzi) n'est qu'une variété du précédent. Il n'en diffère que par sa culture sur gélatine mince, opalescente, bleuâtre, humide (celle du bact. de Pfeiffer est épaisse, blanc-jaunâtre, sèche) et par l'odeur alliacée de ses cultures à la température de la chambre.

(Le *streptobacille de la pseudo-tuberculose du surmulot* (Sabrazès) est très voisin des bact. précédents.

B. — *Ne tuant pas le cobaye par friction cutanée* (voir Technique). *Ne formant pas de longues chainettes dans le bouillon.* Ce milieu présente, en général, un trouble uniforme.

1° *Se développant bien sur gélatine à 20-22°.*

a *Culture sur pomme de terre abondante, saillante, humide, avec bulles de gaz.*

Bâtonnets ovoïdes à coloration polaire comme *Bact pestis*, mais plus gros que ce dernier. Donnant sur gélatine et sur gélose des cultures ressemblant à celles de *Bact. coli*. Le cobaye, la souris, le rat blanc sont sensibles (injection sous-cutanée et péritonéale.

Groupe de Bact. dysenteriæ.

Mort après un à quelques jours). Le lapin est réfractaire. (Agent d'une épizootie de rats[1]. . . . . **Bact. bristolense** (E. KLEIN).

b) *Culture sur pomme de terre peu apparente* (simple glacis visible à jour frisant).

Bâtonnets un peu plus épais que *Bact. typhosum*, ayant des caractères de culture analogues et les mêmes propriétés fermentatives que ce dernier. Par injection sous-cutanée au lapin de 3 à 4 centimètres cubes d'une culture de 24 heures, la mort survient en 4 à 6 jours avec des lésions caractéristiques de l'intestin et quelquefois une hypertrophie des ganglions mésentériques. Pas d'épanchement sanguins dans les séreuses. On trouve le bact. au point d'inoculation et dans la muqueuse intestinale, mais jamais dans le sang du cœur. Agent de la dysentérie épidémique[1] . . . **Bact. dysenteriæ** (SHIGA-KRUSE)

1. Il existe plusieurs types de *B. dysenteriæ* qui diffèrent par certains caractères morphologiques ou biologiques. *B. dysenteriæ* type Shiga ne produit pas d'indol. Le *B. dysenteriæ* type Flexner produit de l'indol; les types Strong et Y de Hiss n'en produisent que d'une manière inconstante. Le type Flexner diffère du type Shiga par son action pathogène faible pour les animaux de laboratoire. Il n'est pas virulent pour le lapin, et il faut 5 ou 6 centimètres cubes d'une culture en bouillon de 24 heures pour tuer le cobaye. Les quatre types décrits diffèrent par leur action sur les sucres et par les résultats de l'épreuve de l'agglutination. Nous résumons ces caractères dans les tableaux suivants :

I. — *Fermentation des sucres.*

	Type Shiga	*T. Flexner*	*T. Y. Hiss*	*T. Strong*
Lactose.	0	0	0	0
Mannite.	0	+	+	+
Maltose.	0	+	0	0
Saccharose.	0	+	0	+

II. — *Épreuve de l'agglutination.*

	Type Shiga	*T. Flexner*	*T. Y. Hiss*	*T. Strong*
Shiga-serum	+	0	0	0
Flexner-serum.	0	+	+	0
Y-serum.	0	+	+	0
Strong-serum.	0	0	0	0

TABLEAU XXXII (*Suite*)

Groupe des Bact. des septicémies hémorragiques des animaux

2° *Culture minime sur gélatine à 22° Bact. se développant difficilement en première culture sur les milieux artificiels*, plus abondamment après quelques repiquages.

Les bâtonnets sont très petits, ne sont presque jamais plus de deux fois plus longs que larges. Ceci, joint à leur coloration bipolaire, leur donne souvent un aspect de diplocoques. Il ne se produit jamais de formes d'involution, ni de formes filamenteuses. B. très virulent pour la poule et la plupart des oiseaux. La poule est tuée par quelques gouttes de culture (injection intramusculaire) en 12 à 30 heures. Le lapin, très sensible, meurt rapidement sans grandes lésions intestinales avec épanchements sanguins multiples, pleurésie double, pas d'adénopathies. On retrouve le bact. dans le sang du cœur. . . . → **B. choleræ gallinarum** (Pasteur) = *B. avicidum* (Kitt) = *B. avisepticus* (Perroncito) = **B. septicemiæ hemorragicæ** (Hueppe).

A *Bact. choleræ gallinarum* doivent être rattachés une série de bactéries qui constituent le groupe des septicémies hémorragiques des animaux (Hueppe). Lignières décrit à ces diverses bactéries des caractères de culture et des propriétés fermentatives identiques. Il leur attribue les caractères suivants : *Cultures non apparentes sur pomme de terre*, pas de coagulation du lait, pas de formation d'indol. En réalité, il existe des races de b. des septicémies hémorragiques qui produisent de l'indol et d'autres qui donnent une culture apparente sur pomme de terre. Ces bactéries si voisines diffèrent par leur virulence élective pour telle ou telle espèce animale. Ce sont : *B. suisepticum* = Bact. suicida Migula) = B. de la peste porcine = B. de la Schweineseuche allemande (Löffler-Schütz) = B. de swine-plague américaine = pasteurellose porcine (Lignières). *B. pneumo-enteritidis ovis* (Lignières), *B. pneumoniæ capræ* (Nicolle et Refik-bey), *B. bovisepticus* (Kruse) = Bact. multocidum Kitt) = B. de la Wildseuche (Bollinger) = B. de la septicémie hémorragique des bovidés et des animaux sauvages, *B. du barbone des buffles* (Oreste-Armanni), *B. vitulisepticum* (Schirop), *B. septicæmiæ* (Koch-Gaffky). B. cuniculicida (Gaffky). *B. cuniculi pneumonicus* (Beck), *B. de la septicémie hémorragique du cheval* (Lignières), *B. pneumo-*

Gr. des Bact. des septi-cém. hém. (*Suite*).

niæ felis (Gärtner), *B. canisepticum* = B. de la maladie des jeunes chiens (Lignières) = B. der Hundestaupe (Wunschheim), *Bact. phasianicida* (Klein), *B. anatum* = B. du choléra des canards (Cornil et Toupet). *Bact. cavisepticum* (Schwer). *Bact. pneumoniæ caviarum* (Strada et Traina). Ces 3 dernières bactéries diffèrent des autres b. du groupe par leur culture sur pomme de terre qui est nettement apparente.

Note. — Les bactéries des trois derniers groupes sont difficiles à distinguer par leurs caractères de culture et leur morphologie. La recherche des réactions agglutinantes, des sensibilisatrices et de l'immunité croisée est souvent nécessaire (Voir *Technique*).

TABLEAU XXXIII

Microcoques aérobies, ne liquéfiant pas la gélatine, chromogènes jaunes.

I. — Microcoques mobiles

α) *Très mobiles*. Se développant lentement sur pomme de terre. Jaune citrin sur gélose. Pas de voile sur le bouillon . . . . **M. citreus agilis** (Menge).

β) *Diplocoques faiblement mobiles*. Donnant sur gélatine et gélose des colonies assez épaisses, jaune orangé. Mince pellicule jaune sur bouillon . . . . **M. aurantiacus** (Schrœter).

II. — Microcoques immobiles.

A. — Diplocoque ne se développant pas dans le bouillon. Colonies jaune soufre, sèches sur gélose . . . . **M. cupuliformis** (Lembke).

B. — Microcoques se développant dans le bouillon.

1° Colonies non colorées ; le pigment diffuse dans le milieu de culture.

α) La gélatine et la gélose se colorent rapidement en jaune avec fluorescence verdâtre . . . . **M. diffluens** (Schrœter).

β) Le milieu ne se colore que tardivement en jaune. Pas de développement dans le lait. Odeur désagréable . . . . **M. Hauseri** (Rosenthal).

2° Colonies colorées en jaune.

α) Petit microcoque. Colonies d'un jaune sale sur gélatine. Pathogène pour la souris grise, le cobaye, le lapin et le chien. Produirait une lymphomatose progressive chez ces animaux . . . . **M. Manfredii** (Manfredi).

β) Diplocoques ressemblant morphologiquement au gonocoque (saprophytes de l'urètre) (Microcoques très voisins).

— Colonies sur gélatine jaune orangé foncé. Culture jaune de chrome, mamelonnée sur pomme de terre. . . . . **M. jaune non liquéfiant de l'urètre** (Legrain).

— Colonies sur gélatine en gouttes de cire jaune citron sombre. En diplocoque dans le pus. Prenant le Gram. . . . . **M. cereus flavus** (Passet).

γ) Diplocoques ressemblant morphologiquement au pneumocoque. Prenant le Gram. Culture jaune, limitée à la strie sur les milieux usuels . . . . **M. claviformis** (Besser).

δ) Microcoques arrondis, isolés ou groupés en amas.

a) Se développant très lentement sur gélatine. Cocci assez gros (Habitat : air). . **M. flavus tardigradus** (Flügge) = **M. sulfureus β. tardigradus** (Lehmann et Neumann).

) Se développant bien sur gélatine. M. très voisins. Les colonies ont une couleur[1] :

Jaune-verdâtre.
- — Petits cocci ronds en diplocoques ou en amas. Colonies sur gélatine et gélose grandes, polygonales, visqueuses, surélevées, jaune-verdâtre à reflets nacrés (Habitat : air). **M. versicolor** (Flügge).
- — Eléments ressemblant morphologiquement à *M. pyogenes aureus*. Colonies jaune-verdâtre sur gélose et gélatine. . **M. viridis flavescens** (Guitmann).

Jaune citron. — Gros micrococques. Jaune citrin sur gélose. Couleur crème sur gélatine. **M. citreus** (List).

Jaune d'or. — Serait l'agent de la brûlure du sorgho . . . . **M. aurantiacus sorghi** (Bruyning).

1. Les micrococques de ce groupe paraissent très voisins les uns des autres. Lehmann et Neumann les réunissent sous la dénomination de *M. ulfureus* (Zimmermann), dont *M. flavus tardigradus* ne serait qu'une variété à développement particulièrement lent.

TABLEAU XXXIV

Sarcines aérobies ne liquéfiant pas la gélatine, chromogènes jaunes.

I. — ***Ne prenant pas le Gram.***

Cultivables sur tous les milieux usuels, y compris le lait et la pomme de terre, à 20° et à 37°. Elaborant un pigment jaune-citron sur tous les milieux. Liquéfiant le sérum coagulé ; ne coagulant pas le lait ; faisant fermenter le maltose, le glucose, le lactose et le saccharose. Facultativement anaérobie. Non pathogène pour le cobaye, le lapin et la souris . . . . **Sarcina citrea conjunctivae** (VERDERAME).

(Isolés d'une sécrétion conjonctivale de l'homme.)

II. — ***Prenant le Gram*** [1].

A. — Ne formant de paquets que dans les milieux liquides.

α) *Colonies jaune soufre* . . . . **Sarcina sulfurea** (HENRICI).

β) *Colonies jaune citron*, finement granuleuses et striées en sens radiaire ; produisant de la fermentation gazeuse. **Sarcina gasoformans.**

γ) *Colonies d'un jaune canaris vif.*

— Ne formant de paquets que dans l'infusion de foin. . . . . **Sarcina meliflava** (GRUBER).

— Formant des paquets dans tous les milieux liquides . . . . **Sarcina intermedia** (GRUBER).

B. — Formant des paquets dans les milieux liquides et solides.

α) *Colonies jaune citron*, grossièrement grenues . . . . **Sarcina luteola** (GRUBER).

(*S. vermiformis* et *S. citrina* (Gruber), individualisées à l'aide de nuances trop fragiles doivent être identifiées à l'espèce précédente.)

β) *Colonies d'un jaune canaris vif*, poudreuses sur gélatine, transversalement striées sur gélose. . . . . **Sarcina striata** (GRUBER).

1. Les sarcines de ce tableau ne se distinguent pas les unes des autres par des caractères assez constants et assez importants pour que l'on puisse les considérer comme des espèces différentes. Nous pensons, avec Stubenrath, que ce sont des variétés qui, toutes, peuvent être rattachées à une race non liquéfiante de Sarcina flava (de Bary).

TABLEAU XXXV

Bâtonnets aérobies, ne liquéfiant pas la gélatine, chromogènes jaunes, formant des spores.

I. — Mobiles.

A. — *Bâtonnets 2 ou 3 fois plus* ***longs que*** *larges*. Colonies minces, jaunâtres sur gélose; ridées sur pomme de terre. Non pathogène. . . . . **B. leptodermis** (BURCHARD).

B. — *Bâtonnets très courts*. Colonies rondes, jaunes, avec des points saillants sur gélatine. Pathogène pour le cobaye (abcès sous-cutanés) . . . . **B. pedonculatus** (CLADO).

II. — Immobiles.

Gros bacille déformé par la spore qui est centrale. Couleur jaune d'or sur gélatine. (Habitat : air) . . . . **B. luteus** (FLÜGGE).

TABLEAU XXXVI

Bâtonnets aérobies, ne liquéfiant pas la gélatine, chromogènes jaunes, ne formant pas de spores, mobiles.

A. — B. encapsulés, épais et courts; colonies blanchâtres sur gélatine, jaunes sur gélose, brunâtres sur pomme de terre . . . . **Bact. lethale** = *B. proteus lethalis* (BABÈS).

B. — B. très polymorphes, allongés sur gélatine, coccoïdes dans le bouillon ; colonies jaunâtres. Non pathogène . . . . **Bact. heminecrobiophilum** (ARLOING).

C. — Ne présentant pas ces caractères.

1° Colonies sur gélatine faiblement chromogènes ou non chromogènes.

α) *Non chromogènes sur ce milieu.*

Colonies jaunes sur gélose. Bacterium court, pathogène pour le lapin et la souris. **Bact. septicum hominis** (MIRONOW).

β) *Faiblement chromogènes* (gris-jaunâtre ou jaune pâle).

a) Faisant fermenter l'urée. Bâtonnet assez court. Les cultures sur gélatine sont d'un gris jaunâtre, très brillantes, rondes, à contours nets ; sans odeur . . . . . . **Bact. Leubei** = B. n° 4 (LEUBE).

b) Bâtonnets, agents probables de maladies des plantes (très voisins).

I. — Bâtonnets courts, agents probables d'une maladie des vignes (Gummose de la vigne) . . . . **Bact. vitivorum** (BACCARINI), **B. gummis** (COMES).

II. — B. courts, strictement aérobies, faisant fermenter légèrement l'amidon ; agents probables d'une maladie des haricots . . . . **Bact. phaseoli** (SMITH).

III. — Bâtonnets un peu plus longs que les précédents ; serait l'agent de la tuberculose de l'olivier . . . . **Bact. oleæ** (ARCANGELI) = *B. oleotuberculosis.*

c) Bact. sans actions fermentatives spéciales et n'ayant pas de propriétés pathogènes. Deux bact. appartiennent à ce groupe :

L'un court, présentant souvent des formes diplobacillaires. . . . . **Bact. singulare** (LOSSKI).

L'autre de dimensions moyennes . . . . **Bact. subflavum** (ZIMMERMANN).

2° Colonies sur gélatine fortement chromogènes, jaune d'or ou jaune de chrome ou jaune orangé.

α) *Colonies sur gélatine jaune orangé* ou jaune rougeâtre.
B. courts. Colonies sur plaques discoïdes, régulières, à développement lent, jaune orangé . . . . **Bact. aurantiacum** (Frankland).
B. lactis flavus (Peters) ressemble au précédent. Il en diffère par la formation d'un voile visqueux à la surface des milieux à l'eau de levure additionnés de sucre.

β) *Colonies sur gélatine jaune d'or, jaune de chrome ou jaune ocre* (variétés voisines).
a) B. grêles, se développant très lentement, ne donnant sur gélatine que des colonies punctiformes jaune d'or, brillantes (Cette description correspond à deux bact. probablement identiques). . . . . **Bact. chryseum** (Adametz), **Bact. flavescens** (Pohl).

b) B. grêles, se développant bien sur gélatine.
I. — Culture sur pomme de terre jaune ocre ou orangée. Largeur 0,3 à 0,5 μ. Longueur variable. Prenant le Gram. . . . . **Bact. chrysoglæa** (Zopf).
B. luteum pallescens (Losski) est probablement identique au précédent.
II. — Culture sur pomme de terre d'abord jaune de chrome, puis brun-rouge. Bâtonnets se groupant en filaments . . . . **Bact. aureo-flavum** (Flügge), **Bact. aureum** (Adametz).

TABLEAU XXXVII

Bâtonnets et spirilles aérobies, ne liquéfiant pas la gélatine, chromogènes jaunes, ne formant pas de spores, immobiles.

I. — ***Éléments incurvés.***

Eléments en forme de virgule (1 fois 1/2 plus épais que *Sp. choleræ*), en forme d'S ou décrivant plusieurs tours de spire. Ne prenant pas le Gram. Colonies sur plaques de gélatine discoïdes, jaune d'or. Cultures épaisses, d'un blanc sale puis d'un jaune d'or sur gélose et sur pomme de terre. Troublant le bouillon sans former de voile. . . . **Sp.** (*Vibrio*) **aureum** (Weibel).
(Isolé de boue d'égouts.)

Sp. (*Vib.*) *flavescens* (Weibel) et *Sp.* (*Vib.*) *flavum* (Weibel) ne sont que des variétés du précédent.

II. — ***Eléments rectilignes.***

A. — Bâtonnets colorés en rouge par la méthode de Ziehl-Neelsen [1].

B. — Bâtonnets réunis en zooglées par une épaisse capsule muqueuse.

Jaune citron sur gélatine. Les zooglées se colorent en jaune par l'iode . . . . . **Bact. ascoformans** = *Ascobacillus aqualilis* (Moreno).

C. — Bâtonnets non acido-résistants.

1° **Colonies sur plaques de gélatine à contours épineux** (aspect d'oursin). Colonies rosées sur gélatine, jaune-verdâtre sur gélose, jaunes à développement lent sur pomme de terre. . . . . **Bact. spiniferum** (Unna et Tommasoli).

2° **Colonies sur plaques de gélatine à contours nets.**

α) *En piqûre dans la gélatine*, des prolongements en radicelles partent du trait. Le bouillon est troublé ; voile très mince. . . . . **Bact. cavatum** (Kern).

β) *B. longs, grêles, en courtes chaînettes.* Petits prolongements donnant au trait de piqûre un aspect denté. En surface, faible culture foliacée, blanche puis jaune vif. Bouillon non troublé. Dépôt jaune et voile. . . . . **Bact. citreum** (Frankland).

γ) *Pas de prolongements*, ni autour des colonies superficielles, ni autour du trait de piqûre sur gélatine.

a) B. ne se développant pas au-dessus de 30°.
B. longs. Colonies petites, d'un jaune brillant sur gélatine . . . . **Bact. constrictum** (Zimmermann).

b) B. cultivables au-dessus de 30°.

I. — Colonies faiblement chromogènes sur gélatine (jaunâtres)

— Bâtonnets petits et courts, 0,5 à 0,8 μ d'épaisseur. Longueur double. Prenant le Gram. Donnant sur gélatine des colonies en disques jaunâtres. Couche humide couleur crème sur gélose. Le bouillon reste clair ; il se forme une pellicule ; faible dépôt. Le lait n'est pas coagulé. Il ne se forme pas de gaz dans les milieux glucosés (Habitat : eau) . . . . **Bact. cremoïdes** (LEHMANN ET NEUMANN).

(*B. margarineum* (Jolles et Winkler) paraît très voisin.)

— Bâtonnets très grêles ressemblant à *B. murisepticum* (non pathogènes) . . **Bact. pyogenes minutissimum** (KRUSE).

II. — Colonies fortement chromogènes sur gélatine (jaune, jaune-brun ou jaune orangé).

— Colonies jaunes sur gélatine.

Bâtonnets courts, avec formes d'involution possibles. Colonies sur gélatine sèches, épaisses et jaunes. Jaune soufre sur pomme de terre. . . . . . **Bact. striatum flavum** (BESSER).

(*B. luteus* (Dobrzyniecki) paraît très voisin du précédent, ainsi que *B. cerinus* (Henrici).

— Colonies jaune-brun sur gélatine. Bâtonnets assez longs. En piqûre dans la gélatine, il se forme en surface une culture plissée jaune de chrome foncé. **Bact. fuscum** (FLÜGGE).

— Colonies jaune orangé sur gélatine.

B. de longueur très variable. On trouve des formes coccoïdes et des formes filamenteuses. Epaisseur 0,3 à 0,5 µ. Colonies d'abord coliformes, puis brillantes, en goutte, jaune orangé. Pas de culture apparente dans le trait de piqûre en gélatine. Prenant le Gram. Coagulant le lait. Ne produisant pas de gaz dans les milieux sucrés. Peu d'indol . . . . **Bact. tremelloïdes** (TILS).

Variétés voisines : *Bact. luteum* (List) (Bâtonnets courts. Optimum 30°. Lait coagulé). *Bact aurescens* (Frankland) (Bâtonnets longs et grêles, ne troublant pas le bouillon. Culture sèche et ridée, jaune orangé sur gélose).

1. Ces Bactéries forment le groupe des acido-résistants : Bâtonnets colorables par la méthode de Ziehl-Neelsen, et conservant cette propriété héréditairement sur les milieux usuels. Chromogènes jaunes ou rouges. Prenant le Gram.

Ils sont en général faiblement pathogènes pour le cobaye auquel ils donnent des péritonites pseudo-membraneuses ou caséeuses, et parfois des lésions pseudo-tuberculeuses généralisées. Ils peuvent tuer la souris par septicémie. Ce sont :

1° *Des B. du lait ou du beurre :* B. de Petri, B. de L. Rabinowitsch, B. de Coggi, B. I et II de Korn, B. I, II et IV de M. Tobler, B. de Markl, B. de Binot, B. de Moeller (Milchbacillus) et les bact. décrites par Benvenutti, Aujewski, Beck, Herbert, Herr et Beninde, Grassberger, Carmevali.

2° *Des B. des plantes et du fumier :* B. I et II (Mœller) (Grasbacillus et Timotheebacillus), Mistbacillus (Mœller).

3° *Un B. trouvé dans un cas de tuberculose bovine* (Mœller)

4° *Des B. trouvés chez l'homme :* B. de la gangrène pulmonaire (L. Rabinowitsch), Smegmabacillus (Mœller), B. de Beck, B de Mironescu).

Les B. qui ne résistent pas à la décoloration par l'alcool, ou dont l'acido-alcoolo résistance n'est pas héréditaire ne rentrent pas dans cette classe. On en a décrit un grand nombre : Ils sont désignés sous le nom de *pseudo-acido-résistants*, ou acido-résistants accidentels. Nous n'en citerons que quelques-uns. On les rencontre : dans des sécrétions de la peau et des muqueuses (smegma, cerumen, sébum, tartre dentaire, etc...) Tels sont les B. décrits par Laales, Lustgarten, Gottstein, etc... dans des produits pathologiques : crachats (Pappenheim, etc.), lèpre (Lévy-Czaplevski, dans des liquides organiques, dans les cadavres, etc.

Il faut rapprocher des bactéries acido-résistantes, le *type pisciaire de Bact. tuberculosis* qui en diffère par son pouvoir pathogène à l'égard des vertébrés à sang froid et par l'absence de culture à 37°. Il diffère des autres B. tuberculeux par ce dernier caractère et par son attitude à se développer à des températures inférieures à 26-28°.

TABLEAU XXXVIII

Bactéries aérobies, ne liquéfiant pas la gélatine, chromogènes brunes.

I. — Éléments arrondis.

A. — Sarcines.

Sur milieux liquides il ne se forme que des paquets. Sur milieux solides, tétrades et paquets. Culture lente et blanche sur gélatine, brune sur gélose . . . . **S. fusca** (GRUBER).

B. — Microcoques.

1° Diplocoques mobiles. Colonies brunes à bordure dentée ou en brosse sur gélatine; colonies blanches visqueuses sur gélose. Ne coagulant pas le lait . . . . . . **M. casei** (ADAMETZ).

2° Microcoques arrondis, isolés, immobiles. Colonies sur gélatine étoilées, brun-jaune. En piqûre prolongements rayonnants très ramifiés. . . . . **M. stellatus** (MASCHEK).

II. — Eléments allongés.

A. — Eléments incurvés en virgule, mobiles, ressemblant morphologiquement à *Sp. choleræ*. Colonies sur gélatine non colorées. Un pigment brun-noir diffuse dans le milieu . . . . **Sp. nigricans** (WEIBEL) (Vibrio nigricans).

B. — Bâtonnets rectilignes.

1° Mobiles. Ne formant pas de spores.

α) *Production de pigment brun sur gélatine.*

a) *Les colonies elles-mêmes sont colorées en brun ; la gélatine n'est pas colorée.*

I. — Colonies jaune-brunâtre, granuleuses sur plaques. Cultures rouge-jaunâtre sur pomme de terre. Non pathogène. . . . . **Bact. tuberigenum n° 7** (GONNERMANN).

II. — Sur plaques de gélatine, les colonies profondes seules sont brunâtres. Sur gélose les colonies sont grisâtres. Sur pomme de terre les colonies sont brunâtres. Pathogène pour la souris, le lapin, le cobaye et le pigeon . . . . **Bact. muripestifer** (LASER).

b) *Les colonies sur plaques de gélatine ne sont pas colorées. Le pigment diffuse dans le milieu.*

I. — Colonies sur gélose très caractéristiques. Du centre partent des tractus rayonnants émettant des ramifications onduleuses. La colonie atteint 2 à 3 centimètres de diamètre. Culture sur pomme de terre blanc sale (Habitat : eau) . . . . Bact. stolonatum (ADAMETZ).

II. — Bâtonnets grêles, trois fois plus longs que larges. En piqûre sur gélatine, culture brunâtre, brillante à la surface. Peu de développement dans le trait de piqûre. Le milieu se colore en brun-rouge foncé dans sa partie supérieure seulement . . . . **Bact. aquatile fuscum** (Breunig).

III. — Bâtonnets courts, en chaînettes. En piqûre dans la gélatine, culture faible à la surface. Le trait est marqué par une tige à très courts prolongements latéraux. Aspect denté du trait. La gélatine se colore en brun autour du trait de piqûre. Sur pomme de terre la culture est brune et le milieu se colore en brun foncé . . . . **Bact. fuscum limbatum** (Scheibenzuber) = **Bact. brunificans** (Lehmann et Neumann).

(Isolé d'œufs pourris).
(*B. resinaceus* (Tataroff) paraît identique au précédent.)

β) *Il ne se produit pas de pigment brun dans les cultures sur gélatine*. Pigment brun dans les cultures sur gélose. (Trois B. voisins ne coagulant pas le lait, appartiennent à ce groupe) . . . . **Bact. n° 5** (Lembke), **Bact. XVIII** (Adametz), **Bact. solanacearum** (Smith).

2° Immobiles.

α) *Formant des spores.*

a) Colorant la gélatine en brun autour du trait de piqûre. Colonies sur plaques de gélatine épaisses, blanches, puis grises, puis brunes. Se développant lentement. Ne prenant pas le Gram . . . . **B. brunneus** (Adametz).

b) Sur gélatine, cultures superficielles grisâtres, plissées. Prolongements rayonnants autour du trait de piqûre. Ne brunissant pas la gélatine, mais brunissant la gélose. Culture ridée, rouge-brun sur pomme de terre . . . . **B. subepidermidis** (Rosenthal).

β) *Ne formant pas de spores.*

a) Produisant des bulles de gaz dans la gélatine ensemencée par piqûre. Petites colonies brunâtres sur plaques de gélatine. Donnant sur gélose une culture mince, grisâtre, irisée; sur pomme de terre, une culture mince, d'un gris brunâtre. Courts bâtonnets d'épaisseur moyenne. . . . . **Bact. bullescens** (Zimmermann).

b) Ne produisant pas de gaz dans la gélatine. Bâtonnets assez longs.

— Colonies sur gélatine étalées, minces, à bords sinueux. La gélatine se colore en brun. **Bact. brunneum** (Breunig).

— Colonies sur gélatine rondes, jaunes, puis brunes, de plus en plus foncées. Optimum 20° . . . . **Bact. fuscum** (Flügge).

TABLEAU XXXIX

Bactéries aérobies, ne liquéfiant pas la gélatine, chromogènes vertes.

I. — Eléments arrondis.

Microcoque prenant le Gram. Culture verte limitée à la strie sur gélose. Pathogène pour la souris . . . . **M. gingivæ pyogenes** (MILLER).

II. — Eléments allongés.

A. — Formant des spores. Mobiles.

α) *Colonies sur plaques verdâtres.* Sur pomme de terre la culture recouvre toute la surface d'une couche vert sale, luisante, grasse. Odeur fade, désagréable des cultures. Coagulation du lait rapide par fermentation lactique. Peu pathogène pour les animaux de laboratoires . . . . **B. viridis** (B. de la diarrhée verte) (LESAGE).

β) *Colonies non colorées en vert. Le pigment vert diffuse dans le milieu.*

a) Bâtonnets grêles, souvent en chaînettes. Spores grosses, ovales, rougeâtres. Colonies sur gélatine blanchâtres ; le milieu se colore rapidement. Culture d'un rouge brun sur pomme de terre. Le bouillon présente non pas un voile épais, mais des écailles libres dont le centre devient rouge brun . . . . **B. erythrosporus** (COHN).

b) Bâtonnets épais et courts. Les cultures ont une odeur d'urine putréfiée. La gélatine et la gélose prennent une fluorescence verte. La culture devient brunâtre sur pomme de terre. . . . . **B. fluorescens putidus** (TATAROFF).

c) Bâtonnets épais et longs. La gélatine n'acquiert une fluorescence jaune verdâtre qu'au bout de 3 semaines. Sur pomme de terre, culture blanc sale puis brune. **B. aquatilis fluorescens** (TATAROFF).

B. — Ne formant pas de spores.

1° Mobiles.

α) *Capsules dans les milieux albumineux.* Les cultures ressemblent à celles de *B. fluorescens putidus* (Tataroff) . . . . **Bact. fluorescens capsulatum** (MIGULA).

β) *Petit bact. faisant fermenter le bouillon nitrité avec production de bulles de gaz.* Les nitrites sont complètement *détruits,* transformés en azote. Colonies grisâtres sur gélatine et gélose. Fluorescence verdâtre sur gélatine, plus marquée sur gélose. Produisant de l'indol (Habitat : sol). . . . . **Bact. denitrificans n° 1** (BURRI ET STUTZER) = **Bact. denitrofluorescens.**

γ) *Bact. causant une altération spontanée du lait qui prend un goût de savon.* Fluorescence verte de la gélatine. . . . . **Bact. sapolacticum** (EICHHOLZ).

δ) *Bact. ne présentant pas ces caractères.*

a) *Prenant le Gram, fluorescence verte ou vert-jaune de la gélatine.*

— Bâtonnets très longs et minces. Verdissant la gélose. Les colonies verdissent en vieillissant. Culture brunâtre sur la pomme de terre qui se colore en violet

sale. Lait coagulé.	**Bact. des crachats verts** (Frick).
— Bâtonnets de longueur variable et longs filaments. Sur gélose culture peu épaisse, le milieu devient gris-jaunâtre. Sur pomme de terre culture mince grise ou gris-jaune	**Bact. fluorescens longum** (Zimmermann).
b) Ne prenant pas le Gram. Bâtonnets grêles, formant souvent des filaments de 5 µ. Fluorescence verte ou vert-jaune sur gélatine. Mobilité très active, due à la présence d'un ou de deux cils terminaux. Colonies sur plaques ressemblant à celles de *Bact. coli.* Cultures sur les autres milieux identiques à celles de *Bact. fluorescens liquefaciens* (Bactéries très voisines, races d'une même espèce.)	
Gr. de Bact. fluorescens non liquefaciens	
I. — Colonies colorées sur gélatine.	
— Colonies jaunes sur gélatine ; ocre ou jaune d'or sur gélose.	*Bact fluorescens aureum* (Zimmermann)
— Colonies jaune-verdâtre sur gélatine ; fluorescence verte intense en piqûre dans ce milieu	*Bact. fluorescens n° 11* (Lembke).
II. — Colonies non colorées sur gélatine.	
— Odeur urineuse des cultures surtout en bouillon et sur pomme de terre. . (*B. fluorescens putidus* (Flügge) est identique).	**Bact. putidum** (Lehmann et Neumann) = *B. fluorescens non liquefaciens.*
— Pas d'odeur urineuse des cultures.	
— B. ne se développant pas à 37° (3 var. présentent ces caractères). . . .	*Bact. oogenes fluorescens C et E* (Zörkendörfer), *Bact. fluorescens 7* (Lembke).
— B. cultivables à 37° (Ce groupe comprend plusieurs bact.	*Bact. oogenes fluorescens B et D* (Zörkendörfer), *Bact. fluorescens 8, 9, 10* (Lembke).
2° **Immobiles.** B. ne prenant pas le Gram.	
α) *Rendant visqueux le bouillon et le lait.*	
Bâtonnets de 1 µ/0,8 µ, encapsulés (surtout dans l'organisme animal, mais aussi dans les cultures). Pas de culture à 37°; optimum 10°-20°. Colonies sur plaques hémisphériques; fluorescence verte de toute la gélatine après quelques jours. Le bouillon et l'eau de condensation de la gélose deviennent très visqueux (on peut les étirer en longs fils). Le lait n'est pas coagulé mais il devient visqueux. Sur pomme de terre, culture jaune puis caramel, sans viscose et sans capsules. Pas de fermentation des sucres. Pathogène pour certains poissons. (Agent d'une septicémie contagieuse des carpes).	**Bact. cyprinicida** (Plehn).
β) *Ne produisant pas de viscose.* Pas de capsules. Non pathogènes. Bactéries très voisines.	
a) *Cultures sur plaques de gélatine analogues à celles de B. coli commune.* Les autres caractères de culture sont ceux du *Bact. putidum.* Probablement identiques : *Bact. fluorescens non liquefaciens* (Eisenberg) et *Bact. scissum* (Frankland).	**Bact. fluorescens immobile** (Flügge).
b) *Cultures sur gélatine épaisses, coulantes, comme celles de B. lactis aerogenes.*	**Bact. fluorescens crassum** (Flügge)

TABLEAU XL

Microcoques et Sarcines aérobies, ne liquéfiant pas la gélatine, chromogènes roses ou rouges.

A. — Microcoques.

I. — Éléments disposés en chaînettes ou susceptibles de présenter cette disposition.

A. — Microcoques de petites dimensions, en longues chaînettes. Les colonies sont d'un rouge vermeil très intense. . . . . **M. (strept.) sanguineus** (Pasquale-Migula).

B. — Microcoques de dimensions moyennes. Les colonies sont petites, rondes, humides, roses ou d'un rouge chair musculaire . . . . **M. (strept.) carneus** (List).

II. — Éléments le plus souvent groupés en diplocoques.

Cultures roses, brillantes sur les milieux usuels. . . . . **M. rubescens** = *M. n° 20* (Lembke).

Note. — Ce dernier micr. doit être assimilé à *M. (dipl.) roseus* (Bumm) qui liquéfie la gélatine avec une extrême lenteur (après plusieurs semaines). Souvent même le pouvoir peptonisant de *M. roseus* ne se manifeste qu'en piqûre ou en strie : les colonies sur plaques ne liquéfient point.

III. — Microcoques isolés ou en amas.

A. — Colonies roses sur gélatine. Rouges sur gélose.

1° Ne se développant pas à 37°. Cultivable à 20°. Agent d'une altération du lait. (Lait rouge.) . . . . **M. cerasinus lactis** (Kefferstein).

2° Cultivable à 37°.

2 variétés répondent à ces caractères ; ce sont : *M. coccineus* (Adametz) ; *M. rhodochrous* (Zopf).

B. — Colonies rouges sur gélatine.

α) *Se développant très lentement sur gélatine.* Pas de culture apparente sur pomme de terre . . . . **M. erythromyxa** (Zimmermann).

β) *Colonies d'un rouge brique en milieu aéré*, d'un jaune clair à l'abri de l'air . . **M. bicolor** (Kern).

γ) *Microcoques ne présentant pas ces caractères.*

1° Microcoques de dimensions moyennes (0,8 μ). Culture sur gélatine en strie, rouge chair devenant violacée. Culture abondante, rouge sur pomme de terre. Optimum 20 à 22°. . . . . **M. carneus** (ZIMMERMANN).

(Le *coccus rouge de Maschek* paraît être identique).

2° Gros microcoques. Culture sur gélatine rouge chair ou rouge brique. Sur pomme de terre, culture jaune de cire. Optimum 37° . . . . **M. latericeus** (FREUND).

B. — Sarcines.

I. — Ne formant de paquets typiques que dans les milieux liquides.

A. — Paquets dans le bouillon. . . . . **Sarcina persicina** (GRUBER).

B. — Paquets dans l'infusion de foin seulement. . . . . **Sarcina erythromyxa** (KRAL).

II. — Formant des paquets dans les milieux liquides et solides . . . **Sarcina carnea** (GRUBER).

[*Sarcina incarnata* (Gruber) doit être identifiée à la précédente.]

TABLEAU XLI

Bâtonnets et spirilles aérobies ne liquéfiant pas la gélatine, chromogènes roses ou rouges.

I. — Formant des spores.

A. — Éléments mobiles.

1° Spirilles.

α) *Spirilles courts* (4 μ de longueur au maximum), à spores rondes ou un peu ovoïdes ; colonies sur gélose en forme de gouttes de cire rouge. Le bouillon reste clair ; il se forme un voile rosé. . . . . **Sp. roseum** (Macé).

β) *Spirilles deux fois plus gros que spirillum choleræ* ; plus longs encore dans le bouillon qu'ils troublent et où ils peuvent présenter 30 à 40 tours de spire. En piqûre dans la gélatine le trait est rouge et la colonie superficielle est moins colorée . . . . **Sp rubrum** (Esmarch).

2° Bacilles.

α) *Prenant le Gram.*

a) Bâtonnets petits et grêles. Colonies rondes, roses sur tous les milieux usuels . **B. rosaceus margarinicus** (Jolles et Winkler).

b) B. de 0,5/4-10 μ. Spores rondes, terminales. Culture grise sur gélose ; le milieu devient d'abord rosé puis prend une teinte foncée. Sur pomme de terre, couche jaune peu abondante. Pas de modification du lait tournesolé. Pas de fermentation du glucose, ni du lactose. Pas d'indol . . . . **B. rosescens** (Choukevitch).

β) *Ne prenant pas le Gram.*

Bâtonnets grêles. Colonies d'un rouge brique ou rouille sur gélatine, gélose et pomme de terre. Optimum 22 à 3[illegible]°. Pas de propriétés chromogènes à 37° . . **B. rubiginosus** (Catiano).

B. — Éléments immobiles.

1° Bâtonnets grêles et petits. Sur plaques, colonies à contours dentés, jaunâtres, puis rougeâtres. Sur gélose, culture épaisse, humide, rose pâle ou rouge. . . . . . **B. subrubeus** (Kern).

2° Bâtonnets courts et trapus. Colonies rouges et grenues sur plaques. Petite membrane plissée, rose pâle, puis rouge carmin sur gélose. . . . . **B kermesinus** (B. rouge carmin de Tataroff).

II. — Ne formant pas de spores.

α) *Éléments incurvés.*

Eléments grêles, ressemblant à *Sp. choleræ*. Colonies sur gélatine d'abord roses et humides, puis sèches et d'un brun rouge, parfois ridées. . . . . **Sp. (Halibact.) roseum** (Fischer).

β) *Éléments retilignes.*

A. — Bâtonnets mobiles.

1° Production de pigment rouge sur gélatine.

α) *Les colonies elles-mêmes sont colorées en rose ou en rouge. La gélatine n'est pas colorée.*

a) Colonies roses ou rouge pâle sur gélatine.

— Courts bâtonnets. Colonies sur plaques blanches puis rougeâtres ; sur gélose, bande brillante blanche puis rougeâtre, couche épaisse, verruqueuse, rouge pâle sur pomme de terre. Le bouillon n'est pas troublé, il se forme un voile à la surface et un dépôt. Il se forme de l'hydrogène sulfuré. Optimum 18 à 20° . . . . **Bact erubescens** (= *B. oogenes hydrosulfureus X*) (Zörkendörfer).

— Cours bâtonnets. Petites colonies rouge pâle sur plaques de gélatine, culture assez large, rouge vermillon sur pomme de terre. Trouble léger du bouillon puis dépôt. Causerait la brûlure du sorgho) . . . . **Bact. ruber ovatum** (Bruyning).

b) Colonies rouge foncé ou rouge brun sur gélatine.

— Bâtonnets courts et épais. Colonies rouge cinabre sur gélatine ; rouge intense sur gélose . . . . **Bact. rubrum** (Migula).

— Bâtonnets longs et grêles. Colonies brun-rouge, lisses, puis plissées sur gélatine et sur gélose. Couche muqueuse brun-rouge puis plissée sur pomme de terre. **Bact subrubiginosum** (Maschek).

β) *Les colonies sur plaques de gélatine sont jaunes* ou légèrement rougeâtres. *Le milieu se colore tardivement en rouge clair.* Culture gris-blanchâtre sur gélose ; grisjaunâtre, puis brun-rouge sur pomme de terre ; la pomme de terre se teinte en rose . . . . **Bact. rubefaciens** Zimmermann).

γ *Colonies sur gélatine non colorées.* Sur tous les milieux, les colonies sont blanches ou grises. *Tous les milieux se colorent en rose ou rouge.* . . . . **Bact. rubefaciens pyogenes** (Matzuschita).

2° Il ne se produit pas de pigment rouge sur gélatine.

α) *Colonies sur plaques de gélatine volumineuses, rondes, blanches, puis brunâtres.* Membrane blanche, puis ridée, rouge chair musculaire sur gélose. Culture de même couleur sur pomme de terre. Chaînettes assez longues. Bact. mesurant 4 μ/0,9 μ, ne prenant pas le Gram, ne coagulant pas le lait . . . . **Bact. rubescens** (Jordan).

β) *Élaborant du pigment rouge sur gélose seulement.* Sur gélatine, colonies rondes, jaunâtres. Colonies d'un jaune orangé sur pomme de terre. Diplobact. courts souvent coccoïdes. Prenant le Gram, coagulant le lait . . . . **Bact. coccineum** (Catiano).

TABLEAU XLI (*Suite*)

B. — Bâtonnets immobiles.

1° Bâtonnets colorés en rouge par la méthode de Ziehl-Neelsen (Voir tableau XXXVII).

2° Bâtonnets non acido-résistants.

a) Cultures roses ou rouge clair.

α) *B. courts, coccoïdes.* Colonies petites, d'un rouge clair sur gélatine, sèches et d'un rouge intense sur gélose. Se développant mal sur pomme de terre. Bouillon troublé. . . . . **Bact. erythromyxa** (Zopf) = *M. erythromyxa* (Zopf).

β *B. courts et minces.* Colonies petites, rondes, blanc de lait, puis roses sur gélatine et gélose. Le bouillon reste clair avec voile blanc sale. . . . . . . **Bact. subcarnosum** (Kern).

(*B. Winkleri* = *B. de la margarine* de Jolles et Winkler, paraît identique au précédent).

b Cultures rouge-cinabre ou rouge brun.

Courts bâtonnets prenant le Gram, se développant mal sur pomme de terre, ne coagulant pas le lait, ne faisant pas fermenter le glucose. Ne troublant pas le bouillon . . . . **Bact. latericium** (Adametz).

TABLEAU XLII

Bactéries aérobies, ne liquéfiant pas la gélatine. Chromogènes bleues ou violettes.

I. — Microcoques.

A. — **Pigment violet.** Cocci ovoïdes souvent en chaînettes. . . . . **M. violaceus** (Cohn).

B. — **Pigment bleu.** Deux microcoques incomplètement décrits appartiennent à ce groupe.

L'un donne sur les milieux usuels un pigment bleu. . . . . **M. cyaneus** (Schroeter).

L'autre donne un pigment verdâtre, puis bleu-verdâtre et bleu. . . . . . . **M. pseudocyaneus** (Cohn).

II. — Bâtonnets (Mobiles. Sans spores).

A. — **Colonies sur plaques de gélatine non colorées.** Le pigment diffuse dans le milieu.

1° **Bleuit le lait en milieu acide.** Le lait neutre ne bleuit pas, mais on fait apparaître le pigment en acidifiant. Courts bâtonnets. La gélatine se colore en gris-bleu ou en bleu-verdâtre . . . . **Bact. syncyaneum** (Ehrenberg).

Synonymes : *Vibrio syncyaneus* (Ehrenberg); *Bacillus cyanogenus* (Flügge).

2° **Bleuit le lait alcalin**, tardivement mais d'une manière intense ; ne bleuit pas le lait acide. . . . . **Bact. cyaneo-fluorescens** (Zagenmeister).

B. — **Colonies sur plaques de gélatine colorées en bleu.**

1° **Colonies sur plaques gris-bleu, bleu azur par transparence.** Sur gélose, colonies blanches ou d'un gris bleuâtre, lisses. . . . . **Bact. azureum** (Zimmermann).

2° **Colonies sur plaques blanc-grisâtre, puis bleu indigo.** Culture rapide, épaisse, humide, bleu-noirâtre sur gélose. Culture bleu indigo foncé sur pomme de terre. **Bact indigonaceum** (Claessen).

(*B. indigoferus* (Voges) doit être considéré comme identique au précédent).

TABLEAU XLIII

Bactéries phosphorescentes.

I. — Liquéfiant la gélatine [1].

A. — Ne se développant pas au-dessous de 12°. Optimum 20-30°.

Bâtonnets courts et minces donnant sur plaques de gélatine des colonies orbiculaires bleuâtres ou brunâtres et liquéfiant rapidement le milieu ; troublant le bouillon avec formation d'un voile ; liquéfiant le sérum coagulé ; ne se développant ni sur la pomme de terre ni dans le lait. Emettant à l'obscurité une lumière blanc-bleuâtre intense . . . . **Sp. phosphorescens indicum** = *Photobacterium indicum* (Beijerinck) = *Bac. phosphorescens* (Fischer).

(*B. cyaneo-phosphorescens* (Katz) est identique au précédent).

B. — Se développant bien au-dessous de 10°.

1° **Eléments très petits et très grêles** (1 μ/0,1-0,3 μ) liquéfiant la gélatine plus rapidement que *Sp. phosphorescens balticum*, en quelques jours ; ne se développant ni dans le bouillon, ni sur sérum, ni dans le lait, ni sur pomme de terre. Non phosphorescent sur la viande. Lumière orangée. . . . . **Sp. phosphorescens Fischeri** = *Photobacterium Fischeri* (Beijerinck).

2° **Eléments de dimensions moyennes** (0,5 à 0,7 μ d'épaisseur). Ce groupe comprend des spirilles des eaux très voisins les uns des autres. Leurs caractères différentiels sont peu importants et leur constance est douteuse (rapidité de la liquéfaction, phosphorescence plus ou moins vive, prolongements ciliés variables autour des colonies sur plaques de gélatine). Ce sont :

Sp. albense (vibrion phosphorescent de l'Elbe) (Kutscher). Ressemble morphologiquement et en culture à *Sp. choleræ*. Liquéfaction rapide, voile sur le bouillon. Réaction de l'indol forte. Parfois les colonies sur plaques de gélatine présentent des prolongements ciliés. Forte phosphorescence.

Sp. phosphorescens (Dunbar et Rumpel) paraît être identique au précédent.

Sp. luminosum = *Photobacterium luminosum* (Beijerinck). Liquéfiant rapidement la gélatine, se colorant faiblement ; éléments souvent associés en filaments, donnant sur plaques de gélatine des colonies radiées à prolongements ténus ; odeur putride dans les milieux contenant moins de 0, 5 °/o de matières azotées. Phosphorescence très pâle, d'un blanc argenté.

B. argenteo-phosphorescens liquefaciens (Katz) paraît être identique au précédent.

Sp. phosphorescens balticum (Fischer) = *Photobacterium balticum* (Beijerinck). Ressemble morphologiquement et en culture à *Sp. choleræ*. Se développant dans le bouillon et sur le sérum coagulé. Phosphorescence vive, bleuâtre.

B. phosphorescens coronatus (Fischer) paraît voisin du précédent.

II. — Ne liquéfiant pas la gélatine.

1° B. non cultivables à 10°.

α) *Optimum 23° à 33°.*
Bâtonnets mobiles, courts et trapus. Pathogène pour les poissons. Donnant une lumière bleu-verdâtre. **Bact. phosphorescens javanense** (Eijkmann) = *Photobacterium javanicum* (E.).

β) *Ne se développant que de 12° à 31°.*
Bact. très polymorphe (formes arrondies et allongées), très mobile (1 cil pôlaire). Produisant des gaz en gélatine glucosée. Se développant bien dans le lait salé et sur la pomme de terre salée. Emettant une lueur très forte . . . . . . **Bact. luciferum** (Molisch).

2° B. cultivables à 10° et au-dessous.

A. — Bâtonnets mobiles.

α) *Tuant la souris* (septicémie). Courts bâtonnets, rarement incurvés. Se développant entre 5° et 37°5. Donnant une lumière verdâtre, vive. . . . . **Bact. phosphorescens caraïbicum** (Fischer).

β) *Non pathogènes.*

a) Prenant le Gram. Courts bâtonnets. Emettant une lumière pâle, d'un blanc argenté. . . . . **Bact. argenteo-phosphorescens nº 1 et 3** (Katz).

b) Ne prenant pas le Gram. Bâtonnets droits ou un peu incurvés en (ou en S, très mobiles. Se développant entre 0° et 30°. . . . . **Bact. (Sp. ?) photogenum** (Molisch).

B. gliscens (Molisch) et *B. luminescens* (Molisch) sont voisins et doivent être rattachés au précédent.

B. — Bâtonnets immobiles.

α) *B. pathogène* pour certains crustacés (talitres et orchesties). Prenant le Gram. . **Bact. phosphorescens Giardi** (Giard et Billet).

β) *B. non pathogènes.* Courts et trapus ou même coccoïdes.

a) Se développant de 0 à 20°. Tués par la température de 37°. Produisant une lumière d'un bleu verdâtre . . . . **Bact. phosphorescens Fœrsteri.**

b) Se développant de 0 à 39°. Optimum 20°. Produisant une lumière d'un blanc verdâtre . . . . **Bact. phosphorescens** (B. Fischer).

B. smaragdino-phosphorescens (Katz) qui donne une lumière vert-émeraude paraît voisin des deux bact. précédents.

M. phosphoreus (Cohn) doit également être rangé dans ce groupe.

1. La plupart des bactéries phosphorescentes et liquéfiantes paraissent appartenir au genre spirillum (genre vibrio de certains auteurs).

TABLEAU XLIV

Bactéries liquéfiant la gélose.

1° Optimum 35° à 38°; se développant faiblement à 20°.

Petits bâtonnets à extrémités arrondies (1,25-2 μ/0,8 μ en moyenne, mais de longueur très variable : coccoïdes sur milieux au jus de raisin, atteignant 5 μ dans certaines cultures sur pomme de terre). Anaérobie facultatif. Non sporogène ; immobile ; ne prenant pas le Gram ; bâtonnets entourés d'une capsule muqueuse dans les préparations non colorées. Sur plaques de gélatine ordinaire, petites colonies saillantes, non liquéfiantes, grenues, d'un blanc jaunâtre ; plus abondantes et d'aspect muqueux sur gélatine glucosée à 2-5 °/ₒ. Sur gélose ordinaire ensemencée par strie, le développement se fait très bien à 37° (faiblement à 20°) ; les colonies d'un blanc-grisâtre s'enfoncent après vingt-quatre heures puis coulent au fond du tube. En piqûre, liquéfaction en forme de bulle. Sur gélose glucosée et surtout lactosée ou saccharosée (à 10 °/ₒ) la culture, plus abondante, est visqueuse et répand une odeur de fruit. Fermentation gazeuse de presque tous les sucres. Dans le lait, dépôt visqueux sans coagulation de la caséine. Non pathogène pour le lapin, le cobaye, la souris . . . . **Bact. Nenckii** (Biernacki).

(Isolé de raisins de Malaga secs).

2° Se développant bien à 20°.

Isolable sur gélose (à la chair de poisson) après enrichissement sur le milieu suivant : eau 1 litre, NaCl 30 grammes, gélose, phosphate de potassium, chlorure d'ammonium, ââ 2 gr. Il se forme des flocons que l'on réensemence sur gélose. La gélose est liquéfiée dans une zone de plusieurs millimètres autour des colonies. . . . . **B. gelaticus** (Gran).

(Isolé de l'eau de mer).

Bact. betæ viscosum (Panek) élabore également de la gélase (ferment lytique de la gélose). Il serait l'agent d'une fermentation anormale des betteraves. Les caractères de cette espèce n'ont pas été étudiés avec assez de précision pour permettre une détermination rigoureuse.

TABLEAU XLV

Microcoques aérobies, ne se développant pas sur gélatine à 10 °/₀ à 20-22°. Cultivables sur gélose à 37°.

A. — Prenant le Gram.

1° Diplocoques en forme de lance ou de flamme de bougie, groupés bout à bout, encapsulés dans l'organisme animal et dans le sérum liquide, formant souvent des chaînettes dans le bouillon. Colonies transparentes très petites, en gouttes de rosée sur gélose. Se développant à partir de 25°. Culture non apparente sur pomme de terre. En bouillon, très léger trouble; faible dépôt. Le développement se fait mieux dans les milieux additionnés de sérosités ou de sang. La souris blanche est très sensible à l'inoculation de cultures virulentes . . . . **M. Pasteuri** = *Streptoc. lanceolatus* (Gamaleia).

(*Streptococcus capsulatus* (Binaghi) trouvé dans un cas de broncho-pneumonie du cobaye, paraît être une variété du précédent, formant de longues chaînettes dans le bouillon. *Streptococcus tenuis* (Veillon), morphologiquement analogue au pneumocoque, mais jamais encapsulé et non pathogène pour la souris, est identique par ses autres caractères à *M. Pasteuri*).

2° M. ne présentant pas ces caractères.

a) Se développant d'abord mal sur gélose ordinaire, puis s'y habituant et y poussant bien. *Diplocoques en grain de café, analogues à M. intracell.* (Weichselbaum) (mais plus gros). Se développant à partir de 20° sur gélose-ascite. Faisant fermenter glucose, maltose et lévulose. Coagglutiné par le sérum antiméningococcique. Trouvé dans certaines épidémies de méningite cérébro-spinale . . . . **M.** (*dipl.*) **crassus** (Jæger).

b) Se développant seulement dans l'eau de condensation, pas à la surface de la gélose, très mal ou pas sur les milieux solides non sucrés. Diplocoques en longues chaînes. L'inuline fermente . . . . **M.** (*strept.*) **buccalis** (H. Roger).

c) Cultures nettement apparentes à la surface de la gélose dès la première culture.

α) *Colonies sur gélose, rondes*, à contours nets, *blanches* apparaissant au bout de vingt-quatre heures, *devenant grisâtres et ridées* après une semaine. En strie, colonies grises et isolées en culture aérobie; confluentes, grises, puis ridées en milieu anaérobie. La culture ne se développe qu'à partir de 37°. Culture faible sur pomme de terre : colonies d'un blanc grisâtre, isolées. Gros m. (dimension de *M. pyogenes aureus*), le plus souvent en diploc., parfois isolés ou en amas. . . . . **M. endocarditis rugatus** (Weichselbaum).

TABLEAU XLV (*Suite*)

β) *Colonies sur gélose* (48 h.), *rondes, laiteuses, saillantes ; plus tard en rosette* ou en feuilles de trèfle. En piqûre dans la gélose, courtes excroissances stalactiformes. Le développement ne se fait qu'à partir de 32°. Voile sur gélatine liquide. Diplocoques assez gros (0,8 à 1,4 μ) souvent en amas. Pathogène pour le cobaye. (Trouvé dans une bulle de pemphigus aigu) . . . . **M. pemphigi** (DEMME).

B. — Ne prenant pas le Gram.

1° Microcoques isolés et parfois formes bacillaires courtes en proportions variables selon les conditions de température et de milieu. Culture généralement nulle à 22° sur gélatine. (Parfois très faible développement). Aisément cultivable sur gélose ordinaire à 37°. Agglutinable par le sérum d'animaux immunisés, chauffé à 56° (Agent de la fièvre de Malte). . . . . **M. melitensis** (BRUCE).

2° Diplocoques en grains de café, gonococciformes, intracellulaires dans le pus, ou encore en tétrades. (Le diagnostic bactériologique se présente de façons différentes suivant les conditions dans lesquelles on procède à la détermination).

α) *Il s'agit de premières cultures, faites avec des matériaux fraîchement retirés de l'organisme.*

a) Faisant fermenter glucose, maltose et lévulose. Dipl. ressemblant au méningocoque. Colonies légèrement jaunâtres sur gélose . . . . **M.** (*dipl.*) **pharyngis flavus n° 1** (V. LINGELSHEIM).

b) Ne faisant fermenter aucun sucre. Diplocoques. Souvent très faible développement sur gélatine à 22° . . . . **M. catarrhalis** (PFEIFFER).

M. subtilis (Kirchner), diplocoque encapsulé, non cultivable à 22° est peut-être identique au M. précédent.

β) *Il s'agit de cultures ayant été déjà repiquées un certain nombre de fois sur les milieux artificiels.*

a) Faisant fermenter le glucose et le maltose, pas le lévulose . . . . **M. intracellularis meningitidis** (WEICHSELBAUM).

b) Ne faisant fermenter aucun sucre. . . . . **M. catarrhalis** (PFEIFFER).

Note. — Un sérum antiméningococcique agglutine énergiquement *M. intracellularis meningitidis*. Dans les mêmes conditions, *M. catarrhalis* n'est pas, ou est très faiblement agglutiné. (Agglutination de groupe). *M. phar. flavus n° 1* n'est pas agglutiné.

TABLEAU XLVI

Bâtonnets aérobies ne se développant pas sur gélatine à 10 °/₀ à 20°-22°. Cultivables sur gélose peptonée ordinaire à 37°, ne se développant pas à des températures supérieures à 43°-45°, sans spores.

Les bactéries qui figurent dans ce tableau ont certains caractères morphologiques communs : fréquence des renflements en massue, état granuleux plus ou moins marqué, colorabilité inégale (aspect tacheté ou strié) et présence possible d'éléments ramifiés actinomycétiformes.

I. — Ne prenant pas le Gram.

Bâtonnets granuleux, souvent aussi longs et plus épais que *Bact. tuberculosis* (3-4 μ/0,3-0,4 en moyenne), mais pouvant être presque coccoïdes dans les cultures. Ne se développant pas au-dessous de 25°. Donnant sur gélose des colonies peu caractéristiques, demi-transparentes, ressemblant à celles de *B. typhosum*. Cultures plus abondantes devenant blanches et opaques sur gélose glycérinée et sérum coagulé. Culture caractéristique sur pomme de terre (alcalinisée de préférence) à 37° : enduit épais, visqueux, apparaissant après 48 heures, d'abord jaune, brunissant et s'étendant les jours suivants pour prendre finalement une coloration chocolat ; le milieu devient brun-foncé.

L'inoculation d'une quantité variable (une anse de platine à 2 cm³) d'une émulsion de culture fraîche dans le péritoine d'un cobaye mâle détermine un sarcocèle morveux caractéristique (orchi-vaginalite nodulaire) qui apparaît au bout de 2-3 jours. La mort de l'animal survient après 5-15 jours. Pathogène pour le cobaye et le campagnol, moins pour le lapin. La souris domestique et le rat sont presque réfractaires. Les cultures tuées contiennent une endotoxine (malléine) qui résiste à 120°. . . . . **Bact. mallei** (LÖFFLER-SCHUTZ).

II. — Prenant le Gram.

A. — Donnant une culture apparente sur pomme de terre.

Bâtonnets habituellement plus courts et plus épais que *B. diphteriæ*, se développant plus rapidement et plus abondamment que ce dernier. Sur gélose glycérinée, la culture

TABLEAU XLVI (*Suite*)

blanc-grisâtre, humide, s'étend en 3-4 jours à toute la surface du milieu. Sur pomme de terre, elle est assez épaisse, tomenteuse, sèche. Non pathogène pour le cobaye . . **Bact. pseudodiphteriticum** (HOFMANN-WELLENHOF.

Note. — *Bact. pseudo diphteriticum* ne représente pas une espèce nettement déterminée : il représente le type d'un groupe de races bactériennes qui diffèrent entre elles par des détails de culture et par le degré de la virulence pour l'animal. Cette virulence, toutefois, reste toujours faible ; elle se réduit dans les cas les plus nets, à un œdème passager au point d'inoculation. Les cultures filtrées ne sont pas toxiques.

B. — Culture nulle ou non apparente sur pomme de terre.

1° Pathogènes pour un ou plusieurs des animaux de laboratoire.

α) *L'inoculation intraveineuse détermine une pseudo tuberculose généralisée chez le cobaye et le lapin.*

Bâtonnets plus courts et plus grêles que *Bact. diphteriæ*, souvent renflés en massue, groupés en amas, souvent intracellulaires. Ne se développant bien qu'à 37°. Ne troublant pas le bouillon. Les cultures sur gélose et sur sérum de cheval coagulé sont grêles et sèches. Sur le sérum de bœuf, milieu de choix, il se développe souvent en colonies d'un beau jaune-orangé. Se trouve à la périphérie des foyers caséeux. Agent de pseudo-tuberculose du mouton, de l'acné contagieuse du cheval, de la lymphangite ulcéreuse des équidés . . . . **Bact. pseudotuberculosis ovis** (PREISZ, GUINARD).

B. pseudotuberculosis murium (Kutscher), agent d'une maladie nodulaire des souris, est voisin du précédent.

β *Les inoculations ne déterminent pas de lésions nodulaires généralisées.*

a) *Les cultures sont pyogènes chez le rat blanc* (adulte).

Bâtonnets ressemblant en tous points à *B. diphteriæ* par leur morphologie et leurs caractères culturaux, acidifiant le bouillon comme ce dernier. L'injection sous-cutanée détermine chez le cobaye et le rat blanc adulte un abcès local qui contient le bact. en abondance ; pas d'accidents généraux. L'antitoxine diphtérique ne neutralise pas le pouvoir pyogène des cultures . . . . **Bact. muris** (E. KLEIN).

Isolé du poumon hépatisé d'un rat blanc.

b) *Les cultures ne sont pas pathogènes pour le rat blanc adulte.*

I. — *L'inoculation sous-cutanée d'un 1/2 cm³ de culture en bouillon de 24 heures tue le cobaye en 24-60 heures* avec un œdème souvent étendu autour du point de l'injection, sans septicémie. Le filtrat est toxique. Le lapin est beaucoup moins sensible que le cobaye ; le rat et la souris blanche sont presque réfractaires. — Bâtonnets grêles, souvent un peu courbés, déformés en massue ou en haltère, de structure granuleuse, de longueur variable (1,5-2 μ/0,4-0,5 μ en moyenne). Se développe en colonies très grêles sur gélatine à partir de 23°, assez lentement sur gélose en formant des colonies blanches, opaques. Le développement est beaucoup plus rapide sur gélose-ascite, sérum coagulé ou sérum de Löffler à 37°. Après 20-24 heures on voit de petites colonies rondes, transparentes, d'un blanc grisâtre. Le bouillon se trouble en 20 heures, puis il s'éclaircit et il se forme un dépôt floconneux. Se développant bien dans le lait qui n'est pas modifié. . . . . **Bact. diphteriæ** (KLEBS-LŒFFLER).

II. — *L'inoculation sous-cutanée produit un abcès local chez la souris et chez le cobaye.* Les effets restent exclusivement locaux.

Bâtonnets de 2-3 μ/0,7 μ, souvent un peu courbés, groupés en amas, ne se développant bien qu'à 37°, pas à l'abri de l'air. Donnant sur gélose des colonies punctiformes, sur sérum coagulé de petites colonies rondes, minces, grises. Formant un dépôt dans le bouillon sans le troubler. Ne se développant pas dans le lait. Se trouve dans l'urine des bœufs atteints de pyélonéphrite (hématogène) . . . . **Bact pyelonephritidis bovis** (ENDERLEN, HŒFLICH).

2° **Non pathogènes pour** les animaux de laboratoire au point de l'inoculation il ne se produit aucune réaction, tout au plus un œdème fugace. Pas de symptômes généraux).

α) *Produisant des gaz dans les milieux glucosés.*

Bâtonnets ressemblant morphologiquement à *Bact. diphteriæ*, se développant faiblement sur la gélose et dans le bouillon ordinaires, beaucoup plus abondamment dans les milieux glucosés. Non cultivable sur le sérum de Lœffler. Acidifiant légèrement le lait sans le coaguler. . . . . **Bact. pseudodiphtericum gazogenes** (JACOBSON).

Isolé des selles d'un nourrisson.

β) *Ne produisant pas de gaz dans les milieux glucosés*

a) *Culture très lente, très grêle et sèche sur gélose et sur le sérum coagulé.*

Bâtonnets souvent courts, mais on observe des formes longues, rarement granuleux, acidifiant le bouillon beaucoup plus faiblement que *Bact. diphteriæ*. Se trouve fréquemment sur la conjonctive et dans le nez. Ne joue aucun rôle dans la pathogénie du xérosis conjonctival. . . . . **Bact. xerosis** (NEISSER ET KUSCHBERT).

Bact. septatum (Gelpke) doit être identifié au précédent.

b) *Culture rapide, plus ou moins humide sur gélose et sérum coagulé.*

Note. — Dans ce cas, il peut être très difficile de différencier une race avirulente de *Bact. diphteriæ* d'avec une des nombreuses bactéries « pseudodiph-

TABLEAU XLVI (*Suite*)

tériques » que l'on rencontre chez l'homme et chez les animaux, à l'état normal (yeux, nez, pharynx) et à l'état pathologique (conjonctivites, angines de l'homme, mammites de la vache, etc.).

Faute d'un moyen d'appréciation plus sérieux, on admet communément qu'un échantillon non pathogène peut être qualifié de *bact. pseudo-diphtérique* s'il diffère du *Bact. diphteriæ* typique par ses cultures plus abondantes (souvent apparentes sur la pomme de terre, voir plus haut dans ce même tableau) par la moindre acidification du bouillon, par l'absence de structure granuleuse des bâtonnets et par la rareté des formes longues. Au contraire, quand la morphologie et les caractères des cultures (peu abondantes) se superposent à ceux du b. de Klebs-Lœffler typique, il est classique de dire qu'il s'agit d'un *Bact. diphteriæ avirulent*. Mais les rapports des B. pseudo dipht. avec les B. dipht. authentiques ne sont pas nettement établis. — B. *diphterioïdes* (Klein), *Corynebacterium vaccinæ, variolæ* (Galli-Valerio) ne sont que des bact. pseudo-diphtériques ayant reçu — à tort — des noms particuliers.

TABLEAU XLVII [1]

Bâtonnets aérobies, ne se développant pas à 20-22°.

Cultivables sur gélose à 37°, et mieux à 45° et au-dessus. Chromogènes sur gélose.

I. — Colonies brunâtres ou jaunâtres sur gélose.

A. — B. formant des spores, mobiles, se développant mieux vers 57°.

1° Ne se développant pas sur pomme de terre.

Bâtonnets courts entourés de cils; spores volumineuses (1/8 à 3 μ/0,7 à 1 μ), terminales, le plus souvent cylindriques ou elliptiques ou incurvées en forme de haricot, résistant 19 heures à 100°. Germination équatoriale. Formant sur gélose à 60° en 20 heures un revêtement jaunâtre qui devient jaune-brunâtre vers le deuxième ou troisième jour. Se développant encore un peu (colonies isolées) à 35°. Maximum 73° à 74°. Pas de gaz. **B. cylindricus** (A. Meyer et Blau).

2° Cultivables sur pomme de terre.

Ce sont des bacilles qui prennent le Gram et qui ne coagulent pas le lait.

α) *Bâtonnets longs et grêles;* spores grosses, ovales, déformantes. B. ne se développant pas au-dessous de 37°. Maximum 70°. Ne produisant pas d'indol; ne faisant pas fermenter le glucose. Formant sur gélose une culture abondante jaunâtre, de consistance visqueuse; sur pomme de terre une couche jaunâtre, non cohérente. **B. thermophilus aquatilis anguinosus** (Michaelis).

β) *Longs bâtonnets et filaments droits ou flexueux*; spores terminales. A 37° la culture, toujours faible, peut faire défaut. Optimum 56° à 62°. Produisant de l'indol. Culture sur gélose inclinée abondante, brun-jaunâtre, muqueuse. Sur pomme de terre, enduit mince, grisâtre, peu apparent. . . . . **B. thermophilus n° 1** (Sames).

B. — B. formant des spores, immobiles.

1° Ne se développant pas sur pomme de terre. Bâtonnets minces, quelquefois incurvés, spores terminales. En bouillon, trouble et dépôt. Ne coagulant pas le lait, ne faisant pas fermenter le glucose, ne produisant pas d'indol. Se développant de 35 à 62° . . . . **B. thermophilus reducens** (Oprescu).

1. Voir au bas du tableau XLVIII la note concernant l'habitat des bactéries qui ne se développent qu'à de hautes températures.

TABLEAU XLVII (*Suite*)

2° **Cultures jaunâtres ou brunâtres sur pomme de terre.** Les milieux sucrés ou glycérinés conviennent mieux. Le milieu de choix est le bouillon saccharosé à 10 à 14 %. Bacille de longueur variable, ressemblant à *B. Zenkeri.* Spores elliptiques. Faisant fermenter le glucose. Cultivable de 25 à 59° . . . . **B.** saccharip hilus (Laxa).

II. — ***Colonies gris-verdâtre sur gélose.*** Bâtonnets formant des spores, alcalinisant le bouillon, se développant de 36 à 75°.

Deux bacilles, très voisins ou identiques répondent à ces caractères :

L'un présente sur gélose des colonies gris-verdâtre entourées de fins prolongements. **B.thermophilus n° 2** (Rabinowitsch).

L'autre présente sur gélose des colonies gris-verdâtre à centre grenu et à périphérie claire . . . . **B.thermophilus n° 6** (Rabinowitsch).

III. — ***Colonies non chromogènes sur gélose.*** Mais l'eau de condensation prend une teinte brun-rouge nette.

Bacilles grêles, mobiles, prenant le Gram, présentant des spores terminales, troublant le bouillon avec formation d'un voile épais ; ne se développant pas sur pomme de terre, ne coagulant pas le lait, ne faisant pas fermenter le glucose, ne produisant pas d'indol. **B. thermophilus aquatilis chromogenes** (Michaelis).

IV. — ***Colonies rosées sur gélose à 37°.***

Repiqué à 37°, on n'obtient plus de développement. Culture blanche sur gélose à 58°. (Voir tableau XLVIII). **B. thermophilus n° 1** (Bruini).

TABLEAU XLVIII

Bâtonnets aérobies, ne se développant pas à 20-22°. Cultivables sur gélose à 37°, à 45° et au-dessus. Non chromogènes sur gélose.

I. — ***Bâtonnets ne formant pas de spores, immobiles.***

Ce sont des bact. prenant le Gram et se développant bien à 37°.

1° **Cultivable sur tous les milieux sauf sur la pomme de terre.** Bâtonnets courts. Non liquéfiant. Protéolytique. Cultivable jusqu'à 69°. . . . . **Bact. thermophilum aquatile n° 5** (Tsiklinsky).

2° **Cultivable sur pomme de terre.** . . . . **Bact. thermophilum n° 13** (Bruini).

II. — ***Bâtonnets formant des spores, mobiles; prenant le Gram.***

A. — **Ne se développant pas sur pomme de terre.**

Bâtonnets courts, en chaînettes. Spores centrales déformantes. Production d'indol. Pas de culture dans le lait. Sur gélose petites colonies nuageuses. La culture se fait mal au-dessous de 37°. . . . . **B. thermophilus lacmus** (Sames).

B. — **Cultivables sur pomme de terre** [1].

1° **Coagulant le lait.**

α) *Culture jaune paille ou orange sur pomme de terre.*

Bâtonnets longs, ou courts filaments. Spores terminales. Colonies rondes, blanches sur gélose, à prolongements périphériques courts et ténus. Le développement est faible ou nul à 37°. (Voir aussi tableau XLIX) . . . . **B. thermophilus n° 4** (Sames).

β) *Culture gris-brunâtre sur pomme de terre.*

Bâtonnets droits ou courbes (2 à 3 μ/0,6 μ) souvent en filaments. Spores ovales généralement libres. Culture étalée, incolore sur gélose. Pas de développement sur sérum coagulé. Se cultive bien à 37°. . . . . **B. thermophilus n° 10** (Bruini).

2° **Ne coagulant pas le lait.**

α) *Produisant de l'indol.*

Deux bacilles thermophiles très voisins répondent à ces caractères. Ils se développent lentement à 37°, donnent sur gélose des colonies entourées de prolongements périphériques, sur pomme de terre une culture brunâtre.

1. *B. robustus* (A. Meyer et Blau) appartient à ce groupe. Ses températures limites sont 35° et 67°.

TABLEAU XLVIII (*Suite*)

a) Bacille à spores centrales, déformantes, isolé de la terre. Le lait peut devenir jaune ou orange. Optimum 56° à 60°. . . . . **B. thermophilus n° 8** (SAMES).

b) Bacille à spores centrales ou terminales, isolé de l'air. Optimum 56° à 60° . . . **B. thermophilus n° 7** (SAMES).

β) *Ne produisant pas d'indol.*

a) Spores centrales. Longs bâtonnets. Sur gélose, culture plate en feuille de fougère. Sur pomme de terre, culture grise, sèche, à bords en feuille de fougère, envahissant toute la surface. Ne faisant pas fermenter le glucose. Liquéfiant la gélatine. Aérobie strict. . . . . **B. thermophilus aquatilis liquefaciens aerobius** (MICHAELIS).

b) Spores terminales. Bâtonnets grêles. Colonies rondes, épaisses, brillantes sur gélose. Culture grasse, luisante, jaunâtre, puis brunâtre sur pomme de terre. Pas de culture dans le lait. Faisant fermenter le glucose. Liquéfiant la gélatine. Aérobie facultatif . . . . **B thermophilus aquatilis liquefaciens** (MICHAELIS).

II. — Bâtonnets formant des spores, immobiles.

1° Pathogène pour le cobaye.

Bâtonnets grêles, groupés en amas. Prenant le Gram. Sur gélose et sur sérum, colonies blanches, brillantes comme de la paraffine. (Isolé d'un cas d'érythème noueux terminé par gangrène.) . . . . **B. erythematis** (DEMME).

2° Non pathogène.

α) *Ne se développant pas sur pomme de terre.* (Trois bacilles très voisins, se développant faiblement à 37°, appartiennent à cette catégorie).

— Bâtonnets grêles, spores terminales. Colonies irrégulières, très minces, transparentes sur gélose. Le bouillon est troublé ; faible dépôt ; pas de pellicule. Optimum 60°. **B. thermophilus aerobius** (OPRESCU)

— Bâtonnets courts. Spore à petite distance du bout qui paraît alors pointu, se développe de 37° à 70°, mais ne sporule pas à 70°. Aucun pouvoir fermentatif. Prend le Gram . . . . **B thermophilus aquatilis n° 2** (TSIKLINSKY).

— Bâtonnets assez épais, à extrémités arrondies ou renflées ; parfois en filaments. Températures limites : 37-62°. Acidifie un peu le bouillon sucré . . . . . **B. thermophilus II** (TSIKLINSKY).

β) *Culture blanche ou grise sur pomme de terre.*

1. — Bouillon acidifié.

Bacille souvent en longs filaments. Spores ovales, terminales. Optimum 60 à

70°. En milieux anaérobies, se développe de 33 à 44° . . . . **B. thermophilus n° 1** (RABINOWITSCH).

II. — Bouillon alcalin.

a) Culture s'étendant rapidement à toute la surface de la gélose.

— Bacilles courts, prenant le Gram, encapsulés, spores ovales. Coagulant le lait. Couche plissée sur gélose. Se développe abondamment à 37° . . . . **B. thermophilus n° 6** (BRUINI).

— Bacilles prenant le Gram, formant des spores ovales généralement médianes. Culture grêle, mince, grisâtre sur pomme de terre. Le lait n'est pas coagulé. Culture grêle et lente à 37°. Aérobie strict. . . . . **B. thermophilus n° 2** (BRUINI).

b) Culture n'envahissant pas toute la surface de la gélose.

— Bacilles formant souvent des filaments; spores ovales, terminales. Température optima 60° . . . . **B. thermophilus n° 7** (RABINOWITSCH).

γ) *Culture chromogène sur pomme de terre.*

I. — Jaune pâle.

Bâtonnets assez gros, à bouts arrondis, isolés, ou par 2 ou 4; longs filaments dans les vieilles cultures. Ne sporule pas à une température élevée. Spores ovoïdes. Ne modifie pas le lait, ne produit pas d'indol. Prend le Gram. Cultivable de 22 à 65°. En gélose, la culture n'envahit pas toute la surface. Ne peptonise pas la gélatine . . . . **B. thermophilus n° 8** (TSIKLINSKY).

II. — Rouge ou rouge-brun.

a) Membrane mate, plissée sur la pomme de terre qui devient rouge-brunâtre. Pigment rougeâtre en présence du glucose. Bâtonnets grêles, souvent filaments; spores centrales non déformantes. Troublant le bouillon avec voile, liquéfiant la gélatine et le sérum, coagulant le lait, ne faisant pas fermenter le glucose, ne produisant pas d'indol. Aérobie facultatif, mais ne produit pas de spores à l'abri de l'air. Cultivable de 25 à 70°. Optimum 36 à 41° . . . **B. thermophilus liquefaciens aerobius** (OPRESCU).

b) Culture rouge sur pomme de terre. Ne se développant sur ce milieu que de 55 à 65°. Bacille souvent en longs filaments. Spores rondes, centrales. Sur gélose, colonies incolores à prolongements multiples, déliés . . . . **B. thermophilus n° 4** (RABINOWITSCH).

III. — Brune ou jaunâtre.

a) Spores centrales.

Colonies transparentes comme de l'eau sur gélose. Légère acidification du bouillon. Optimum 60° . . . . **B. thermophilus n° 8** (RABINOWITSCH).

b) Spores terminales.

1° Culture rosée sur gélose à 37°, mais après repiquage, ne se développe plus

TABLEAU XLVIII (*Suite*)

Caractères	Espèce
à cette température. Non chromogène à 58°. Culture d'un blanc gris, ou rosée, devenant ensuite brunâtre sur pomme de terre. Bacilles à extrémités arrondies, isolés ou par deux ; filaments dans les vieilles cultures. Prend le Gram. Le lait n'est ni coagulé ni acidifié	**B. thermophilus n° 1** (BRUINI).
2° Colonies rondes, transparentes, en gouttes de rosée sur gélose. Culture lente sur pomme de terre ; pellicule mince, gris-brunâtre. Bouillon légèrement acidifié. Bâtonnets épais ; filaments. Optimum 60°	**B. thermophilus n° 5** (RABINOWITSCH).
3° Colonies petites, rondes, blanc-grisâtre, ressemblant à celles du streptocoque. Culture brune sur pomme de terre. Acidification du bouillon. Bacille assez épais	**B. thermophilus n° 3** (RABINOWITSCH).
4° Colonies en gouttes granuleuses, plates, d'un brun très clair sur gélose. Enduit très épais, brun-jaunâtre sur la pomme de terre qui brunit. En bouillon ou eau peptonée, pas de culture. Le lait n'est pas coagulé. Bacilles grêles. Température minima 35° ; optima 60°	**B. thermophilus aquatilis** (OPRESCU).

Note. — Les bactéries thermophiles étudiées par Sames, par Oprescu, par Blau et une partie de celles étudiées par Rabinowitsch ont été isolées de la terre ; les bactéries décrites par Miquel, par Michaelis ont été isolées d'eaux de puits et de rivière ; celles de Tsiklinsky et celles de Bruini ont été trouvées dans les matières fécales d'adultes et de nourrissons. Les bactéries que nous désignons par les termes *b. thermophil. aquat.* (Tsiklinsky) ont été retirées de sources thermales.

TABLEAU XLIX [1]

Bâtonnets aérobies, ne se développant pas à 20-22°. Cultivables sur gélose à une température supérieure à 37°, mais non à 37° (Thermophiles obligatoires).

I. — Cultures chromogènes sur gélose.

Bacille immobile, sporulé, non cultivable au-dessous de 50°; optimum 55-57°. Colonies rondes, jaune citron sur gélose, sur sérum et sur pomme de terre. . . . . . . **B. Ludwigi** (Karlinski).

II. — Cultures non chromogènes sur gélose.

A. — B formant des spores, mobiles, prenant le Gram.

1° Ne se développant pas sur pomme de terre.

a) Courts bâtonnets entourés de cils, formant des spores ovoïdes ou sphériques, résistant 19 heures à 100°. Bacille se développant jusqu'à 74° à 75°. Formant sur gélose (après 14 h.) un revêtement assez large et épais, blanc-grisâtre, luisant puis porcelanique . . . . **B. tostus** (A. Meyer et Blau).

b) Courts b. entourés de cils; spores ovoïdes ou cylindriques, tuées en 8 heures à 100°. Bacille se développant jusqu'à 70° à 73°. Formant sur gélose un enduit mince, blanc-grisâtre ou gris-jaunâtre. . . . . **B. calidus** (A. Meyer et Blau).

2° Cultivables sur pomme de terre.

a) *Coagulant le lait.*

α) *Culture sur gélose envahissant rapidement toute la surface du milieu.*

Bâtonnets en filaments, à spores terminales ou quelquefois centrales, produisant de l'indol; culture blanc-grisâtre ou gris-jaunâtre sèche, surélevée sur pomme de terre . . . . **B. thermophilus N° 3** (Sames).

β) *Culture non envahissante sur gélose.*

Culture faible ou nulle à 37°. Culture épaisse, jaune paille ou orange sur pomme de terre. Bâtonnets longs ou courts filaments, spores terminales . . . **B. thermophilus N° 4** (Sames).

b) *Ne coagulant pas le lait.*

Deux bactéries très voisines présentent ces caractères. Elles produisent de l'indol. (Isolées de plaies expérimentalement provoquées, souillées de terre et compliquées de tétanos.)

— *Bâtonnets à spores terminales.* Cultures sur pomme de terre devenant brunes et quelquefois pourpre, répandant une odeur de fruit. . . . . **B. thermophilus N° 2** (Sames).

1. Voir au bas du tableau XLVIII la note concernant l'habitat des bactéries dont la culture exige une température élevée.

TABLEAU XLIX (*Suite*)

— *Bâtonnets à spores centrales* ou terminales, ovoïdes ; souvent en chaînettes. Colonies sur gélose rondes, blanches, à prolongements ramifiés. En piqûre dans la gélose, prolongements autour du trait de piqûre. Culture gris foncé ou brunâtre sur pomme de terre. . . . . **B. thermophilus N° 6** (Sames).

B. — **B. formant des spores, immobiles.**

α) *Bacilles encapsulés.*

Ne se développant pas au-dessous de 50°. Culture blanche, brillante sur pomme de terre. . . . . **B. ilidzensis capsulatus** (Karlinski).

β) *Bacilles non encapsulés.*

a) *Se développant sur pomme de terre,* coagulant le lait.

I. — Ne prenant pas le Gram.

Ce sont des bacilles qui acidifient le bouillon glucosé.

— Spores terminales.

Bâtonnets mesurant 2 μ, prenant bien les couleurs d'aniline ; formes sporifères « en clou ». Optimum 60 à 70° ; minimum 40°, maximum 72°. Formant sur plaques de gélose à 60° des colonies saillantes, d'un blanc de cire, à contour polyédrique, bordées de prolongements périphériques ténus. Formant en gélose ensemencée par piqûre des prolongements filamenteux qui irradient vers les parois du tube, plus nombreux et plus longs, dans les couches superficielles. Donnant sur pomme de terre à 60° des colonies rondes, à centre saillant, de couleur lie de vin.
(Isolé de l'eau). . . . . **B. thermophilus radiatus** (Catterina).

— Spores médianes, ovales, déformant les bâtonnete « en clostridium ».

Bacille à extrémités arrondies, 2 à 3 μ/0,6 à 0,7, formant des filaments inégalement colorés dans les vieilles cultures ; ne se développant pas sur sérum. Donnant sur pomme de terre des colonies blanches, humides, devenant ensuite coulantes. . . . . **B. thermophilus N° 3** (Bruini).

II. — Prenant le Gram.

A. — Culture brunâtre sur pomme de terre. Bâtonnets isolés ou filaments. Les cultures en bouillon sont caractérisées par un trouble uniforme, sans voile, puis il se forme un dépôt. Le bouillon est alcalin. . . . . **B. thermophilus N° 4** (Bruini).

B. — Culture blanche sur pomme de terre.

— Pas de culture sur sérum coagulé. Bâtonnet droit, assez grand (4 à 7 μ/0,7 à 1 μ). Spores libres ovales 1 μ/1 μ 5. Couche blanchâtre sur pomme de terre. **B. thermophilus N° 7** (Bruini).

— Petites colonies blanches sur sérum. Couche mince, étalée, transparente sur gélose. Bâtonnet droit et épais, parfois coccoïde (1,3 à 2,6 μ/0,5 à 1 μ). **B. thermophilus N° 5** (Bruini).

b) Ne se développant pas sur pomme de terre. Ne rendant pas la gélatine insolidifiable.

I. — Aérobie facultatif.

Ce bacille, aérobie facultatif, végète (lentement) dans une atmosphère d'hydrogène. Bâtonnets courts, le plus souvent isolés. Spore à petite distance d'une extrémité qui a l'aspect pointu. . . . . **B. thermophilus N° 4** (TSIKLINSKY). = **B. th. aquatilis N° 2** (TSIKLINSKY).

II. — Aérobies stricts.

A. — Petit bacille à spores rondes, terminales, (comme *B. tetani*), inégalement coloré. Couche nacrée couvrant toute la surface de la gélose, légèrement adhérente. Légère acidification du bouillon sucré. Cultivable de 50 à 68°. Optimum 50° . . . . **B. thermophilus N° 18** (TSIKLINSKY).

B. — Colonies sur gélose à centre épais émettant des prolongements radiaires paraissant faits d'une agglomération de cristaux. Bâtonnets assez gros, isolés ou par deux ou filaments. Spores ovales, terminales. Cultivable de 50 à 67°. Optimum 57-58°. . . . . **B. thermophilus N° 15** (TSIKLINSKY).

C. — Culture sur gélose couvrant toute la surface. Se développant dans le bouillon en formant des flocons qui tombent au fond au bout de quelques jours. Bâtonnets assez gros, isolés ou par deux. Spores ovales, terminales. Se développant aux mêmes températures que le précédent. . . . . . . **B. thermophilus N° 13** (TSIKLINSKY).

D. — Colonies rondes, légèrement translucides, à centre épais sur gélose. Pellicule glaireuse sur le bouillon. Bâtonnets ordinairement isolés. Spores terminales. Optimum 57°. . . . . **B. thermophilus N° 3** (TSIKLINSKY).

C. — B. ne formant pas de spores, immobiles.

1° Cultivables sur pomme de terre. Ne rendant pas la gélatine insolidifiable, prenant le Gram, souvent d'une manière inégale.

a) Coagulant et peptonisant le lait.

Bâtonnets parfois assez longs ou filaments. Pellicule épaisse, glaireuse sur le bouillon. Cultivable entre 55 et 71°, optimum 68°. Formes d'involution à 58°. . **Bact. thermophilum aquatile N° 3** (TSIKLINSKY).

b) Ne coagulant pas le lait. Aucun pouvoir fermentatif.

I. — Culture sur gélose abondante, adhérente, couvrant toute la surface. Longs filaments ou bâtonnets assez courts . . . . **Bact. thermophilum aquatile N° 1** = *B. th. filiformis* (TSIKLINSKY).

II. — Colonies sur gélose transparentes, uniformément minces. Bâtonnets parfois assez longs ou filaments. Se développant de 55 à 70°. Optimum 68°. Formes d'involution à 58° . . . . **Bact. thermophilum aquatile N° 4** (TSIKLINSKY).

TABLEAU XLIX (*Suite*)

2° Non cultivables sur pomme de terre. Ne rendant pas la gélatine insolidifiable, prenant le Gram, souvent d'une manière inégale.

a) *Culture sur gélose couvrant toute la surface.* Ne produisant pas d'indol.

I. — Gros batonnet, droit, comme le pneumobacille, ordinairement isolé. Couche opaque sur gélose. Léger trouble et pellicule friable dans le bouillon. Acidifie légèrement le bouillon sucré. Pas de culture à 37°. Optimum 57°. Maximum 68°. → **Bact. thermophilum N° 6** (Tsiklinsky).

II. — Petits bâtonnets (paraissant très voisins), ne se développant pas à 37°, cultivables jusqu'à 70°. Optimum 57°.

— Développement possible dans une atmosphère d'hydrogène. Sur gélose, mince couche uniforme, légèrement transparente. Ne change pas la réaction du bouillon. . . . . **Bact. thermophilum N° 16** (Tsiklinsky).

— Aérobie strict. Enduit bleuâtre sur gélose. Le bouillon sucré est légèrement acidifié . . . . **Bact. thermophilum N° 5** (Tsiklinsky).

b) *Culture sur gélose ne couvrant pas toute la surface*, formant des flocons dans le bouillon et la gélatine liquide, acidifiant légèrement le bouillon glucosé. . . **Bact. thermophilum N° 1** (Tsiklinsky).

Il semble que *B. thermophilum N° 4* (Tsiklinsky) (dont les colonies sur sérum sont saillantes comme celles de *B. diphteriæ*), et *B. thermophilum N° 17* (Tsiklinsky) qui forme sur gélatine liquide une pellicule épaisse, ne diffèrent de *B. th. N° 1* que par des détails minimes. Ces trois bact. ne se développent pas à 37°, ont leur optimum vers 57°, et végètent jusqu'à 64 ou 68°.

TABLEAU L

Bactéries facultativement aérobies non cultivables sur gélatine ou gélose ordinaires [1]; se développant bien dans le bouillon sucré additionné de 0,50 à 1 °/₀ d'acide actique, à la temprature de 37°.

Groupe de Bact. caucasicum — Bact. casei (ou groupe des ferments lactiques thermophiles)

I. — Le produit de fermentation prédominant est de l'acide lactique. Il ne se forme que des traces d'acides volatils (valérianique et acétique le plus souvent).

Les bactéries de ce groupe ont un certain nombre de caractères communs. Ce sont généralement des bâtonnets assez longs et grêles 2-3 μ/0,5-0,7 μ, mais leur polymorphisme est considérable ; on trouve des formes filamenteuses et des formes coccoïdes Ils sont immobiles, ne forment pas de spores. Ils prennent le Gram. Ils ont souvent une structure granuleuse.

Anaérobies de prédilection ; ils ne se développent guère qu'à partir de 25°. Leur optimum est, en général, entre 40° et 50°. Les milieux de choix sont variables selon les espèces : lait, petit lait additionné de peptone ou d'extrait de levure (Löhnis), milieux sucrés, milieux (gélose) au moût de bière. Ces bactéries qui peuvent être isolées de tous les autres germes par la culture dans le bouillon glucosé acidifié à 1 °/₀ (acide acétique ou lactique), résistent même à une acidité plus forte (6 °/₀ et plus).

Leur détermination est difficile, car les caractères distinctifs des espèces sont peu connus. D'après *Löhnis* et *Kuntze*, les seuls auteurs qui aient soumis à un examen comparé les b. de ce groupe on peut essayer de différencier les types principaux en s'aidant de la clef suivante :

A. — Ne se développant pas dans le lait.

Milieu optimum : gélose au moût de bière. Colonies souvent bordées de prolongements périphériques rappelant celles de *Bact. Zopfii*. Optimum 45°-50°. . . **Bact.** (*Bac.*) **Delbrücki** (Leichmann).

(Isolé du malt et de l'orge).

B. — Se développant dans le lait.

1° Coagulant le lait

a) Produisant des gaz dans les milieux sucrés.

α) *Colonies rondes, sans prolongements périphériques*. Optimum 30° . . . **Bact.** (*Bac.*) **casei** γ (Freudenreich).

β) *Colonies présentant des prolongements périphériques enchevêtrés* (en touffes de poils). Opt. 35°-42° . . . . **Bact.** (*Bac.*) **casei** δ (Freudenreich).

b) Ne produisant pas de gaz.

α) *Colonies rondes, sans prolongements périphériques*. Optimum 42°. . . **Bact.** (*Bac.*) **casei** α (Freudenreich).

D'après Löhnis, *Bac. lactis ærobans* (Conn), *Bact. 15* (Troïli-Petersson), *Bact. curvatum* (T.P.) sont très voisins du précédent, sinon identiques.

1. C'est-à-dire *non sucrées* et *alcalines*.

TABLEAU L (*Suite*)

Gr de Bact. caucasicum — Bact. casei ou groupe des ferments lactiques thermophiles (*suite*)

β) *Colonies présentant des prolongements périphériques enchevêtrés.* Optimum 35°-42° . . . . **Bact.** (*Bac.*) **casei** ε (Freudenreich).

Bacillus lactis acidi (Leichmann) est voisin du précédent, d'après Löhnis. Rodella estime qu'ils sont identiques.

D'après *Kuntze* on peut également considérer comme identiques à *Bact. casei* ε les bact. suivants, isolés des laits fermentés à température élevée :

Bact. Mazoun Weigmann, Gruber et Huss, trouvé dans le Mazoun arménien, identique lui-même au ferment lactique long de *Düggeli*.

Bact. Yoghourt (Kuntze) dont *Bact. granulosum* (= Körnchenbazillus) et *Bac. bulgaricus* (Luerssen et Kühn) ne seraient que deux variétés.

Streptobacillus lebenis (Rist et Khoury), isolé du leben égyptien est voisin des précédents.

2° Ne coagulant pas le lait.

a) Produisant des gaz. Optimum 37°. Acidifiant le lait (faiblement) . . . . **Bact. caucasicum** (Beijerinck).
(Isolé du képhir.)

Lacto-bacillus fermentum (Beijerinck) est voisin.

b) Ne produisant pas de gaz.

Colonies en gouttes de rosée sur les milieux lactosés ou glucosés. Acidifiant le lait (faiblement). . . . . **Bact.** (*Bacillus*) **lebenis** (Rist et Khoury).

(Isolé du leben égyptien).

II. — Le produit de fermentation prédominant est de l'acide acétique [1].

Groupe de Bact. acetogenum.

Les bactéries de ce groupe ont un certain nombre de caractères communs. Ce sont des bact. très polymorphes, prenant le Gram, cultivables dans les milieux sucrés, facultativement aérobies, faisant fermenter activement le glucose et le lactose sans produire de gaz. Odeur acétique des cultures dans les milieux sucrés. Optimum 37° . . . . **Groupe de Bact. acetogenum.**

Elles coagulent le lait lentement et souvent incomplètement. Elles se développent sur la pomme de terre en dégageant une odeur acétique, mais la culture ne devient pas apparente à l'œil nu.

On peut, avec *Distaso*, distinguer dans ce groupe plusieurs variétés : *Bact. acetogenum* α (Distaso) identique à *B. acidophilus* (Moro) = *B. N° 2* (Mereschowsky). C'est un bâtonnet assez épais, à extrémités arrondies, de longueur très variable (4-5 μ à 12 à 15 μ), habituellement courts en milieu aéré, filamenteux en milieu privé d'air. Donnant sur plaques de gélose glucosée des colonies profondes à contour

Groupe de Bact. acetogenum (*suite*).

net, orbiculaire, des colonies superficielles toujours chevelues. Troublant la gélose glucosée profonde en dégageant une odeur acétique. Se développant lentement dans le lait qui se coagule après 3 jours. Produisant de l'ammoniaque aux dépens des peptones ; pas d'indol. Faisant fermenter l'urée. Se développe un peu sur gélatine sucrée à 22°.

(Isolé des fèces de nourrissons).

Syn. : *Streptobacillus faecalis* (Blühdorn).

Bact. acetogenum β (Distaso) = *B. N° 1* (Mereschowsky) n'est pas cultivable sur gélatine sucrée à 22° ; coagule le lait en une semaine.

Bact. acetogenum proteiforme (Distaso), isolé des matières fécales du chien, est un bâtonnet généralement trapu, à extrémités arrondies, mais il est très polymorphe dans la gélose sucrée profonde. Il n'est pas cultivable sur la gélatine sucrée. La coagulation du lait est inconstante.

Bact. exile = *B. exilis* (Tissier) = *B. acetogenus exilis* (Tissier) Distaso, isolé des fèces du nourrisson, de l'homme adulte, du chien, est un bâtonnet mince et court, à extrémités carrées (jamais effilées), ne donnant pas de culture apparente sur gélatine. Colonies comme des pointes d'aiguilles, à peine visibles sur gélose ordinaire, beaucoup plus volumineuses sur gélose sucrée. Coagulation du lait incomplète. Sa vitalité n'est que de 10 à 15 jours, beaucoup plus courte que celle des trois variétés précédentes.

1. *Coccus banani* (Distaso), isolé des matières fécales, représente, d'après cet auteur un type de transition entre les bactéries acido-tolérantes *acétogènes* et les bactéries acido-tolérantes *lactiques*. C'est un micrococque habituellement groupé en diplocoque ou en courtes chaînes, parfois en amas. Il trouble la gélose glucosée profonde en dégageant une odeur acétique très marquée. Il se développe sur la pomme de terre en produisant la même odeur, mais la culture n'apparait pas à l'œil nu. Le lait est coagulé beaucoup plus rapidement que par les autres acétogènes (en 24 h.) en une masse compacte. Ce micrcoque fait fermenter le glucose, le lactose et le saccharose. Il ne produit pas d'indol.

TABLEAU LI

Bactéries aérobies non cultivables sur la gélose peptonée ordinaire, cultivables sur pomme de terre et sur les milieux glycérinés ; colorables par la méthode de Ziehl-Neelsen.

Bâtonnets grêles, granuleux, acido et alcoolo-résistants, difficiles à teindre par les colorants basiques non mordancés, mais se décolorant difficilement quand ils ont fixé la teinture (Gram positif). Cultures sèches, écailleuses, mamelonnées, saillantes ; pouvant devenir humides, plissées, molles après plusieurs repiquages. Pathogène pour le cobaye (lésions nodulaires caractéristiques) . . . . **Bact. tuberculosis**[1] (KOCH).

(La première culture ne s'obtient guère que sur sérum glycériné ou sur gélose au sang.)

Note. — Le B. de la tuberculose comprend plusieurs races d'adaptation aux animaux, ou « types ». Les mieux étudiés sont les types : *humain, bovin, aviaire, chélonien, pisciaire*. Mais ce dernier se développe sur les milieux usuels, ce qui le rapproche des b. acido-résistants (Voir tableau XXIX). On peut ainsi classer ces races :

1° **B. se développant à des températures inférieures à 28°.** Optimum 37°. Pathogène pour les vertébrés à sang froid . . . . *Type chélonien* (FRIEDMANN).

2° **B. ne se développant pas à une température inférieure à 28°.**

α) *Cultivable jusqu'à 45° ; très bien à 43°.* Cultures humides, grasses et molles. Pathogène pour la poule et le pigeon, et non pour le cobaye . . . . *Type aviaire.*

β) *Non cultivable à une température supérieure à 42°.* Cultures sèches, écailleuses. Pathogènes pour le cobaye, non pathogènes pour la poule et le pigeon.

a) *Faiblement pathogène pour le veau et le lapin.* Culture abondante à développement assez rapide (3 semaines). Voile épais sur bouillon glycériné. . . . . *Type humain.*

b) *Très pathogène pour le veau et le lapin.* Culture grêle à développement plus lent. Voile mince à la surface du bouillon glycériné. . . . . *Type bovin.*

1. Nous n'avons pas voulu rayer le germe de la tuberculose du cadre de ce manuel de diagnostic bactériologique. A vrai dire, il ne saurait rentrer dans le genre bacterium. Par ses cultures, par sa morphologie (formes ramifiées) il se rapproche des actinomycètes : d'où les dénominations suivantes proposées par les auteurs contemporains : Sclerothrix Kochii (Metschnikoff), Mycobacterium tuberculosis (Lehmann et Neumann).

TABLEAU LII

Bactéries aérobies ne se développant ni sur gélatine ni sur gélose peptonée ordinaire, quelle que soit la température. Ne se développant que sur des milieux additionnés de sérum, de sérosités ou de sang, à la température de 37°.

I. — Assez gros bâtonnets d'une épaisseur moyenne de 1 μ, long de 2-3 μ, habituellement groupés par deux, parfois en courtes chaînettes, immobiles, ne formant pas de spores, ne prenant pas le Gram. Cultivables sur le sérum coagulé (qui subit une faible liquéfaction), sur gélose-ascite et gélose au sang. Les colonies présentent l'aspect de gouttelettes transparentes. Agent de conjonctivite subaiguë angulaire	**Bact. duplex** (MORAX) LEHM et N. = *diplobacille de Morax.*
Bac. involutus (Wälsch), isolé d'une sécrétion préputiale, est très voisin du précédent.	
II. — Diplocoques réniformes ou en grains de café, souvent intra-cellulaires dans le pus. Ne prenant pas le Gram. Dimensions du couple 0,6-0,8 μ/0,8-1,6 μ. Ne pouvant être isolés, en première culture, que sur gélose-sang ou gélose-ascite. Les colonies sont grêles grisâtres, translucides, se détachant souvent mal de la surface du milieu. Leur vitalité, très faible, nécessite de fréquents repiquages. Ce groupe comprend deux micrococques très voisins, difficiles à différencier.	
A. — Faisant fermenter le maltose. Pouvant s'acclimater à la gélose ordinaire après plusieurs générations. Pouvant former des tétrades dans les cultures. Capsules dans le sérum liquide. Agent de la méningite cérébro-spinale épidémique.	**M. intracellularis meningitidis** (WEICHSELBAUM).
*M. (dipl.) pharyngis flavus n*os *2 et 3* et *M. (dipl. pharyngis siccus* (v. Lingelsheim), pseudo-méningocoques du rhino-pharynx, se distinguent du précédent en ce qu'ils ne sont pas agglutinables par le sérum antiméningococcique et par l'aspect des colonies : celles des deux premiers m. sont jaunes, celles du troisième sont sèches, compactes, non émulsionnables.	
B. — Ne faisant pas fermenter le maltose. Ne s'acclimatant pas à la gélose ordinaire. Ne se disposant pas en tétrades. Agent de la blennorrhagie.	**M gonorrheæ** (NEISSER).
Note. — La recherche des réactions biologiques est souvent nécessaire pour arriver à séparer ces deux espèces. La présence de co-agglutinines dans l'immum-sérum vient encore augmenter la difficulté. Il faudrait alors recourir à l'épreuve de l'épuisement des agglutinines qui permet de distinguer l'agglutination spécifique de l'agglutination de groupe (Voir *Technique*).	
III. — Bâtonnets de petites dimensions, mais faciles à voir avec les grossissements usuels (500 à 1.000 diam.).	
A. — **Bactéries ne se développant que sur les milieux additionnés de**	

TABLEAU LII (*Suite*)

Groupe de Bact. influenzæ

1° **Petits bâtonnets** (1,5-2 μ/05-1μ), ne prenant pas le Gram, présentant dans les produits pathologiques, à côté de formes longues, nettement cylindriques, des formes courtes auxquelles les colorants donnent souvent un aspect diplococcique par suite de la coloration bipolaire du bactérium. La disposition en chaînettes, parfois longues, est fréquente. Cultures difficiles à obtenir : ne se développant ni sur gélose-ascite (ou bouillon-ascite), ni dans le sérum liquide, cultivables sur gélose au sang. Encore faut-il — pour la première culture — qu'il y ait du liquide de condensation dans le tube et que ce liquide ait été ensemencé en même temps que la surface solide de la gélose-sang inclinée.

En première culture les b. ne se multiplient d'une manière appréciable que dans le liquide de condensation sanglant, sous forme de longues chaînettes ; après repiquage, ils forment de petites colonies blanches sur la partie solide du milieu. L'isolement sur plaques de gélose au sang ne réussit que si l'on maintient dans l'étuve une atmosphère humide. L'inoculation cutanée produit chez l'homme et chez le singe un chancre mou typique . . . . **Bact. ulceris cancrosi** (Ducrey).

2° **Très petits bâtonnets** (1-1,2 μ/0,4 μ), habituellement cocco-bacillaires, présentant parfois une coloration bipolaire, ne prenant pas le Gram ; groupés en amas, en bancs de poissons, souvent intracellulaires dans les produits pathologiques. Cultivables sur gélose sous forme de gouttelettes de rosée à la limite de la visibilité dans les premières cultures, un peu plus volumineuses par la suite, mais ne devenant jamais confluentes. Non pathogènes pour les animaux de laboratoire. En l'absence de tout caractère distinctif tiré de l'étude des cultures et des propriétés chimiques, en l'absence d'effets pathogènes pour les animaux de laboratoire usuels, les espèces qui constituent ce groupe ne peuvent être différenciées que grâce à la notion de leur provenance.

a) Trouvé chez l'homme atteint d'influenza, mais aussi dans d'autres affections (surtout respiratoires) . . . . **Bact. influenzæ** (Pfeiffer).

Sont *identiques* : *B. pseudo-influenzæ* (Pfeiffer) ; la propriété de former des filaments dans les cultures donné comme caractère différentiel par Pfeiffer appartient aussi bien à *B. influenzæ*.

Bac. A et B de Grassberger, *Coccobacille hémophile* (Rosenthal).

Sont *voisins* : *B. pertussis Eppendorf* que Jochmann et Kraus considéraient comme l'agent de la coqueluche.

(Le coccobacille de la coqueluche (Vincenzi) est identique au précédent d'après Vincenzi.)

Gr. de Bact. influenzæ (*suite*)

B. meningitidis cerebro-spinalis (Cohen).
Bact. haemoglobinophilum meningitidis spinalis (Carini-Paranhos) est peut-être identique au précédent. **Les inoculations aux animaux de laboratoire restèrent sans résultat, sauf chez un pigeon inoculé par la voie intra-cérébrale.**
B. de Weeks = *B. ægyptiacum* (Koch), agent d'une conjonctivite aiguë contagieuse de l'homme.

b) Très près des b. hémophiles humains se placent les b. hémoglobinophiles rencontrés chez les animaux ; comme les précédents ils ne diffèrent de *B. influenzæ* que par leur action pathogène particulière ou par leurs réactions biologiques.
B. hémophile rencontré par *Wolff* dans le mucus bronchique d'un rat (pathogène pour la souris, à fortes doses seulement.
B. hemoglobinophilus canis (Friedberger) que l'on trouve dans l'écoulement préputial ; son rôle pathogène n'a pu être démontré.
B. septicæmiæ canis (Paranhos), peu pathogène pour le chien dans les conditions expérimentales.

B. — Bactéries ne se développant, en première culture, que sur les milieux au sang, mais pouvant s'acclimater, après plusieurs repiquages, aux milieux albumineux non sanglants (gélose-ascite).

1° **Très petit bâtonnet ayant mêmes caractères morphologiques et culturaux que** *Bact. influenzæ*, mais pouvant s'acclimater à la gélose-sérum. Détermine, par inoculation intrapéritonéale chez le cobaye jeune une péritonite peu caractéristique . . . . **Bact. Elmassiani.**
Trouvé dans les voies respiratoires de l'homme.

2° **Très petit bâtonnet ovoïde, à coloration polaire ressemblant morphologiquement à** *Bact. influenzæ* (Il est un peu plus court et un peu plus épais et ne forme pas de pseudo-filaments comme le bact. de Pfeiffer). Les premières cultures ne réussissent que sur des milieux au sang (de préférence sur le milieu de Bordet, voir *Technique*). La première culture n'est pas apparente, la deuxième difficile à voir sous forme de gouttes de rosée à la limite de la visibilité (comme *Bact. influenzæ*). Mais, au cours des repiquages, les colonies deviennent de plus en plus apparentes, blanches et épaisses sur gélose-sang de pigeon et sur le milieu de Bordet, toujours plus abondantes que celles de *Bact. influenzæ* qui restent bleuâtres et diaphanes. Sur le milieu de Bordet, les colonies finissent même par se réunir en un revêtement confluent, alors que celles de *Bact. influenzæ* restent toujours isolées. La culture réussit, après acclimatement, sur gélose-ascite, alors que le b. de Pfeiffer est toujours strictement hémoglobinophile. Les cultures, fraîchement retirées de l'organisme, inoculées au cobaye par voie péritonéale peuvent tuer l'ani-

TABLEAU LII (*Suite*)

mal en 24 heures par intoxication. Donnant la réaction de fixation avec le sérum des coquelucheux convalescents . . . . **Bact. pertussis = B. de la coqueluche** (BORDET-GENGOU).

Note. — Par l'agglutination et par la recherche de la déviation du complètement, on arrive, d'après *Odaira*, à distinguer les espèces suivantes dans le groupe des bactéries strictement et facultativement hémoglobinophiles :

1° *Bact. influenzæ* (Pfeiffer) et *Bact. hæmoglobinophilus canis* (Friedberger) qui présentent les mêmes réactions biologiques.

2° *Bact. meningitidis cerebro-spinalis septicæmicum* (Cohen).

3° *Bact. pertussis* (Bordet). Ces deux derniers sont spécifiquement distincts du premier et distincts entre eux.

C. — Bactéries se développant d'emblée sur les milieux albumineux dépourvus de sang, tout en se développant mieux en présence de sang.

Bâtonnets de morphologie différente de celle des b. du groupe de *Bact influenzæ* : b. très grêles (0,2 µ d'épaisseur), mais à côté de formes coccoïdes on voit toujours des formes longues (longueur = 0,3 — 2 µ) rappelant l'aspect de *Bact. murisepticum*. Présentant une réaction limite à la coloration par le Gram. Donnant une culture grêle (petites colonies restant isolées) sur gélose-sérum et sur le sérum coagulé ; la culture est suffisante, cependant, pour liquéfier les milieux au sérum. Culture beaucoup plus abondante sur les milieux contenant de l'hémoglobine où elle devient confluente. Ne se développant ni sur gélatine, ni sur gélose, ni dans le bouillon, ni sur pomme de terre ; très bien, par contre, dans le lait qui est coagulé et s'éclaircit par la suite. Peu pathogène pour les animaux de laboratoire . **Bact. pyogenes suis** (GRIPS).

Sont identiques au b. précédent : *B. polyarthritidis* (Poels), *B. pyogenes bovis* (Künnemann), *B. pyogenes capræ* (Dammann et Freese). Ce bactérium est l'agent d'une infection (très répandue en Allemagne) qui sévit sur les jeunes animaux (porcs, bovidés, mouton, chèvre). Elle est caractérisée par de la diarrhée, des broncho-pneumonies chroniques et des arthrites multiples. On trouve le b. en abondance dans le pus et dans les foyers récents de broncho-pneumonie. Syn. = *Bact. hyopyogenes* (Grips), Lehm. et Neumann.

Le *B. du « Mal de Lure »* (Carré), agent d'infection secondaire dans l'agalaxie contagieuse de la brebis et de la chèvre, paraît devoir être rapproché du précédent. Ce sont également de petits bâtonnets grêles comme *Bact. murisepticum*, de longueur inégale, isolés ou en amas. Après coloration par le Gram, les b. présentent des grains d'un violet foncé, inclus dans une enveloppe plus claire, effilée à l'une ou aux deux extrémités. Le milieu de choix pour l'isolement est la gélose-sang ; mais le développement se fait aussi, quoique plus grêle, sur gélose-sérum, bouillon-sérum, sérum liquide de mouton ou de chèvre, mais pas sur sérum coagulé. Le lait est coagulé en 24 heures avec réaction acide. Vitalité de deux mois. L'inoculation intrapéritonéale tue le cobaye en 5-8 jours ; l'inoculation sous-cutanée provoque de l'œdème puis un abcès.

IV. — Bactéries extrêmement petites, difficiles à voir même avec les plus forts grossissements (à la limite de la visibilité). Difficiles à colorer (employer le colorant de Giemsa).

A. — Points très petits ou minuscules bâtonnets en amas zoogléiques dans les cultures. Donnant sur gélose au sang de lapin défibriné une strie à peine visible, perceptible surtout par le noircissement du milieu ; dans le bouillon-sérum de lapin des amas compacts qui tombent au fond du tube. Pathogène pour la poule par inoculation des cultures dans la membrane nictitante ou dans la muqueuse buccale après scarification ; non pathogène par voie sous-cutanée . . . . **Microbe de la diphtérie des poules** (Bordet et Fally).

B. — Bactérie très polymorphe. Dans le bouillon-sérum de bœuf qui devient opalescent, on voit des formes coccoïdes (isolées, par deux ou en courtes chaînettes), puis des formes spirilloïdes, des formes astéroïdes, finalement des formes d'involution volumineuses. Cultivable également sur gélose au sang de lapin. Agent de la péri-pneumonie du bœuf . . . . **Coccobacille de la péripneumonie** (Nocard et Roux).

TABLEAU LIII

Bactéries aérobies, ne se développant pas ou se développant mal dans les milieux usuels et dans les milieux glycérinés ou albumineux, ne pouvant être isolées qu'à l'aide de milieux spéciaux.

I. — Isolables *(après enrichissement préalable dans des liquides mannités* [1]*),* ***sur plaque de gélose mannitée*** [2].

Groupe des Azotobacter

A. — Eléments d'un volume remarquable (4 à 7 μ), **arrondis ou en forme de bâtonnets courts et trapus.**

Ce sont des bactéries qui ne donnent qu'une culture grêle sur gélatine et gélose ordinaires, cultivables dans le lait. Bactéries du sol. Les différents échantillons appartenant à ce groupe peuvent être rangées en trois catégories :

α) *Eléments arrondis et courts bâtonnets* présentant une mobilité partielle et lente dans les milieux liquides. Cultures sur gélose glucosée ou mannitée devenant brunâtre ou gris-noirâtre. **Azotobacter chroococcum** (Beijerinck).

Azotobacter Beijerincki (Lipman) est voisin du précédent ; il peut être rattaché à ce dernier. Cependant certaines races d'Az. Beijerincki, remarquables par la constance de leur groupement en sarcines, se distinguent de l'Az. *chroococcum* typique par leurs cultures jaune soufre.

β) *Eléments arrondis et courts bâtonnets ; tous* les éléments sont *très mobiles.* Colonies sur gélose présentant une fluorescence verte . . . . **Azotobacter agile** (Beijerinck).

Azotobacter Vinelandii (Lipman) peut être assimilé au précédent d'après Löhnis et Westermann.

γ *Eléments toujours arrondis* (jamais de formes allongées), *toujours immobiles.* Cultures muqueuses, transparentes, vitreuses sur tous les milieux . . . . . . **Azotobacter vitreum** (Löhnis et Westermann).

B. — Eléments allongés en forme de bâtonnets grêles (1-2 μ/0,7 μ), **quelques-uns mobiles, les autres immobiles,** se développant très mal sur les milieux usuels à la viande), se développant dans le lait et sur la pomme de terre. Bactérie des nodosités des légumineuses . . . . **Bact. radicicola** (Beijerinck).

II. — Isolables *(après enrichissement préalable dans des solutions minérales totalement dépourvues de matières organiques* [3]*) :*

A. — Sur plaques de gélose au nitrite[4]. *Transformant les nitrites en nitrates*[5] *(ferments nitriques.)*
Très petits bâtonnets courts et grêles (0,3 à 0,4 µ/1 µ) groupés en amas plus ou moins denses, prenant mal les colorants ordinaires, d'où la nécessité d'employer la fuchsine phéniquée à chaud. Petites colonies grenues, à contour net n'apparaissant qu'après plusieurs semaines. Bactérie du sol . . . . **Bact. nitrificans** = *Bact. nitrobacter* (Winogr.), Lehm. et Neum. = *Nitrobacter* (Winogradsky).

B. — Sur plaques de plâtre préparées selon le procédé d'Omelianski[4].
Transformant l'ammoniaque en nitrite[5] *ferments nitreux*).
Bactéries ovales (1 µ/1,1-1,8 µ) souvent en courtes chaînettes. Eléments mobiles et ciliés à côté d'éléments immobiles réunis en amas, englobés dans des masses de carbonates de magnésie ; faciles à teinter par les colorants ordinaires (non mordancés). Colonies sur plaques d'Omelianski petites, d'un jaune brun. Bactérie du sol . . . **Bact. nitrosoformans** = *Bact. nitrosomonas* (Winogr.), Lehm. et Neum. = *Nitrosomonas europaea* (Winogradsky).

III. — Isolable *sur gélose glycérinée à 6 °/° additionnée de 5 °/° de bile.*
B. de la dimension de B. tuberculosis prenant le Gram. Se développant à la surface de l'eau de condensation en formant un voile. En piqûre, le développement n'a lieu qu'à la surface. La pomme de terre est peu favorable. Le développement est lent. Optimum 37-39°. Le cobaye est le seul animal de laboratoire sensible. Ses lésions apparaissent tardivement (6 semaines) : adénopathies, splénomégalie, orchite etc... Habitat : lait de vaches en apparence saines . . . . **Bact. Schrœderi** (Schrœder et Cotton).

1. Le milieu habituellement employé est l'extrait de terre mannité dont on dose l'enrichissement en azote.
2. Voir *Technique* pour la préparation de ce milieu.
3. On se servira, comme milieu d'enrichissement propre tout à la fois à la culture des ferments nitreux et à celle des ferments nitriques, de la solution minérale suivante :

Sulfate d'ammoniaque	0,10
Phosphate dipotassique	0,10
Sulfate de magnésie	0,05
Chlorure de sodium	0,20
Sulfate ferreux	0,04
Eau distillée	100

Après stérilisation on ajoute à cette solution un excès de carbonate de calcium.
4. Voir *Technique* pour la préparation de milieu.
5. Voir au chapitre *Technique* les réactions qui permettent de caractériser l'ammoniaque, les nitrates et les nitrites.

TABLEAU LIII (*Suite*)

IV. — Isolables sur des milieux contenant de la cellulose (ouate, papier-filtre). Ne se développant ni sur gélose, ni sur gélatine, ni sur pomme de terre. Eléments en forme de grains, ovales, immobiles, sans cils.
Dissolvant la cellulose.

α) *Cultures jaunâtres* (sur papier-filtre ou ouate). Eléments englobés par une sorte de mucus. N'attaquant ni le bois, ni le liège, ni les membranes des champignons. Agent d'une altération des feuilles de l'Elodea) . . . **M. cytophagus** (MERKER).

β) *Cultures élaborant un pigment rouge sombre devenant noir au bout d'un certain temps.* Eléments réunis en petites masses et pourvus d'un pigment sombre visible même sous le microscope. Produisant sur la cellulose des zônes concentriques, noires, qui la corrodent légèrement. Pigment virant au bleu par l'acide sulfurique, au vert par l'iodo-chlorure de zinc. . . . . **M melanocyclus** (MERKER).

V. — Bactéries ne se développant que sur les milieux à l'eau de mer.

A. — Eléments d'un extrême polymorphisme. Colonies blanc-grisâtre, rondes à contours nets, à stries concentriques. Sur gélose cultures épaisses, muqueuses. . **Bact. polymorphum** = *Halibacterium polymorphum* (FISCHER).

B. — Bacterium de dimensions moyennes, de longueur variable, très polymorphe. Colonies blanc-grisâtre puis rouge brunâtre . . . . **Bact. rubrofuscum** = *Halibacterium rubrofuscum* (FISCHER).

TABLEAU LIV

Bâtonnets strictement anaérobies, liquéfiant la gélatine, formant des spores, prenant le Gram.

A. — *Chromogènes*.

Bâtonnets analogues comme dimensions à *B. œdematis maligni*, mobiles, à spore terminale, en baguette de tambour. Sur gélose, les colonies d'abord blanches rougissent vers le 5e jour. **La gélatine est liquéfiée et rougit**, le bouillon troublé rougit. . . **Bac. rubellus** (Okada).

Isolé de la terre.

B. anaerobius chromogenes (*Ghon et Mucha*), isolé d'un abcès périnéphrétique, présentant les mêmes propriétés chromogènes, liquéfiant le sérum, peptonisant la caséine, paraît très voisin du précédent.

B. — *Non chromogènes*.

1° Les cultures sont pathogènes pour les animaux de laboratoire.

α) **L'inoculation sous-cutanée tue le cobaye sans déterminer de lésions au point d'inoculation** (le lapin est moins sensible).

a) *Bacilles grêles* (épaisseur : 0,3 à 0,5 µ). Spores rondes, trois fois plus épaisses que les bâtonnets, *toujours terminales*, tuées seulement après 20 minutes à 100°. Production de gaz dans la gélose sucrée profonde. Coagulant et peptonisant le lait. L'inoculation sous-cutanée de 1/50 de centimètre cube de culture au cobaye détermine dès la 12e ou la 20e heure des contractures débutant par la région inoculée. La mort survient en 36 à 40 heures sans septicémie. Les cultures filtrées sont très toxiques . . . . **B. tetani** (Nicolaier).

b) *Bacilles assez épais* (0,9 à 1,2 µ). Tués en 15 minutes à 85°. Spores ovales, un peu plus grosses que les bâtonnets, généralement terminales, parfois médianes. Production de gaz dans la gélatine et la gélose. Odeur butyrique des cultures. T° optima 20 à 30°. Le pouvoir fermentatif disparaît rapidement à 38°. Le cobaye, le lapin sont tués par de petites quantités de culture filtrée. Les cultures non filtrées tuent ces animaux par intoxication, les bacilles étant rapidement détruits dans l'organisme. Les cultures filtrées sont très toxiques. Les phénomènes toxiques sont caractéristiques chez le *chat* : on constate du prolapsus de la langue, de la mydriase, du ptosis, de l'aphasie, etc. (Agent du botulisme) . . . . . **B botulinus** (Van Ermenghem),

TABLEAU LIV (*Suite*)

β) **L'inoculation sous-cutanée produit une lésion locale importante et caractéristique** (Œdème gélatineux contenant la bactérie inoculée).

a) *Les animaux sensibles sont tués par de très faibles doses de culture* (fractions de centimètre cube).

I. — *B. mobiles, ciliés, sporulant dans les milieux sucrés et dans l'organisme des animaux morts après inoculation.*

Spores terminales, parfois médianes, grosses, déformantes (en massue ou en barillet). B. attaquant le glucose.

— Bâtonnets très mobiles, formant de longs filaments dans l'organisme, prenant mal le Gram. Dans le lait, la caséine est d'abord précipitée en fins grumeaux, sans acidification du milieu, puis elle est peptonisée et le milieu s'éclaircit. Le lactose n'est pas attaqué. Le sérum coagulé et le blanc d'œuf cuit sont peptonisés. Colonies en gélatine ou gélose glucosée, d'aspect floconneux, ouaté. Production de gaz. Le cobaye et le lapin sont très sensibles aux inoculations sous-cutanées (1/100 de cc.)(phlegmons gazeux, mort). Les cultures filtrées sont toxiques. B. à caractères assez stables (Agent de gangrène gazeuse chez l'homme) . . . . **B œdematis maligni** (Koch) = *Vibrion septique* (Pasteur).

(*B. sporogenes var. B* (Metchnikoff) est une variété non coagulante du précédent.)

— Bâtonnets mobiles, ayant peu de tendance à former de longs filaments dans l'œdème, et prenant bien le Gram.

Colonies lenticulaires ou rondes, de structure granuleuse. Production de gaz. Attaque faible du lactose, attaque très inconstante du blanc d'œuf cuit. Coagulation, puis digestion de la caséine. Le cobaye est tué par l'inoculation de quelques gouttes de culture jeune (phlegmon gazeux). Le lapin injecté dans les mêmes conditions meurt rarement. Le rat et le chien sont réfractaires. Mutabilité marquée des cultures dans les milieux artificiels (Agent du charbon symptomatique) . . . . **B. Chauvæi** (Arloing).

Note. — La différenciation de ces deux dernières espèces, très voisines, est difficile et la recherche de la réaction agglutinante peut être nécessaire : Le sérum des animaux immunisés contre *B. œdematis maligni* agglutine ce bacille et n'agglutine pas *B. Chauvæi*.

B. enteritidis sporogenes (Klein), représente une forme de transition entre le b. précédent et *B. perfringens*. Ses propriétés fermentatives se modifient facilement selon le milieu de culture. Il tue le cobaye et la souris en 18 à 48 h. par septicémie avec phlegmon gazeux par inoculation sous-cutanée de 0,5 à 1 cm³.

II. — *B. immobile et non cilié, ne formant jamais de spores dans les milieux sucrés ni dans l'organisme animal.*

Gros bâtonnets de dimensions analogues à celles de *B. anthracis*, ayant une épaisseur égale ou supérieure à 1 μ, habituellement encapsulés dans l'organisme animal et pouvant y former des filaments ; ne formant de spores que dans les milieux non sucrés, spores ovales, situées près d'une extrémité, très petites, non déformantes. B. ne se développant bien qu'en milieux sucrés où ils forment des colonies sphériques ou lenticulaires à contour net. Disloquant la gélose glucosée en deux ou trois jours. Faisant fermenter le lactose. Coagulant le lait en 24 heures avec réaction acide. Ne peptonisant complètement la caséine précipitée que si l'on ajoute de la craie au lait ensemencé. Liquéfiant le sérum coagulé. Attaquant lentement le blanc d'œuf avec production d'un pigment noir. Faisant fermenter l'urée et l'amidon. Le cobaye, inoculé par voie sous-cutanée, présente un phlegmon gazeux au point de l'injection et meurt de septicémie très aiguë. Le lapin est résistant . . . . **B. perfringens** (Achalme).

[Très répandu. Agent le plus commun de la gangrène gazeuse foudroyante de l'homme (Silberschmidt)]. *B. aërogenes capsulatus* (Welch), *B. phlegmonis emphysematosæ* (E. Fraenkel), *B. du rhumatisme articulaire aigu* (Achalme) *B. saccharobutyricus immobilis* (Grassberger et Schattenfroh) sont identiques au précédent.

D'après Meyer et Bredemann, ce b. doit être considéré comme une forme atypique, « dénaturée » de *B. Chauvæi*.

b) Les animaux sensibles ne sont tués que par de fortes doses de culture.

I. — Bacilles mobiles, présentant d'ordinaire deux spores terminales ovales, non déformantes. Eléments souvent capsulés, prenant irrégulièrement le Gram. Produisant des gaz fétides dans les cultures. . . . . **B. pseudo-œdematis** (Liborius), San Felice.

(*B. pseudo-œdematis* est pathogène pour le lapin, le cobaye et la souris quand on injecte une notable quantité de culture. Abcès gazeux.)

Isolé du sol.

II. — Bacilles ne présentant pas ces caractères.

A. — *Coagulant le lait. Liquéfiant le sérum coagulé.*

La caséine du lait, coagulée en 4 jours, se redissout après 5 à 6 semaines. Bâtonnets mobiles, de 3 à 7 μ/0,6 μ. La souris est sensible, le cobaye moins sensible ; le lapin est réfractaire. . . . . **B. N° 1** (Ghon et Mucha).

Trouvé dans une péritonite.

TABLEAU LIV (*Suite*)

Groupe de B. amylobacter (A. Meyer et Bredemann)

B — *Coagulant le lait. Ne liquéfiant pas le sérum coagulé.*
La caséine coagulée ne se redissout pas. Bâtonnets mobiles, ciliés, un peu plus grêles que *B. perfringens*, parfois incurvés ; spores médianes. Non pathogène pour la souris et le cobaye ; pathogène parfois pour le lapin . . . . **B. N° 1** (Ghon et Sachs).
Isolé d'un abcès gazeux du foie.

2° Les cultures ne sont pas pathogènes pour les animaux de laboratoire.

α) **Saccharifiant l'amidon.**

a) *Spores le plus souvent médianes*, déformant le bâtonnet. Bâtonnets grêles mais inégaux (1 à 4 μ/0,5 μ). Spores volumineuses (2 à 3 μ/1 μ). Le lait est coagulé, la caséine digérée, il se produit des gaz et de l'acide butyrique. . . **B. pseudobutyricus = B. butyricus** (Botkin).

Très répandu : lait, poussière, etc.
(Les *B. N° 1 à 4* de Flügge sont peut-être des races différant du B. précédent par certaines propriétés fermentatives.)

b) *Spores terminales, ovoïdes.* Le lait est coagulé et la caséine est digérée. Bâtonnet souvent très long, épais de 0,8 μ ; ne faisant fermenter les sucres qu'en présence de peptone, mais faisant fermenter la pectine même quand il n'y a en présence qu'un sel ammoniacal. Agent du rouissage du lin . . . . . **B. pectinovorus = *Granulobacter pectinovorum*** (Beijerinck).

β) **Ne saccharifiant pas l'amidon.**

a) *Liquéfiant le sérum coagulé et le blanc d'œuf cuit.*

I. — Spores terminales.

A. — *Faisant fermenter activement le glucose et le lactose avec production d'acides et de gaz. Attaque des hydrates de carbone prédominant sur celle des protéiques dans les milieux mixtes. Perdant ses propriétés protéolytiques par culture prolongée dans les milieux sucrés* (mutabilité marquée).

Bâtonnets ressemblant morphologiquement à *B. putrificus* (Bienstock) 0,8 μ d'épaisseur, aspect en baguette de tambour. Provoquant en quelques heures la coagulation massive du lait ; un sérum clair, *acide* surnage ; pas de modification ultérieure de la caséine précipitée. Formant des gaz et des acides lactique, butyrique et acétique aux dépens du glucose et du lactose . . . . **B paraputrificus** (Bienstock).
(Hôte normal de l'intestin de l'homme.)

Groupe de Bacillus putrificus

B. — *Sans action sur le glucose et le lactose ou attaque insignifiante* (légère acidification tout au plus.)

= Bâtonnets ayant environ 0,8 μ d'épaisseur; extrémités arrondies.

— Sporulant facilement dans tous les milieux d'où fréquence des formes en baguette de tambour.

— Ne coagulant pas le lait.

B. très mobile (5 à 6 μ/0,8 μ). Produisant peu ou pas de gaz dans la gélose glucosée. Les colonies en gélose glucosée sont formées par un noyau central épais autour duquel rayonnent des filaments semés de granulations foncées. Cultivable dans le lait auquel il donne une couleur jaune-ocre et une odeurputride, puis le milieu devient transparent par digestion de la caséine sans coagulation. Le glucose est légèrement acidifié ; le lactose n'est pas attaqué. Ne produisant pas d'acide butyrique aux dépens du glucose. Dissolvant le blanc d'œuf cuit avec odeur putride. Espèce à caractères chimiques assez *stables, conservant son pouvoir protéolytique malgré une culture prolongée dans les milieux sucrés*. Milieu d'isolement électif : albumine non coagulée (urine albumineuse) qui est intégralement peptonisée en quelques jours . . . . **B. putrificus** = *B. putrificus coli* (Bienstock).

(Très répandu : intestin, terre.)

Sont identiques : *B. pseudotetanus* (Tavel) et *B. à spores terminales* (L. Roux)

B. putrificus ovalaris (Debono), isolé de l'intestin de l'homme, est une race qui doit être étroitement rattachée à l'espèce précédente. Les spores sont ovales (au lieu d'être rondes). Il diffère surtout de *B. putrificus* (Bienstock) par l'attaque du lactose, insuffisante d'ailleurs pour entraîner la coagulation du lait, et par son action beaucoup plus rapide sur la gélatine (liquéfaction complète en trois jours).

— Coagulant le lait.

— B. mobile, ressemblant morp ologiquement à *B. putrificus* (spores terminales longtemps adhérentes, d'où aspect en baguette de tambour habituel). Faisant fermenter très faiblement le glucose et le lactose. . . . . **B. putrificus coagulans** (Distaso).

(Isolé des matières fécales, du fumier, de la terre.)

B. cadaveris sporogenes (Klein) doit être rangé auprès du précédent.

— B. immobile, petit et mince, isolé ou en chaînettes de 4 à 8 éléments. Spores presque toujours libres dès le premier jour; celles

TABLEAU LIV (*Suite*)

Gr de Bacillus putrificus (*Suite*)

qui adhèrent sont terminales, ovalaires et petites. Ne faisant fermenter aucun sucre (mais poussant cependant dans les milieux sucrés). Ne produisant pas de gaz en gélose profonde. Coagulant puis dissolvant la caséine. Liquéfiant la gélatine en quelques heures et attaquant rapidement le blanc d'œuf cuit (odeur putride des cultures). Ne produisant pas d'indol. . . . . . . **B. putrificus immobilis** (DISTASO).
(Isolé de l'intestin de la roussette.)

— Sporulant rarement dans la gélose profonde glucosée, mieux dans le bouillon.
Bâtonnets très grêles, mobiles ; formes filamenteuses fréquentes. Spores terminales, très petites. Colonies en flocons d'ouate dans la gélose glucosée profonde ; peu ou pas de gaz. Dissolvant le blanc d'œuf cuit. Peptonisant la caséine (coagulation inconstante). N'attaquant ni le lactose, ni le saccharose ; attaquant très faiblement le glucose. Légère odeur de scatol dans les milieux liquides . . . . . . **B. putrificus filamentosus** (DISTASO)
(Isolé des matières fécales de l'homme.)

— Bâtonnets épais (ressemblant à *B. Bifermentans sporogenes*) ; extrémités non arrondies. B. mobiles, souvent groupés en chaînettes. Spores très rares dans la gélose glucosée profonde ; spores terminales, ovales, volumineuses. Colonies discoïdes en gélose glucosée ; jamais de gaz. N'attaquant ni le lactose ni le saccharose ; attaquant très faiblement le glucose. Coagulant lentement, puis peptonisant le lait. Attaquant le blanc d'œuf cuit et y formant une masse zoogléique surmontée d'un liquide clair. **B. sporogenes zoogleicus** (DISTASO)

Gr. d'espèces voisines

II. — Spores centrales ou situées près d'une extrémité du bâtonnet.
A. — *Ne formant jamais de spores dans la gélose profonde glucosée.* Ce sont des b. mobiles, coagulant (en 2 à 4 jours) puis peptonisant le lait.
— B. à extrémités coupées, rectilignes ou incurvés, souvent plus gros à une extrémité (en forme de spatule). Donnant dans la gélose glucosée profonde de petites colonies rondes, transparentes ; gaz peu abondants ; odeur de scatol. N'attaquant ni le lactose ni le saccharose ; attaquant faiblement le glucose. . . . . **B. tenuis spatuliformis** (DISTASO).
(Isolé des selles du chien.)
— B gros, trapus ou très irrégulièrement incurvés. Donnant dans la gélose glucosée profonde des colonies lenticulaires, opaques ; gaz en grande quantité ; pas d'odeur. Attaquant le lactose et le glucose, pas le saccharose. **B multiformis** (DISTASO).
(Isolé des selles du chien.)

Groupe de Bacillus bifermentans sporogenes

B. — *Formant des spores dans la gélose profonde glucosée.* Ce sont des bacilles qui provoquent la coagulation puis la peptonisation de la caséine du lait.

— Bâtonnets non déformés par la sporulation.

— Abondante production de gaz dans la gélose glucosée. Gros bâtonnets (5 à 6 μ/0,9 à 1 μ), immobiles, ressemblant à *B. perfringens*, souvent en chaînettes, mais ne formant jamais de longs filaments. Donnant rapidement des spores même dans les milieux sucrés (dès les 24 h.). Ne liquéfiant la gélatine que très lentement. Coagulant la caséine du lait après 5 jours en fins grumeaux et la peptonisant ensuite. Ne faisant pas fermenter le lactose. Attaquant énergiquement le glucose en produisant des gaz, de l'acide acétique et butyrique. Dans le bouillon sucré, il se forme un dépôt très adhérent aux parois du tube. Non pathogène pour les animaux de laboratoire . . . . **B. bifermentans sporogenes** (Tissier).

(Isolé de la viande de boucherie en putréfaction.)

B. radiatus (Lüderitz) et *B. n° 4* (Choukevitz) sont voisins du précédent. Ils sont mobiles.

— Ne produisant pas de gaz dans la gélose glucosée. Bâtonnets mobiles, assez longs, à extrémités arrondies. Spores très petites, subterminales. Coagulant le lait après 8 jours puis le peptonisant lentement. Attaque insignifiante du glucose, du lactose et du saccharose (odeur de scatol et d'acide valérianique dans les milieux sucrés. Attaquant très faiblement le blanc d'œuf cuit . . . . **B. sporogenes regularis** (Distaso).

— Bâtonnets déformés par la sporulation.

— Lait coagulé en 24 h. Gélose glucosée disloquée par des gaz. Bâtonnets épais, ressemblant à *B. anthracis*, mais mobiles et à bouts arrondis. B. monomorphe, non disposé en chaînettes, formant, dans tous les milieux des spores subterminales ou médianes, ovales, plus grosses que les bâtonnets (aspect de clostridium). Donnant dans la gélose glucosée des colonies qui atteignent 2 à 3 millimètres; le milieu, disloqué, reste clair. Liquéfiant rapidement la gélatine qui se trouble et répand une odeur de putréfaction. Attaquant et dissolvant le blanc d'œuf en 2 ou 3 jours. Faisant fermenter le glucose avec production d'acides et de gaz; n'attaquant pas les autres sucres. La caséine, coagulée en 24 heures est redissoute par la suite . . . . **B. sporogenes coagulans** (Debono).

(Isolé de l'intestin de l'homme normal.)

B. magnus liquefaciens (Lüderitz) qui n'est d'ailleurs qu'une race protéolytique de *B. fœtidus clostridiiformis* semble devoir être rapporté au bacille précédent.

TABLEAU LIV (*Suite*)

Gr de Bacillus bifermentans sporogenes (*Suite*)

— Lait coagulé après quatre jours. Très peu de gaz en gélose glucosée. Bâtonnets mobiles, courts, à bouts arrondis, isolés ou en courtes chaînes. Spores médianes, très grosses, déformant le bâtonnet. Donnant dans la gélose glucosée des colonies de 1 à 2 millimètres, lenticulaires à contours nets. Liquéfiant rapidement la gélatine. Attaquant lentement le blanc d'œuf cuit. Faisant fermenter faiblement le glucose et d'une manière insignifiante le lactose et le saccharose. . . **B. sporogenes saccharolyticus** (Distaso).
(Isolé des selles du chimpanzé.)

b) Ne liquéfiant pas le sérum coagulé et le blanc d'œuf cuit.

I. — Spores centrales.

— Spores volumineuses. Bâtonnets mobiles, assez épais (1μ), déformés par la spore généralement médiane, parfois située près de l'extrémité Longueur variable ; pouvant former des filaments. Ne présentant pas la réaction de la granulose. Dans la gélose sucrée, colonies brunâtres, irrégulières, à courts prolongements. Dans tous les milieux, dégagement de gaz d'odeur butyrique . . **B. fœtidus clostridiiformis** = *Clostridium fœtidum* (Liborius).

— Bâtonnets mobiles, un peu plus grêles que *B. perfringens*, formant parfois des filaments droits ou irrégulièrement incurvés. Formes renflées en poire dans les milieux glucosés. Présentant la réaction de la granulose au moment de la sporulation. Spores médianes. Dans la gélose sucrée, colonies blanc-grisâtre, opaques, rondes ou irrégulières. Produisant des gaz dans les milieux glucosés ainsi que de l'alcool éthylique, de l'acétone, des acides acétique, butyrique et lactique. Produisant de l'indol. Le lait est coagulé; la caséine n'est pas peptonisée. **B. N° 1** (Ghon et Sachs).
Isolé du foie d'un malade atteint de gangrène gazeuse.

II. — Spores habituellement terminales. Le lait est coagulé et se peptonise tardivement (deux semaines). Sur pomme de terre, petits cônes gris, humides, de la dimension d'une tête d'épingle. B. mobile. . . . . **B. Kedrowskii.**

TABLEAU LV

Bâtonnets strictement anaérobies, liquéfiant la gélatine, formant des spores, ne prenant pas le Gram.

Ce sont des bacilles mobiles, non pathogènes pour les animaux de laboratoire.

A. — Cultivables en milieux glucosés ou non glucosés. Agents de maturation des fromages Pouvant peptoniser le lait sans coagulation.

1° Cultures en gélose profonde rondes ou étoilées, produisant peu de gaz ; sur le bouillon il se forme un voile consistant très épais et le milieu s'éclaircit. Le sérum coagulé est liquéfié avec production d'un pigment noir . . . . **Bac. anaérobie du groupe de l'acide capronique** (Rodella).

2° Cultures en gélose profonde d'aspect ouaté. Le bouillon est troublé en deux jours, et il se forme un dépôt abondant au fond du tube. . . . . **B anaérobie du groupe de l'acide baldrianique** (Rodella).

B. — Cultivables seulement en milieux sucrés, avec abondant dégagement de gaz. **Le lait est coagulé en 4 jours,** puis peptonisé. Spores terminales . . . . . . **B. anaerobius fœtidus** = *Paraplectrum fœtidum* (Weigmann).

Trouvé dans le fromage.

TABLEAU LVI

Bâtonnets strictement anaérobies, liquéfiant la gélatine, ne formant pas de spores.

I. — Prenant le Gram.	
A. — **Bâtonnets mobiles**, polymorphes (formes coccoïdes et formes filamenteuses), d'épaisseur inégale. Seuls les éléments jeunes prennent le Gram. Se colorant en brun par l'iode, aux extrémités. Produisant un peu de gaz dans les milieux glucosés. Ne coagulant pas le lait qui est cependant acidifié (faiblement). Déterminant peu de réaction inflammatoire au point d'inoculation chez le cobaye. . . . . Trouvé dans un exsudat de méningite.	**Bact. N° 1** (Ghon, Mucha et Muller).
B. — **Bâtonnets immobiles**, très épais, à extrémités arrondies. Bactérium disloquant la gélose glucosée, peptonisant le lait après l'avoir coagulé ou sans coagulation préalable. Cultures tuant le cobaye (celles de *Bact. n° IV* en moins de 24 h.) après inoculation sous-cutanée de 3 cc. (météorisme, congestion intense des parois intestinales). Un petit groupe de bact. très voisins répondent à ces caractères . . . . (Isolés des fèces au cours de diarrhées infantiles).	**Bact. anacrobium n° IV, V et VI** (Rodella).
II. — Ne prenant pas le Gram.	
A. — **Bâtonnets mobiles** assez gros, à extrémités arrondies, réguliers, souvent groupés par deux, se colorant bien par les teintures mordancées. Produisant peu de gaz. Pathogène pour le lapin, la souris et le cobaye. Ce dernier animal meurt vers le 7ᵉ ou 8ᵉ jour après avoir présenté un abcès fétide au point d'inoculation . . . . Isolé d'un abcès appendiculaire.	**Bact. serpens** (Veillon).
B. — **Bâtonnets immobiles.**	
1° *Petits bâtonnets de forme ovalaire* (1,5 μ/0,5 μ) plus colorables aux extrémités. Les colonies en gélose glucosée peuvent devenir plus grosses qu'un pépin de raisin. Il n'y a pas de production de gaz. Coagulant le lait sans le peptoniser. Ne liquéfiant pas le sérum coagulé. Ne produisant pas de gaz dans les cultures. En inoculation on n'obtient qu'une inflammation locale. . . . . Trouvé dans un abcès du cerveau. *B. influenzæ similis* (Russ), incomplètement décrit, paraît identique au précédent.	**Bact. N° 2** (Ghon, Mucha, Muller).
2° *Bâtonnets épais et courts*, à coloration souvent bipolaire, donnant sur gélose glucosée des colonies blanchâtres à peine visibles. Sur gélatine sucrée, le développement se fait mieux, les colonies paraissent formées de deux ou trois couches concentriques, émettent des prolongements courts donnant l'aspect « en oursin ». Vers le 5ᵉ ou le 6ᵉ jour les colonies s'entourent d'une atmosphère nuageuse de liquéfaction commençante. Peu vivace ; meurt en 8 à 10 jours	**Bact. radiiforme** (Rist).
3° *Bâtonnets à bouts effilés, granuleux après quelques repiquages.* Colonies analogues à celles de *B. bifermentans*. Se développant très abondamment dans le bouillon acétique à 1%.	**Bact. granulosum, var. acidophilum** (Distaso).

TABLEAU LVII

Microcoques strictement anaérobies ne liquéfiant pas la gélatine.

I. — Prenant le Gram.

A. — Production de gaz dans la gélose glucosée.

1° Microcoques un peu plus gros que *M. pyogenes aureus*, isolés ou en diplocoques, rarement en amas, se développant plus rapidement à 37° qu'à 22° en bouillon, gélose et gélatine sucrées en dégageant des *gaz fétides*. Virulence inconstante . . — **M. fœtidus** (VEILLON).

Isolé de suppurations fétides.

2° Microcoques isolés ou en amas, se développant dans les milieux sucrés en les acidifiant. *Cultures sans odeur*. Faisant fermenter le glucose, le lactose, et le maltose. Non pathogène. . . . . — **M. A** (GRIGOROFF).

Isolé d'un pus d'appendicite.

B. — Pas de gaz dans la gélose glucosée.

1° **Microcoques de très petites dimensions,** habituellement en amas, n'attaquant ni les sucres ni le blanc d'œuf cuit ; les colonies petites, rondes, transparentes, apparaissent en 5 ou 6 jours en gélatine à 22°, en 2 ou 3 jours dans la gélose glucosée à 37°. Le bouillon est troublé en 36 heures. Pathogène pour le cobaye et le lapin. — **M. Jungani** (JUNGANO).

Trouvé dans des cystites et dans les matières fécales de l'homme.

2° **Gros microcoques.**

— Eléments habituellement en diplocoques, mais pouvant être isolés, en amas ou en courtes chaînettes. M. troublant le bouillon qui s'éclaircit vers le 4e ou 5e jour par formation d'un dépôt visqueux. Ne faisant pas fermenter le glucose ; n'attaquant pas la fibrine. Dédoublant l'urée . . . . — **M. magnus anaerobius** (TISSIER).

Trouvé dans la viande de boucherie putréfiée.

— Eléments groupés en chaînettes formées de grains deux ou trois fois plus gros que les streptocoques aérobies pyogènes, ne troublant pas le bouillon où il se forme un dépôt abondant. En gélose glucosée, petites colonies rondes, irrégulières. — **M. sputigenus anaerobius** (STERNBERG).

II. — Ne prenant pas le Gram.

A. — Petit diplocoque ressemblant au gonocoque, acidifiant le lait légèrement sans le coaguler. Pas de gaz aux dépens du glucose. Cultures sur gélose inclinée ressemblant à celles du streptocoque pyogène. Vitalité assez grande . . . . — **M. reniformis** (COTTET).

Isolé d'un abcès urineux.

B. — Petit microcoque, se disposant en amas ou en diplocoques, ne modifiant pas le lait, faisant fermenter le glucose . . . . — **M. parvulus** (VEILLON et ZUBER).

Isolé d'un pus d'appendicite.

(*M. gazogenes alcalescens anaerobius* (LEWKOWICZ) paraît identique au précédent).

TABLEAU LVIII

Bâtonnets strictement anaérobies, ne liquéfiant pas la gélatine, formant des spores, prenant le Gram.

I. — Ne se développant pas dans le lait.

B. ressemblant morphologiquement à *B. amylobacter*, déformés en clostridium par la sporulation : la membrane de la cellule sporogène reste entièrement adhérente à la spore mûre ; germination polaire. B. ne se multipliant que dans les milieux pauvres en azote. Assimilant l'azote libre. Faisant fermenter les hydr. de carbone (sauf l'amidon, le lactose, la mannite et la glycérine) en produisant de l'acide butyrique et des traces d'acide lactique. . . . . **B Pastorianus** = *Clostridium Pastorianum* (WINOGRADSKY).

(Isolé du sol.)

II. — Cultivables dans le lait.

A. — Peptonisant la caséine tout en ne liquéfiant pas la gélatine (Le lait s'éclaircit en 5 ou 6 jours et devient rose).

Bâtonnets droits, plus rarement incurvés, ayant tendance à former des filaments ; les formes sporulées sont courtes. Spores centrales ou terminales, rondes ou ovales. En gélose profonde, les colonies « en flocons d'ouate » peuvent atteindre en deux semaines les dimensions d'un pois. Dans ce même milieu, ensemencé par piqûre, la culture forme un trait continu avec courtes ramifications dans le canal à partir d'un niveau situé à 1 cent. 5 au-dessous de la surface. La gélose glucosée est disloquée par des gaz répandant une odeur pénétrante de scatol. Dans la gélatine, les colonies, toujours isolées le long du trait de piqûre, présentent des prolongements radiés onduleux. Le bouillon est fortement troublé, puis il s'éclaircit avec formation d'un dépôt ; odeur de scatol nette. Cette odeur est encore plus marquée dans le lait qui est peptonisé même en culture aérée, grâce à la couche de crème qui se forme à la surface. Pathogène pour la souris, le lapin, le cobaye qui meurent une semaine env. après l'inoculation sous-cutanée de 2 centimètres cubes de culture en bouillon en présentant un œdème local apparaissant en 5-6 heures et envahissant près de la moitié du corps de l'animal ; (à l'autopsie : congestion intestinale, néphrite aiguë. Hôte inconstant de l'intestin du nourrisson normal. **B. anaerobius n° 1** (RODELLA.)

B. — Ne peptonisant pas la caséine.

1° Coagulant le lait.

α) *Faisant fermenter l'amidon.*

Groupe de **B. butyricus** = **B. amylobacter**

Les b. de ce groupe font fermenter les mono- et les disaccharides en produisant
en abondance des gaz et des acides parmi lesquels prédomine l'acide butyrique.
B. mobiles et ciliés, mais perdant facilement leur mobilité dans les cultures.
Bâtonnets très polymorphes, en général plus longs et moins épais (0 6-1 μ) que
B. perfringens, souvent encapsulés, se déformant au moment de la sporulation (en
clostridium ou en massue). B. présentant (du moins à certains moments de leur
évolution) des granulations colorables par l'iode. Spores volumineuses, ovales
1,8-2,3 μ/1,3-1,7 μ terminales ou médianes, se formant dans les milieux liquides ou
solides. Les colonies sur gélose glucosée émettent des prolongements, leurs contours ne sont pas nets, et la gélose présente un aspect trouble autour de la colonie. Il se produit des gaz en abondance. Le lait est rapidement coagulé et acidifié.

Groupe de **B. butyricus** (AUT.) = **B. amylobacter** (VAN TIEGHEM emend. A. MEYER et BREDEMANN).

(Très répandu : sol, eaux, fromages, fèces, etc.)
A cette espèce doivent être rattachés les b. décrits sous les noms suivants :
Les uns [*Vibrion butyrique* (Pasteur), *B. amylobacter* (van Tieghem), *Clostri-*
dium americanum (Pringsheim) produisent de l'acide butyrique dans les solutions
de lactate de chaux. D'autres échantillons ne font pas fermenter le lactate, telles
les variétés décrites sous les noms de *B. amylozine* (Perdrix), *B. mobile de l'acide*
butyrique (Grassberger et Schattenfroh), *B. orthobutylicus* (Grimbert). — Appartient également à ce groupe : *Clostridium butyricum* (Prazmowski), *B saccharo-*
butyricus (v. Klecki), *Clostridium* δ et ε (Haselhoff et Bredemann), *Clostridium des*
nodosités des légumineuses (Rodella).

β) *Ne faisant pas fermenter l'amidon.*

a) *Coagulant le lait avec réaction acide. B. mobiles.*

I. — *Ne formant pas de spores dans les milieux liquides.* Sporulant dès les
24 heures dans la gélose. B. longs, de l'épaisseur de *Bact. diphteriæ*, très
mobiles; formes filamenteuses très rares ; spores terminales, ovoïdes, plus
larges que les bâtonnets. Ne prenant plus le Gram au moment où commence
la sporulation. Colonies en gélose glucosée profonde petites, rondes, régulières; gaz abondants. Attaquant les sucres plus faiblement que *B. butyricus*;
aussi le lait n'est-il coagulé qu'au bout d'une dizaine de jours. N'attaquant
pas le blanc d'œuf cuit. *Produisant de l'indol dans les milieux peptonés.*
Non pathogène. **B. sporogenes non liquefaciens** (JUNGANO).

(Isolé du contenu du gros intestin d'une roussette.)

II. — *Formant des spores dans tous les milieux.* B. assez grêles, de longueur
variable à bouts habituellement arrondis, parfois carrés ; formes incurvées ;
filaments et chaînettes fréquents même dans les cultures jeunes. Spores sub-

TABLEAU LVIII (*Suite*)

terminales, ovales, déformant légèrement les bâtonnets. Formes longues présentant parfois deux spores. Dans la gélose glucosée profonde, les colonies sont petites, opaques, blanchâtres ; production de gaz. Le glucose fermente en donnant en forte quantité des acides et des gaz ; le lactose et le saccharose fermentent en ne produisant que des acides. Le lait, coagulé après 3 jours, présente une acidité nette. Troublant uniformément le bouillon peptoné ; *ne donnant pas d'indol*. Toutes les cultures répandent une odeur d'acide butyrique. . . . . **B. fissus** (DEBONO).

(Isolé des selles d'enfants.)

b) *Coagulant le lait avec réaction alcaline. B. immobile.*

Bâtonnets grêles à spores rondes, généralement terminales (formes en baguette de tambour) ressemblant à *B. n° 3* (Rodella), un peu plus épais cependant que ce dernier. B. de longueur variable, isolés ou en courtes chaînettes, sporulant dans tous les milieux. Colonies en gélose glucosée irrégulières, atteignant 2 à 3 millimètres. Se développant dans la gélatine ordinaire ou sucrée à 37°, moins bien à 22°. Faisant fermenter le glucose et le lactose en produisant acides et gaz en faible quantité ; le saccharose ne fermente pas. Dans le lait, le sérum jaunâtre qui surnage le coagulum présente une réaction alcaline. Le bouillon peptoné est uniformément troublé ; forte production d'indol. Odeur valérianique des cultures. . . . . **B. anaerobicus alcaligenes** (DEBONO).

(Isolé des selles de l'homme normal.)

2° Ne coagulant pas le lait.

α) *Produisant des gaz dans les milieux glucosés.*

a) *Cultures non pathogènes pour les animaux de laboratoire.*

I. — Bacilles grêles (0,5 μ) à spores terminales (aspect « en baguette de tambour »).

— B. mobile, de longueur variable, 4 à 5 μ en moyenne, filaments de 15 à 25 μ dans les vieilles cultures. Ne prenant plus le Gram dans les vieilles cultures et dans les milieux devenus acides. Spores assez grandes, rondes, terminales, peu nombreuses après 24 heures en gélose glucosée. Dans ce milieu, la culture, abondante, apparaît dès la douzième heure, formée de colonies blanches, plates ; la gélose est fragmentée par des gaz. Le bouillon glucosé est fortement troublé ; il y a production de gaz puis formation d'un dépôt grisâtre. Le lait tournesolé est décoloré en 10 à 20 heures ; il n'est pas coagulé ou seulement après 1 ou 2 mois. Sur pomme de terre, il se produit des gaz et des acides et le milieu se désagrège lentement. B. dissolvant l'amidon. Ne donnant pas d'indol . . . . **B. gazogenes parvus** (Choukevitch).

(Isolé de l'intestin du cheval.)

— B. immobile, très mince, ayant en moyenne 4 à 7 µ de longueur, mais on trouve de longs filaments flexueux et des formes courtes. Spores volumineuses (1,5 µ de diam.) restant longtemps fixées à l'extrémité du bâtonnet. Dans la gélose profonde glucosée, les colonies sont petites ; la production de gaz est faible. Le lait n'est pas modifié macroscopiquement. Dans la gélatine, il se produit le long du trait de piqûre un chapelet serré de colonies floconneuses « en touffe d'ouate ». Aspect de sapin renversé, tronqué, dans la gélose profonde ensemencée par piqûre. Le bouillon est un peu troublé puis il s'éclaircit après deux jours ; dépôt blanc ; il dégage une faible odeur de fromage. Pas d'indol. . . . . **B. anaerobius n° 3** (Rodella).

(Hôte inconstant de l'intestin du nourrisson normal.)

II. — Bacilles grêles à spores médianes. Immobiles.

— B. polymorphe : bâtonnets courts, à extrémités arrondies, pendant la sporulation ; puis, bâtonnets et filaments de longueur variable (sur les milieux solides), plus rarement formes d'involution en poire (dans le bouillon surtout). B. habituellement isolés, parfois parallèlement juxtaposés, rarement en chaînettes. La gélose glucosée est disloquée dès le 1er ou le 2e jour par des gaz abondants. Dans la gélatine et dans la gélose, ensemencées par piqûre, les colonies rondes, blanches, bientôt nuageuses sont toujours espacées les unes des autres. Le bouillon est faiblement troublé; dépôt farineux. **B. anaerobius n° 2** (Rodella).

(Hôte inconstant de l'intestin du nourrisson normal.)

— B. d'épaisseur variable (0,5 à 0,8 µ en moyenne); longs filaments pouvant atteindre 30 et 40 µ. Spores très petites, rondes, centrales (exceptionnellement terminales); une ou deux spores dans les formes filamenteuses. Bacille difficile à isoler en première culture à l'aide des milieux anaérobies usuels ; facile à isoler sur pomme de terre baignant dans une solution minérale. Donnant dans la gélose glucosée profonde, après 24 heures, des colonies petites, blanches, floconneuses, produisant un peu de gaz. Faisant fermenter le glucose et le lactose (gaz et acides) et faiblement le saccharose (acides seulement). Acidifiant le lait sans le coaguler. N'attaquant pas le blanc d'œuf cuit. Formant sur pomme de terre (plongeant dans une solution minérale) un revêtement plissé ; il se forme des acides et des gaz en petite quantité ; la pomme de terre ne se brise pas. . . . . **B. regularis filiformis** (Debono).

TABLEAU LVIII (*Suite*)

III. — Bacille plus volumineux que *B. perfringens*, très mobile, déformé lors de la sporulation par des spores ovalaires, médianes ou subterminales. B. ne donnant jamais la réaction de la granulose. Produisant une grande quantité de gaz dans la gélose glucosée où ses colonies, lenticulaires, peuvent atteindre 2 à 3 millimètres de diamètre. Attaquant le glucose et le saccharose *en produisant des acides butyrique, propionique et lactique*. N'attaquant ni le lactose, ni l'amidon, ni le lactate de chaux. . . . . **B. lactopropylbutyricus** (TISSIER).
(Isolé du lait.)

b) *Les cultures fraîchement retirées de l'habitat naturel tuent la souris et le cobaye en 10 heures par inoculation sous-cutanée.*

B. mobile, d'épaisseur moyenne (0,6 μ), de longueur variable (1,5 μ à 2,5 μ), à extrémités arrondies, donnant des spores terminales plus grandes que les bâtonnets (2 μ/0,8 μ). Se développant très lentement à 20°-22°, très bien à 37° dans tous les milieux. Ne liquéfiant pas le sérum coagulé. Cultures sans odeur. **B. carnis** (KLEIN).
(Isolé de la viande de bœuf en putréfaction.)

β) *Ne produisant pas de gaz dans les milieux glucosés.*

I. — *Spores terminales,*

— *Bâtonnets minces* (épaisseur 0,5 μ). *Mobiles.*

— B. polymorphe (aspect fréquemment pseudo-diplococcique, formes d'involution effilées ou en massue et filaments parfois spiralés au bout de quelques jours). Formant à 37°, en petite quantité, des spores terminales ou médianes, déformantes. Troublant uniformément le bouillon glucosé ; dépôt visqueux ; pas d'indol. *Acidifiant les milieux glucosés* . . . . **B. irregularis** (CHOUKEVITCH).

— Bâtonnets de 5 à 7 μ/0,5 μ formant après 2 à 3 jours des spores rondes et terminales ressemblant à celles de *B. tetani* ou à *B. III* (Rodella). Se développant mal dans le bouillon glucosé (faible dépôt granuleux) ; pas d'indol. *Ne faisant pas fermenter le glucose*. . . . . **B. N° 5** (CHOUKEVITCH).

— *Bâtonnets épais* (épaisseur 1 μ à 1 μ 5). *Immobiles.*

— *Colonies floconneuses en gélose glucosée, ressemblant à des houppes d'ouate, grisâtres, translucides.* Ces colonies à un faible grossissement semblent constituées par des paquets de filaments enchevêtrés. Faible développement dans le bouillon ordinaire ou glucosé. Les spores, peu nombreuses, se forment seulement dans la gélatine. Elles sont arrondies et terminales. Les bâtonnets se disposent souvent en chaînettes. Non pathogène. Vitalité courte (quelques jours) dans les milieux où il ne sporule pas . . . . **B. anaerobius magnus** = *streptob. an. mag.* (CHOUKEVITCH).

— *Fines colonies lenticulaires à bords nets dans la gélose*. Le bouillon est uniformément troublé. Spores volumineuses, rondes, terminales, apparaissant vers le 3e jour, occupant souvent la plus grande partie de la cellule bactérienne. Pathogène pour le cobaye en injection intrapéritonéale. Non pathogène pour le lapin en injection sous-cutanée. . . . **B megalosporus** (CHOUKEVITCH).

II. — *Spores médianes.*

— *Bâtonnets immobiles, d'épaisseur moyenne* (0,8) *à extrémités carrées*, disposés deux par deux ou en chaînettes. Spores allongées, non déformantes, bientôt mises en liberté. . . . . **B. anaerobius rectus** = *Streptob. an. rectus* (CHOUKEVITCH).

Les cinq derniers bacilles ont été isolés de l'intestin du cheval.

— *Bâtonnets mobiles grêles, longs et rectilignes*, ressemblant à *Bact. minutum* (Tissier). *parfois filiformes* ou chaînettes de dix éléments et plus. *Capsule* très nette. Spores rondes, bien plus grandes que les bâtonnets. Faisant fermenter très faiblement le glucose en provoquant une odeur fétide. Ne modifiant pas le lait. Ne produisant pas d'indol. . . . . **B anaerobius tenuis** (DISTASO).

(Isolé des matières fécales de l'homme.)

TABLEAU LIX

Bàtonnets strictement anaérobies, ne liquéfiant pas la gélatine, ne formant pas de spores, prenant le Gram.

A. — **Coagulant le lait,** sans digestion de la caséine.

1° **Bact. immobile**, mince, long, souvent infléchi, parfois renflé au centre. Colonies ressemblant à des flocons d'ouate, mais très transparentes, à peine visibles dans la gélose profonde. Bact. attaquant les mono- et les disaccharides. N'attaquant pas le blanc d'œuf cuit ; donnant des traces d'indol . . . . **Bact. inflatum** (Distaso).
(Isolé de l'intestin de la roussette.)

2° **Bact. mobile**, polymorphe (tantôt court et régulier, tantôt filaments flexueux) ; prenant le Gram irrégulièrement (par points seulement). Donnant en gélose glucosée profonde des colonies ressemblant à des grains de sable fin, à bords nets, et pouvant présenter en confluant un aspect mûriforme; ne produisant pas de gaz. Faisant fermenter très faiblement le glucose et le lactose. Coagulant le lait après quelques jours. N'attaquant pas le blanc d'œuf cuit. Produisant de l'indol dans les milieux peptonés. **Bact. variegatum** (Distaso).
(Isolé de l'intestin de l'homme).

B. — **Ne coagulant pas le lait.**

1° **Produisant des gaz en gélose glucosée.**

Ce sont des bact. immobiles, ne se développant que dans les milieux sucrés, non pathogènes.

α) *Rendant la gélatine sirupeuse au bout de plusieurs semaines. Optimum 20°. Odeur fétide des cultures.* Bâtonnets minces (0,4 µ), de longueur variable (3 à 14 µ), souvent disposés en longues chaînettes, parfois en filaments non segmentés, incurvés. Donnant une grande quantité de gaz en gélose glucosée. Dans le lait, odeur fétide. Ne dissolvant **ni la caséine**, ni le sérum coagulé . . . . **Bact. fœdans** (Klein).
(Isolé au cours d'une infection de l'homme due à du jambon avarié.)

β) *Ne modifiant pas la gélatine. Optimum 37°.* Culture très grêle à 22°. Donnant très peu de gaz en gélose glucosée. Attaquant le glucose, le saccharose et le lactose. Acidifiant le lait, mais pas assez pour précipiter la caséine. Bâtonnets rectilignes à extrémités arrondies ressemblant à *Bact. diphteriæ*, pouvant former de longues chaînettes flexueuses. . . . . **Bact. tortuosum** (Debono).
(Isolé des selles de l'homme normal.)

2° **Pas de gaz en gélose glucosée.**

Bâtonnets immobiles, courts ou ovoïdes, souvent deux par deux ou en chaînettes. Se développant bien à 20° et à 37°. Attaquant faiblement le glucose. N'attaquant ni le saccharose ni le blanc d'œuf cuit, ni la caséine, ni la fibrine. Non pathogène. Vitalité courte, 5 à 6 jours. Bact. **oviforme** = *Coccob. oviformis* (Jacobson).

TABLEAU LX

Bâtonnets strictement anaérobies, ne liquéfiant pas la gélatine, ne formant pas de spores, ne prenant pas le Gram.

I — *Peptonisant la caséine tout en ne liquéfiant pas la gélatine.*

Bacterium mobile, polymorphe, pouvant même présenter des formes ressemblant à des spirilles. Donnant sur gélose profonde des colonies ovalaires entourées d'une zone nébuleuse. Coagulant le lait et peptonisant la caséine. Ne liquéfiant pas le sérum coagulé. . . . . **Bact. n° 3** (Ghon, Mucha et Müller).

(Isolé d'une méningite fibrineuse purulente.)

II. — *Ne peptonisant pas la caséine et ne coagulant pas le lait.*

(Ce sont des bact. n'attaquant ni les albumines naturelles ni le blanc d'œuf cuit.)

1° Produisant des gaz dans la gélose glucosée.

Bact. mobiles, ne faisant fermenter que le glucose (ni le lactose, ni le saccharose), ne produisant pas d'indol. Vitalité courte (7 à 10 jours). Donnant en gélose profonde glucosée des colonies lenticulaires ou en grain de sable.

α) *Bacterium très peu polymorphe :* Court bâtonnet en navette à extrémités pointues, parfois en chainettes de 8 à 10 éléments ; ne présentant de formes renflées que dans les vieilles cultures. Se développant mal dans la gélatine bien qu'aisément cultivable à 22°. Gaz abondants, inodores, dans les milieux glucosés. . . . . **Bact. præacutum** = *Coccobac. præacutus* (Tissier).

(Isolé de selles d'enfants à alimentation mixte.)

β) *Bacterium polymorphe :* très petit bâtonnet rectangulaire à coloration bipolaire, mais on voit aussi des formes longues et minces à renflement volumineux (au milieu ou à l'extrémité) ainsi que des formes sphériques ou oblongues uniformément colorées et parfois, des formes bifurquées. B. acidifiant le lait, mais pas assez pour le coaguler. . . . . **Bact. bullosum** (Distaso).

(Isolé de l'intestin de l'homme adulte.)

2° Ne produisant pas de gaz dans la gélose glucosée.

α) *Bact. mobile.*

Petit bâtonnet (3-4 μ/0,5 μ) droit, à extrémités arrondies, difficilement colorable, même à chaud, par les couleurs d'aniline qui ne teignent guère que ses extrémités. Se développant très bien dans la gélatine où il donne au bout de 18 jours à 22° des colonies typiques « en stalactite ». . . . . **Bact. Albarrani** (Jungano).

(Isolé des voies urinaires.)

TABLEAU LX (*Suite*)

β) *Bact. immobiles.*

a) *Dissolvant la fibrine en dégageant des gaz abondants* (tout en n'attaquant ni la caséine ni la gélatine). Odeur putride des cultures. N'attaquant pas les sucres. Bâtonnet petit, plus grêle que *B. putrificus*, se disposant en chaînettes . . . **Bact. gracile putidum** (Tissier).
(Isolé de la viande de boucherie en putréfaction.)

b) *Ne dissolvant pas la fibrine.* Attaquant un peu le glucose. Faible vitalité (2 sem.).

— *Gros bâtonnets assez longs*, de largeur inégale, formant des filaments granuleux et inégalement colorables. Ne se développant qu'à 18°-20°. Attaquant un peu le saccharose . . . . **Bact. cylindroïdes** (Rocchi).
(Isolé des matières fécales de l'homme adulte.)

— *Gros bact. polymorphes* se développant bien à 37°, formant souvent des filaments enchevêtrés pouvant présenter des formes spiralées irrégulières. N'attaquant pas le saccharose . . . . **Bact. capillosum** (Tissier).
(Isolé des matières fécales de l'enfant.)

TABLEAU LXI

Microcoques strictement anaérobies, ne se développant pas à la température de 20° à 22°. Cultivables à 37° en gélose et en gélatine.

*I. — **Microcoques cultivables dans la gélatine à 37° qu'ils rendent insolidifiable par refroidissement.***

Petit microcoque disposé en chainettes, coagulant le lait en 4 jours, se développant lentement dans la gélose glucosée (4 jours). Ne se développant qu'à 37° . . . . . **M.** (**Str.**) **Schwarzenbecki** (Graff et Wittneben).

(Isolé d'un abcès du cou.)

*II. — **Ne rendant pas la gélatine insolidifiable après y avoir été cultivés à 37°***

A. — Prenant le Gram.

1° **Très petits microcoques** de forme et de disposition irrégulière, parfois allongés, lancéolés. Colonies punctiformes dans la gélose glucosée. Ne coagulant pas le lait. Faible vitalité (2 à 3 semaines) . . . . **M. anaerobius micros** (Lewkowicz).

(Isolé de la bouche de nourrissons).

2° **Gros microcoques.** Ne coagulant pas le lait.

α) *Faisant fermenter le glucose avec production de gaz.* Faible vitalité (8 à 15 jours). Choukevitch a isolé de l'intestin du cheval deux microcoques très voisins présentant ces caractères :

— L'un atteignant 5 μ, disposé souvent en tétrades et rarement en paquets de 8. **M. tetragenus anaerobius** = *Tetracoccus anaerobius* (Choukevitch).

— L'autre de 2 μ de diamètre, en diplocoque ou en courtes chaines . . . . . **M gazogenes** (Choukevitch).

β) *Ne faisant fermenter aucun sucre.*

Microcoque deux fois plus volumineux que *M.* (*staph.*) *Jungani*, disposé en gros amas, en diplocoques ou en chainettes de 4 à 8 éléments, ayant, à part les conditions thermiques nécessaires à sa culture, des propriétés biologiques analogues à celles de *M. Jungani*. N'attaquant pas le blanc d'œuf ; formant dans ce milieu des zooglées de consistance visqueuse. Colonies en gélose glucosée en grain de sable, transparentes au microscope. Produisant de l'indol dans les milieux peptonés . . **M.** (**staph.**) **asaccharolyticus** (Distaso).

(Isolé de l'intestin de l'homme).

B. — Ne prenant pas le Gram.

1° **Gros microcoques,** gonococciformes, peu vivaces (6 à 8 jours). Ne coagulant pas le lait, faisant fermenter le glucose, mais non le saccharose. Pas de gaz dans la gélose profonde. Pas d'indol. Non pathogène . . . . **M. orbiculus** (Tissier).

(Isolé des selles du nourrisson.)

2° **Petits microcoques, isolés, ou par deux,** ou en amas. Difficiles à colorer. Ne coagulant pas le lait, faisant fermenter le glucose, le maltose et le lactose. Production de gaz dans la gélose glucosée. Faiblement pathogène. . . . . . . **M.** (**staph.**) **minimus** (Giobelli):

TABLEAU LXII

Spirilles strictement anaérobies, non cultivables en gélatine à 10 °/₀ ordinaire ou glucosée à 20-22°, cultivables en gélose ordinaire ou glucosée à 37°. Ne prenant pas le Gram.

I. — ***Cultures noires*** en gélose et en gélatine.

Eléments petits et minces, présentant en un point un grain noir au niveau duquel le microbe paraît épaissi. En gélatine et en gélose, les colonies grises, deviennent bientôt d'un noir opaque. La gélatine (à 23°) n'est pas liquéfiée. Odeur fétide des cultures. Pathogène pour le cobaye . . . . **Spirillum nigrum** (Rist).

II. — ***Cultures rougeâtres ou rosées*** en gélose.

Eléments assez épais (plus de 1 μ) à extrémités rondes ou pointues, de 10 à 15 μ de longueur moyenne, ne présentant pas de cils colorables par la méthode de Lœffler. Difficile à colorer. Le liquide de Ziehl le colore bien à chaud. Le Giemsa colore en son milieu un point ovoïde en bleu intense. Mouvements de translation par rotation sur l'axe ; au repos il est en virgule ou en S, mais quand il se déplace, il présente des spires régulières, parallèles, très nombreuses. Colonies en gélose glucosée d'aspect variable, sans production de gaz. Faible odeur de putréfaction des cultures. En injection sous-cutanée, il donne une petite eschare ou un abcès au cobaye qui guérit. . . . . . . **Sp. D** (Repaci) [1].

III. — ***Cultures jaune-safran*** en gélose.

Eléments de longueur assez uniforme (10 μ en moyenne sur 0,7 à 1 μ d'épaisseur). Cils assez nombreux, péritriches. Deux à quatre tours de spires peu serrées et peu profondes, simplement ébauchées. Se teignant faiblement par les colorants ordinaires. Colonies discoïdes à bords nets en gélose, sans production de gaz ; développement presque nul en bouillon sucré. Odeur légèrement fétide des cultures. Non pathogène. **Sp. C** (Repaci).

IV. — ***Cultures non chromogènes***. Ne produisant pas de gaz en gélose glucosée.

A. — Eléments assez courts en forme de virgule ou en S, rarement en spirales. Cultures nuageuses dans la gélose glucosée à 37°.

1° Spirilles de dimensions moyennes, en fuseaux et incurvés, assez courts (2 à 3 μ en moyenne). Très mobiles ; on voit des éléments immobiles qui brusquement se détendent comme un ressort et se déplacent avec une grande rapidité. Cils longs. Vitalité courte (4 à 5 jours). Peu pathogène : donnant des abcès gangréneux au cobaye qui succombe quelquefois. . . . . Sp. crassum (Veillon et Repaci).

2° **Spirilles très petits et extrêmement fins, en virgule ou en S.** Présentant les mêmes caractères de mobilité que le précédent. Un seul cil, long, très fin. Odeur fétide des cultures. Vitalité courte (10 jours environ). Très peu pathogène . . . **Sp. tenue = Vibrio tenuis** (Veillon et Repaci).

B. — Eléments assez longs, spiralés.

1° **Pathogène** pour le cobaye; l'inoculation produit une nécrose très superficielle avec abcès. Eléments formant 4 à 8 tours de spire, ou des virgules, ou des S. spirales nettement hélicoïdales assez profondes. Colonies petites, blanchâtres, à bords nets en gélose glucosée; nuageuses en gélose-sérum de cheval, mais se développant également bien sur ces deux milieux; ne se développant presque pas en bouillon sucré. Odeur putride des cultures. Vitalité 5 à 6 jours à 37°; un peu plus longue à 20°. . **Sp. B** (Repaci) [1].

2° **Non pathogène**. 2 à 20 tours de spires, profondes de 1 μ, longues de 1 à 2 μ. Spirale complète. Eléments très longs dans les vieilles cultures. Mobilité en ressort spiralé; passant de l'état de repos à l'état de mouvement par saccades; mouvements latéraux et de translation par rotation sur l'axe. Colonies translucides à croissance lente en gélose glucosée, se développant un peu plus tôt (4 à 5 jours) dans les repiquages. Après quelques repiquages, les colonies deviennent discoïdes, luisantes, à centre de teinte saumonée. Faible développement dans les milieux liquides. Faisant fermenter faiblement le lactose, mais ne faisant fermenter ni le glucose, ni le saccharose, ni la dextrine. Ne coagulant pas le lait, mais l'acidifiant lentement. N'attaquant pas le blanc d'œuf cuit. Vitalité à 37° environ 20 jours. Odeur légèrement acétique des cultures . . . . **Sp. A** (Repaci) [1].

1. En raison de leur multiplication par division transversale, nous considérons ces microbes spiralés comme appartenant au genre *spirillum* et non au genre *spirochaeta*.

TABLEAU LXIII

Bâtonnets strictement anaérobies ne se développant pas dans la gélatine (ordinaire ou glucosée) à 20°-22°, mais se développant à partir de 20°-22° dans la gélose glucosée. Immobiles [1].

I. — Prenant le Gram. Ne formant pas de spores.

A. — Non cultivable dans les milieux liquides.

Très gros bâtonnet (comme *B. perfringens*) à extrémités un peu arrondies, encapsulé, se développant en gélose glucosée profonde, lentement à 22°, rapidement à 37°. En 24 heures, colonies blanches finement arborescentes, ressemblant à des flocons de neige. Pas de gaz. Pathogène pour le cobaye et le rat blanc . . . . **Bact. nivosum** (Jungano).

(Trouvé dans des cas de cystite.)

B. — Cultivables dans les milieux liquides.

1° Ne coagulant pas le lait.

Bâtonnets très fins, de longueur très variable, souvent filamenteux, se colorant par le Gram, mais inégalement, d'où leur apparence de streptocoques; donnant en gélose profonde des colonies punctiformes sans dégagement de gaz; par piqûre, un filament continu dans le canal; se développant dans le bouillon qui reste clair; ne liquéfiant pas le sérum. Non pathogène. . . . . **Bact. anaerobium VIII** (Rodella).

(Isolé des selles au cours de diarrhées infantiles).

B. anaerobium VII, très voisin du précédent, donne des cultures très grêles sur tous les milieux, même dans le bouillon.

2° Coagulant le lait sans attaquer la caseine.

α) *Très petits bâtonnets minces*, un peu plus épais que *B. murisepticum*, isolés ou par deux (placés parallèlement) parfois en chaînettes, se développant en gélose sucrée profonde après 15 jours à 22°, en 2-3 jours à 37°; ne se développant pas dans la gélatine, quelle que soit la température; troublant uniformément le bouillon. Pathogène pour le cobaye et le lapin . . . . **Bact. ramosum** (Veillon et Zuber).

(Isolé de suppurations fétides).

B. A. (Grigoroff) doit être identifié au précédent, ainsi que *B. poeciloïdes* (Roger et Garnier).

β) *Bâtonnets à extrémités effilées*, assez minces (beaucoup moins grêles cependant que *Bact. ramosum*), de longueur variable (4 μ en moyenne), habituellement groupés en diplobacterium dans les cultures jeunes, très polymorphes dans les cultures plus vieilles où l'on trouve des formes longues, des formes en massue, des formes géniculées et des *formes bifurquées* (à l'une ou aux deux extrémités). Se développant dans la gélose sucrée profonde : *très lentement* à 20°-22° ; très bien à 37° [au bout de 3 jours, colonies lenticulaires de 2 mm. avec un prolongement sur l'une des faces ou même sur les deux (aspect de graine d'ombellifère), colonies devenant rapidement compactes, cohérentes ; pas de gaz]. Ne se développant ni à 20° ni à 37° dans la gélose ordinaire profonde, ni dans la gélatine profonde glucosée, à 20°-22°. Troublant le bouillon glucosé qui ne s'éclaircit pas ; se développant dans le bouillon glucosé acétique à 1 °/₀ (à l'abri de l'air). Faisant fermenter très activement le glucose, le lactose et le saccharose en produisant de l'acide lactique inactif et de l'acide acétique. N'attaquant ni les albumines naturelles ni le blanc d'œuf cuit, mais transformant les protéoses en donnant de l'ammoniaque, sans produire ni H^2S ni indol. Non pathogène pour les animaux de laboratoire. . . . . . . **Bact. bifidum** = *B. bifidus communis* (TISSIER).

(Hôte normal de l'intestin du nourrisson au sein.)

II. — Ne prenant pas le Gram.

A. — Formant des spores.

Bacilles peu polymorphes : coccobacilles dans les milieux solides, formes nettement bacillaires dans les milieux liquides, encapsulés dans le péritoine du cobaye ; spores situées près d'une extrémité. Colonies petites, presque transparentes dès la 15e heure dans le milieu de Veillon (sans gaz) ; trouble uniforme du bouillon. Ne coagulant pas le lait. Bacille vivace, très pathogène pour le cobaye qui meurt en 24 heures de septicémie après injection intrapéritonéale . . . . **B. pseudo-coli anaerobius** (JUNGANO).

(Isolé des selles au cours de diarrhées infantiles).

B. — Ne formant pas de spores.

Bâtonnets fins dans l'organisme, irrégulièrement renflés (très polymorphes) dans les cultures, prenant mal et inégalement les couleurs d'aniline, ne se teintant qu'au milieu (θ grec) parfois aux extrémités seulement. Donnant en gélose sucrée profonde dès 36 à 48 heures des colonies petites, punctiformes, jaune clair. Pas de gaz. Vitalité ne dépassant pas un mois. Pathogène pour le cobaye . . . . **Bact. funduliforme** (VEILLON et ZUBER) = *B. tethoïdes* (HALLÉ).

(Trouvé dans des foyers et crachats de gangrène pulmonaire, dans le vagin, etc.)

1. A ce groupe appartient un B. anaérobie qui ne se développe pas dans la gélatine, *B. cadaveris* (Sternberg), qui a été incomplètement étudié. Il est immobile et ne forme pas de spores.

TABLEAU LXIV

Bâtonnets strictement anaérobies, ne se développant pas à 20-22° ; se développant à 37° dans la gélatine ou dans la gélose (ordinaires ou glucosées). Prenant le Gram.

I. — Formant des spores.

A. — Bacille immobile, entouré d'une capsule très nette.

Bâtonnets rectilignes, trapus, à extrémités arrondies, souvent groupés par deux en V ; ressemblant à Bact. nivosum (Jungano). Formant des spores rondes, très petites, presque terminales. Cultivable à 37° dans la gélatine sucrée (pas en gélatine ordinaire), et dans la gélose glucosée où les colonies deviennent volumineuses, opaques, blanc-jaunâtre Faisant fermenter le glucose, le lactose et le saccharose avec gaz et odeur d'acide butyrique. Coagulant le lait après 14 jours. N'attaquant pas les albumines naturelles. Dans le bouillon peptoné, odeur de scatol et réaction de l'indol positive. . . . . **B. angulosus** (DISTASO).

(Isolé du contenu de l'intestin de l'homme).

B. — Bacilles mobiles.

1° Bâtonnets de la dimension de *B. perfringens*, à bouts arrondis, isolés ou parfois en courtes chaînettes de deux ou trois éléments. Présentant des spores petites, terminales, très résistantes à la chaleur. Ne se développant bien qu'à 37°. Rendant la gélatine insolidifiable après y avoir été cultivé à 37°. Transformant le lait en un liquide sirupeux, jaune clair, à la surface duquel nagent des blocs caséeux. Peptonisant le blanc d'œuf, la fibrine, la caséine ; produisant de l'ammoniaque et de l'hydrogène sulfuré ; faisant fermenter le glucose et le lactose ; ne faisant fermenter ni le saccharose, ni l'amidon. Non pathogène . . . . **B. colicogenes** (TISSIER).

2° Bâtonnets ressemblant à *B. Chauvei* (2-6 μ/1 μ). Spores médianes ou terminales. Ne se développant guère à 20°-22° ; cultivables à 37° sur les milieux usuels et mieux sur les milieux au sérum. Fermentation gazeuse du glucose. L'inoculation sous-cutanée est virulente pour la souris, le cobaye (mort en 1 à 2 jours avec œdème hémorragique au point de l'injection), la poule et le pigeon. Le rôle pathogène dans l'infection spontanée du mouton reste douteux . . . . **B. gastromycosis ovis** (J. NIELSEN) = *Bradsotbacillus*.

(Le bacille peut être isolé de la caillette et des reins des moutons infectés.)

II. — Ne formant pas de spores, immobiles.

A. — Ne se développant pas dans le lait.

Anaérobie peu exigeant ; il n'est pas cultivable à la surface des milieux aérobies solides, mais il se développe un peu dans les milieux liquides. Bâtonnets ressemblant à *Bact. tuberculosis*, mais assez polymorphes, présentant des formes en massue et souvent des ramifications; prenant le Gram inégalement (espaces clairs). Le bouillon glucosé anaérobie est acidifié. Le milieu de choix est la gélose glucosée profonde. Il s'y développe sous forme de colonies blanches, opaques, irrégulières puis lenticulaires, respectant la zone aérobie. Vitalité : au moins 15 jours. Non pathogène . . **Bact. intestinale tuberculiforme** (Jacobson).

(Isolé des selles du nourrisson sain.)

(La culture en gélatine à 37° ne paraît pas avoir été étudiée. L'auteur signale l'analogie et même l'identité possible avec *Bact. bifidum.*)

B. — Coagulant le lait.

1° **Rendant la gélatine insolidifiable** après y avoir été cultivés à 37°.

Petits bâtonnets, parfois très courts, parfois ramifiés, polymorphes, irrégulièrement courbés (ressemblant à *Bact. bifidum*). Colonies petites, rondes, transparentes puis opaques dans la gélose glucosée où il ne se produit pas de gaz. Le blanc d'œuf cuit, le saccharose, la dextrine ne sont pas attaqués. Pas d'indol. Vitalité considérable : plusieurs mois Pathogène pour le cobaye, mais les cultures filtrées ne sont pas toxiques . . . . **Bact. parvum liquefaciens** (Jungano).

(Isolé des matières fécales de l'adulte.)

2° **Ne rendant pas la gélatine insolidifiable.**

α) Pathogène pour le cobaye et le lapin.

Bâtonnets très minces, rectilignes ou un peu courbés. Ne peptonisant pas la caséine, saccharifiant l'amidon, intervertissant le saccharose ; faisant fermenter le glucose, le lactose et la mannite ; dans cette fermentation, il se produit un développement abondant de gaz, des acides volatils (acétique et butyrique) et une quantité notable d'alcool éthylique . . . . **Bact. gracile ethylicum** (Achalme et Rosenthal).

(Isolé de l'estomac de l'homme.)

β) Non pathogène.

a) Petits bâtonnets minces ressemblant à *Bact. ramosum*, souvent flexueux et à extrémités effilées, réunis en V ou en courtes chaînes. Cultivables à 37° : bien en gélose glucosée (colonies petites, rondes, opaques), *faiblement en gélatine sucrée*. Ne se développant *pas en gélatine non sucrée*. Faisant fermenter faiblement le glucose, le lactose et le saccharose en donnant une légère odeur d'acide butyrique. Coagulant le lait lentement (après un mois). Odeur de scatol et réaction de l'indol positive dans le bouillon peptoné . . . . **Bact. pseudoramosum** (Distaso).

(Isolé du contenu intestinal de l'homme adulte.)

TABLEAU LXIV (*Suite*)

b) Petits bâtonnets (0,5 μ/1,5 μ), souvent par deux ou en courtes chaînettes. Le protoplasme de la cellule bactérienne se désagrège après quelques jours en 2 à 5 articles qui la font ressembler à un streptocoque. *Se développant bien en gélatine glucosée*; donnant en gélose glucosée de petites colonies gris-blanchâtre, sphériques, sans dégagement de gaz. La coagulation du lait est lente (20 à 25 jours). — **Bact. anaerobicum parvum** = *Coccobacillus anaerobicus parvus* (Choukevitch).

(Isolé de l'intestin d'un poulain nourri au lait stérilisé.)

C. — Ne coagulant pas le lait.

1° Ne produisant jamais de gaz en gélose glucosée.

α) *Faisant fermenter le lactose.*

Bâtonnets devenant nettement granuleux après quelques repiquages. Faisant fermenter le glucose, mais sans action sur le saccharose et sur la dextrine. Vitalité assez courte (environ 15 jours). Se développant dans la gélatine à 37° sans la rendre insolidifiable. Non pathogène . . . . **Bact. granulosum** (Jungano).

(Isolé de l'intestin du rat.)

β) *Ne faisant pas fermenter le lactose.*

a) *Bâtonnets plus grands que B. perfringens*, à bouts arrondis. Formes filamenteuses, formes parfois renflées ou ramifiées. Ne se colorent par le Gram que les éléments provenant de cultures jeunes. Cultures rondes très régulières dans la gélose glucosée. Se développant dans la gélatine à 37° sans la rendre insolidifiable. Ne faisant pas fermenter le saccharose ni la dextrine. Vitalité courte (10 jours environ). Non pathogène . . . . **Bact. filamentosum** = *Gros bacille filamenteux* (Jungano).

(Isolé de l'intestin du rat.)

b) *Bâtonnets minces et grêles.*

— Bâtonnets fins, droits, isolés ou par deux ou trois, se disposant parfois en longues chaînes sur les milieux solides. Formes d'involution renflées au centre en « peloton de jardinier ». Se développant dans la gélatine à 37° sans la peptoniser. Vitalité très courte (4 à 5 jours). Non pathogène. . . **Bact. ventriosum** (Tissier).

— Bâtonnets minces, souvent disposés deux par deux, mais ne formant pas de longues chaînes et ne présentant pas de formes d'involution. Colonies en gélose au bout de 6 jours, très petites, régulières, blanchâtres, presque transparentes. Se développant dans la gélatine sucrée à 37° sans la rendre insolidifiable. Vitalité considérable . . . . **Bact. minutum** = *B. anaerobius minutus* (Tissier).

(Les deux dernières bactéries ont été isolées de l'intestin de l'homme et du chien.)

2° Produisant des gaz en gélose glucosée.

— Gros bâtonnets de dimensions égales ou supérieures à celles de *B. anthracis*. Pouvant former des filaments. Colonies en gélose profonde entourées de prolongements floconneux Les cultures ont une odeur de beurre rance. L'injection sous-cutanée donne de petits abcès au lapin . . . . **Bact helminthoïdes** (LEWKOWICZ).

(Isolé de la bouche d'un nourrisson.)

B. bifurcatus gazogenes (Choukevitch), isolé de l'intestin du cheval, se distingue du précédent par la forme souvent bifurquée de ses filaments dans les vieilles cultures. Il n'est pas pathogène.

— Bâtonnets de la dimension de *B. diphteriæ* auquel ils ressemblent. Colonies petites, rondes en gélose glucosée. Se développant dans la gélatine à 37° sans la rendre insolidifiable. Ne faisant fermenter ni le saccharose ni la dextrine, n'attaquant pas le blanc d'œuf cuit. Donnant de l'indol. Non pathogène . . . . **Bact. diphteroïdes** (JUNGANO).

(Isolé des matières fécales du rat.)

TABLEAU LXV

Bâtonnets strictement anaérobies ne se développant pas à 20-22°, cultivables à 37° en gélatine ou en gélose (ordinires ou glucosées). Ne prenant pas le Gram. Ne formant pas de spores.

I. — ***Mobiles.***

Bâtonnets lancéolés ou fusiformes, longs de 2 à 3 μ, parfois en courtes chaînettes de deux à quatre éléments. Produisant **beaucoup de gaz** dans la **gélose glucosée**, mais pas dans la **gélose ordinaire**. Cultures sans odeur. Pas de développement sur pomme de terre, ni dans le lait. Mobile pendant les 24 premières heures de son développement. — **Bact. clostridiiforme**, *var. mobilis* (CHOUKEVITCH).

(Isolé de l'intestin du cheval.)

II. — ***Immobiles.***

A. — **Éléments très grêles** (0,2 à 0,25 μ/1 à 4 μ) **en forme de virgules ou d'S** ou décrivant plusieurs tours de spires.

Colonies rondes ou muriformes en gélose glucosée. Culture très minime, presque nulle dans le bouillon glucosé ou non glucosé. Se colorant faiblement par les couleurs d'aniline. Vitalité courte (moins de 15 jours) . . . . **Bact. (Sp.?) gracile** = *B. anaerobius gracilis* (LEWKOWICZ).

B. — **Bâtonnets ne présentant pas ces caractères.**

1° **Ne se développant pas dans le lait.**

B. toujours immobiles, mais identiques pour le reste à la variété mobile. (Voir plus haut ce tableau.) . . . . **Bact. clostridiiforme** (BURRI et ANKERSMIT).

(Isolé des matières fécales de bovidés.

2° **Coagulant le lait** avec acidification. Culture grêle sur les milieux usuels, favorisée par l'addition de sérum.

Bâtonnets parfois courts, mais le plus souvent allongés en filaments présentant un protoplasma non colorable et des granulations chromatiques. Gram négatif. Epaisseur 0,7 à 1 μ. Certaines formes renflées atteignent 2 μ. En piqûre dans la gélose au bouillon Martin, il se forme une ligne grisâtre d'où partent des prolongements boursouflés irréguliers, lichénoïdes. **Abondant dégagement de gaz** dans les milieux glucosés. Culture en piqûre dans le sérum coagulé arborescente. Pas de développement sur pomme de terre. Les formes courtes se voient surtout dans les vieilles cultures par division des filaments ; elles se colorent mal. Aucun pouvoir protéolytique. Faisant fermenter le glucose et le lactose, mais non le saccharose et la glycérine. La vitalité n'est que d'une semaine à 37°. Elle est très longue à 20°. L'injection sous-cutanée d'une culture de 24 heures en bouillon produit une escharre chez le lapin, la souris et le cobaye, mais tandis que le lapin et la souris meurent après quelques jours ou quelques semaines, le cobaye survit généralement. . . **Bact. necrophorum** = *Nekrose bazillus* (BANG) = *B. de la diphtérie des veaux* (LOEFFLER) = *Streptothrix cuniculi* (SCHMORL).

(Agent de nécroses multiples (peau, muqueuses, foie, rate, intestin) des bovidés, des équidés et du porc.)

3° Ne coagulant pas le lait.

α) *Donnant des gaz en gélose glucosée.* Non pathogènes.

a) *Produisant de l'indol dans les milieux peptonés.*

— Bâtonnets un peu plus grands que le B. de l'influenza (Pfeiffer), parfois en chaînettes, pouvant donner des filaments et des formes d'involution très variées, et en particulier des formes renflées, parfois géantes. Peu de gaz en gélose glucosée. Produisant dans les milieux sucrés des acides lactique et acétique, mais pas d'acide butyrique. Vitalité courte (8 jours). . . . . . **Bact. n° 2** (GHON et SACHS).

(Isolé d'un exsudat péritonéal.)

— Bâtonnets petits et très courts à bouts arrondis, entourés d'une capsule, souvent renflés et courbés à une extrémité, ne se disposant jamais en chaînettes, mais pouvant former de longs filaments. Ne se développant pas à 22°; cultivable à 37° en gélatine sucrée, pas en gélatine ordinaire. En gélose glucosée les gaz, pas très abondants, disloquent cependant le milieu. Les cultures en milieux glucosés, lactosés, saccharosés, répandent une légère odeur d'acide butyrique. Vitalité courte (dix jours) . . . . **Bact. variabile** (DISTASO).

(Isolé du contenu de l'intestin de l'homme).

b) *Ne produisant pas d'indol.*

— Odeur fétide des cultures en gélose glucosée.

Bâtonnets courts, coccoïdes, ovales (0,8 à 1 μ), isolés ou par paires. Pas de formes d'involution. Donnant beaucoup de gaz fétides dans la gélose glucosée.

Note. — Tissier en décrit deux variétés : La variété A, qui attaque seulement le glucose et le saccharose, et la variété B. qui attaque le glucose, le lactose et le saccharose ; cette dernière pousse (quoique faiblement) à 20° . . **Bact. perfœtens** = *Coccobac. anaerobius perfœtens* (TISSIER).

(Isolé au cours de diarrhées infantiles.)

— Cultures sans odeur.

Bâtonnets monomorphes, très fins et courts, à peine plus longs que larges (0,3 à 0,5 μ), groupés en grappes, formant dans le bouillon sucré des grumeaux cohérents, difficiles à dissocier. En gélose glucosée profonde, colonies blanches, opa-

TABLEAU LXV (*suite*)

ques, très irrégulières. Produisant des gaz inodores dans les milieux sucrés et non sucrés. Anaérobie peu exigeant : poussant dans les milieux liquides sans anaérobiose, mais ne se développant sur les milieux solides qu'en anaérobiose. Non pathogène . . . . **Bact. minutissimum** = *Coccobac. minutissimus gazogenes* (JACOBSON).

(Isolé de l'intestin du nourrisson sain.)

β) *Ne donnant pas de gaz en gélose glucosée.*

a) *Colonies nuageuses ou floconneuses en gélose glucosée.*

Petits bâtonnets très grêles, comparables à *B. murisepticum*. Faiblement pathogène. . . . . **Bact. nebulosum** (HALLÉ).

(Isolé du pus de bartholinites.)

b) *Colonies petites, rondes et régulières en gélose glucosée.*

— Bâtonnets minces, à peine plus gros que *B tuberculosis*. Dans les cultures beaucoup d'éléments se divisent en Y en deux ramifications terminées par un renflement; les branches peuvent elles-mêmes se subdiviser. Cultures légèrement fétides. Pathogène pour le cobaye . . . . **Bact. furcosum** (VEILLON).

(Isolé d'abcès appendiculaires.)

— Bâtonnets de forme variable : les uns de la dimension de *B. anthracis*, à bouts arrondis, d'autres en coccobact. réunis par deux par leur grosse extrémité, d'autres fusiformes. Se développant dans la gélatine sucrée à 37° sans peptoniser ce milieu. Attaquant un peu le glucose. N'attaquant ni la dextrine, ni le lactose, ni le saccharose ; sans action sur le blanc d'œuf cuit. Non pathogène . . . . **Bact. naviforme** (JUNGANO).

(Isolé des matières fécales du rat.)

TABLEAU LXVI

Bactéries strictement anaérobies, ne se développant que dans des milieux à l'ascite ou au sérum.

I. — Bâtonnets rectilignes.

A. — **Bâtonnets de structure granuleuse à extrémités amincies, fusiformes.** Certains éléments sont incurvés (Voir Spirilles).

B. — **Bâtonnets présentant des granulations colorables en bleu par l'iode.** Ne formant pas de spores. Dimensions 5 à 25 µ/0,8 à 1,7 µ. Se développant dans la gélose-sérum ou la gélose ascite et dans le bouillon, mais pas en gélose ordinaire ou sucrée . . . . **Bact. iogenum** (BAUMGARTNER) = *Iodococcus vaginatus* (MILLER).

II. — Spirilles.

A. — **Prenant le Gram.** Se développant bien en gélose-sérum ; coagulant et peptonisant le lait . . . . **Sp. Rouxi.**

B. — **Ne prenant pas le Gram.** Bactéries difficilement cultivables, exigeant l'emploi de sérum faiblement coagulé (sérum de cheval chauffé jusqu'à consistance de gelée).

1° **Eléments en virgule ou en S**, plus petits que *Sp. choleræ*. . . . . **Sp. sputigenum** (MILLER).
(Habitat : bouche.)

2° **Eléments à incurvation inconstante**, plus grands que *Sp. choleræ*. Les formes courtes ont leurs extrémités arrondies ; les formes longues, en fuseau, ont leurs extrémités effilées. Structure granuleuse . . . . **Sp. fusiforme.** (MILLER-VINCENT) = Bacille fusiforme (VINCENT).

(Habitat : bouche. Agent de diverses affections ulcéro-gangréneuses.)

TABLEAU LXVII

Bactéries ni aérobies ni anaérobies ; ne se développant qu'en présence d'une proportion déterminée d'oxygène.

Bâtonnets souvent granuleux, ayant souvent les dimensions de *Bact. choleræ gallinarum*, mais leur longueur est variable (les plus longs comme *B. tuberculosis*), parfois ramifiés; ne prenant pas le Gram ; formes d'involution coccoïdes. Dans les tubes de gélose profonde ordinaire *et mieux dans la gélose profonde glucosée ou glycérinée ou dans la gélose-sérum*, les colonies, punctiformes, blanc-grisâtre, apparaissent 1 centimètre au-dessous de la surface sur une hauteur de 1 cent. 5 environ ; au-dessus et au-dessous de ce niveau il ne se fait aucun développement apparent. Optimum 37°. En gélatine à 20-22°, développement très lent (3 semaines). Cultivable dans le bouillon et dans le lait (sans coagulation); non cultivable sur pomme de terre. Pas de gaz, même dans les milieux sucrés. Très vivace (2 ans). Dans la muqueuse utérine et dans les membranes ovulaires des vaches atteintes on trouve ces bact. soit libres, soit en amas intracellulaires. Les cultures fraîches inoculées par voie veineuse, péritonéale ou sous-cutanée peuvent provoquer l'avortement chez la chèvre, la brebis et la vache. . . . . **Bact. abortus** = *Abortusbazillus* (Bang et Stribolt) = *Corynebact. abortus endemici* (Preisz).

(Agent de l'avortement épizootique des vaches.)

QUATRIÈME PARTIE

APPENDICE

BACTÉRIES INCOMPLÈTEMENT DÉCRITES

APPENDICE

Bactéries incomplètement décrites

I

Bacilles liquéfiant la gélatine, non chromogènes, formant des spores, mobiles, prenant le Gram. (Groupe de B. subtilis.)

B. aerobius (v. Wahl).
B. amylolyticus (Choukevitch).
B. arachniformis (Choukevitch).
B. asiaticus (Sakharoff).
B. bernensis (Lehm. et Neumann).
B. botriosporus aromaticus (Choukevitch).
B. N° 6 (Choukévitch).
B. circulans (Jordan).
B. Comesii (Rossi).
B. crassus aromaticus (Tataroff).
B. danicus (Löhnis et Westermann).
B. daucorum (v. Wahl).
B. dessicans (Choukévitch).
B. disciformis (Gräfenhahn).
B. filamentosus (Cozzolino).
B. fœtidus albus (Choukévitch).
B. (urob.) Freudenreichii (Miquel).
B. hastiformis (Choukévitch).
B. inflatus (A. Koch).
B. kefir (Kuntze).
B. lacca (Kern).
B. lacteus (Lembke).
B. lactimorbi (Jordan et Harris).
B. lactis n° 1 (Flügge).
B. lactis n° 3 (Flügge).
B. lactis n° 6 (Flügge).
B. lactis n° 7 (Flügge).
B. lactis n° 9 (Flügge).
B. lactis n° 10 (Flügge).
B. lactis n° 11 (Flügge).
B. lactis n° 12 (Flügge).
B. lactis n° 13 (Flügge).
B. lævis (Frankland).
B. n° 11 (Lembke).
B. n° 13 (Lembke).
B. loxosus (Burchard).
B. lutulentus (Kern).
B. (urob.) Maddoxi (Miquel).
B. malabarensis (Löhnis).
B. mesentericus liodermos (Flügge).
B. mesentericus ruber (Globig).
B. mucilaginosus (Happ).
B. nitri (Ambroz).
B. natans (Kern).
B. nephritidis interstitialis (Letzerich).
B. oleae (Schiff).
B. oxalaticus (Zopf).
B. n° 5 (Pansini).
B. n° 6 (Pansini).
B. n° 8 (Pansini).
B. phaseoli (v. Wahl).
B. pseudobutyricus (Matzuschita)
B. Rosenthalii.
B. Sattleri (Jequirity bacillus (S.).
B. solaniperda (Kramer).
B. subtilis similis (Sternberg).
B. terrestris (Matzuschita).
B. uvæformis (Kern).
B. vacuolosus (Sternberg).
B. virgatus (Kern).
B. viscosus bruxellensis (van Leer).
B. n° 1 (Weiz).

II

Bacilles liquéfiant la gélatine, dépourvus de propriétés chromogènes, formant des spores, mobiles (Gram inconnu).

B. armoraciae (Burchard).
B. bipolaris (Burchard).
B. cursor (Burchard).
B. gelatinosus (Glaser).
B. goniosporus (Burchard).
B. Hartlebi (Stutzer et Hartleb).
B. idosus (Burchard).
B. mesenterioïdes (Deetjen).
B. myxodens (Burchard).
B. paucicutis (Burchard).
B. plicatus (Deetjen).
B. odoratus (Burri).
B. retiformis (Maschek).
B. rugosus (Henrici).
B. sporogenes vini n° 3 (Kramer).
B. sombrosus (Kern).
B. n° 3 (Grüber).
B. n° 2 (Weigmann et Zirn).
B. n° 3 (Weigmann et Zirn).

III

Bactéries liquéfiant la gélatine, non chromogènes, ne formant pas de spores, mobiles.

1° *Gram inconnu.*

B. actinobacter = Actinobacter polymorphus (Duclaux).
B. albatus (Kern).
B. arboreus (Maschek).
B. aromaticus (Pammel).
B. Arthuri (Arthur et Golden).
B. dendriticus (Bordoni - Uffreduzzi).
B. defessus (Kern).
B. ethaceticus (Frankland).
B. floccosus (Kern).
B. gracilesceus (Henrici).
B. gracilior (Kern).
B. incanus (Pohl).
B. inunctus (Pohl).
B. n° 15 (Lembke).
B. n° 16 (Lembke).
B. lentiformis (Kern).
B. membranacens (Kern).
B. mitidus (Henrici).
B. odorificans (Maschek).
B. pannosus (Kern).
B. pellucidus (Kern).
B. pestifer (Frankland).
B. plumbeus (Keck).
B. promissus (Kern).
B. propellens (Zimmermann).
B. putidus (Kern).
B. sporogenes vini n° 1 (Kramer).
B. sporogenes vini n° 2 (Kramer).
B. sporogenes vini n° 3 (Kramer).
B. siticulosus (Kern).
B. stoloniferus (Pohl).
B. sulcatus liquefaciens (Kruse).
B. superficialis (Jordan).
B. Trambustii (Trambusti et Galeotti).
B. tuberigenus n° 1 (Gonnermann).
B. tuberigenus n° 2 (Gonnermann).
B. vegetus (Kern).
B. *b* (Vignal).
B. n° 2 (Weisz).

2° *Ne prenant pas le Gram. Propriétés fermentatives insuffisamment étudiées.*

B. (pseudomonas) destructans (Potter et Foster).

IV

Vibrions et spirilles liquéfiant la gélatine.

Vibrio albis nº 1 (Wernicke).
V. albis nº 2 (Wernicke).
V. banillensis (Kamen).
V. havelensis (Wernicke).
V. Kutscheri, groupe II, nº 1.
V. Kutscheri, groupe II, nº 2.
V. Kutscheri, groupe III, nº 1.
V. Kutscheri, groupe III, nº 2.
V. Kutscheri, groupe III, nº 4.
V. Kutscheri, groupe III, nº 6.
V. Kutscheri, groupe V, nº 1.
V. Kutscheri, groupe V, nº 2.
V. Kutscheri, groupe V, nº 3.
V. Kutscheri, groupe V, nº 4.
V. Kutscheri, groupe V, nº 5.
V. Kutscheri, groupe V, nº 6.
V. Kutscheri, groupe V, nº 7.
V. Kutscheri, groupe V, nº 8.
V. Kutscheri, groupe V, nº 9.
V. spermatozoïdes (Löffler).
Sp. Maasei (van t'Hoff).
Sp. Kutscheri nº 1.
Sp. Milleri.

V

Bacilles liquéfiant la gélatine, non chromogènes. formant des spores, immobiles. (Gram inconnu.)

B. articulatus (Kern).
B. brachysporus (Burchard).
B. concentricus (Kern).
B. filamentosus (Klein).
B. giganteus (Kern).
B. glutinosus (Kern).
B. implectans (Burchard).
B. perittomaticus (Burchard).
B. petroselini (Burchard).
B. pituitans (Burchard).
B. pseudo - epidermidis similis (Rosenthal).
B. rusticus (Kern).
B. spissus (Kern).
B. tenax (Kern).
B. turgescens (Burchard).
B. tuberigenus n° 5 (Gonnermann).
B. viscosus margarineus (Jolles et Winkler).

VI

Bactéries ne liquéfiant pas la gélatine, non chromogènes, ne formant pas de spores, mobiles, ne prenant pas le Gram.
(Propriétés fermentatives insuffisamment étudiées.)

B. cuniculi septicus (Lucet).
B. gasoformans pyogenes (Gärtner).
B. indigogenus (Alvarez).
B. trouvé dans le melæna neonatorum (Gärtner).
B. meleagridis (Mac-Fadyean).
B. oogenes hydrosulfureus *g* (Zörkendörfer).
B. oogenes hydrosulfureus *h* (Zörkendörfer).
B. oogenes hydrosulfureus *i* (Zörkendörfer).
B. pneumosepticus (Klein).
B. tracheiphilus (Smith).
B. ventriculi (Raczynski).

VII

Bactéries ne liquéfiant pas la gélatine, non chromogènes, ne formant pas de spores, immobiles. (Gram inconnu.)

B. acetosus (Henneberg).
B. albus gasoformans (Tataroff).
B. ascendens (Henneberg).
B. castellus (Henrici).
B. cocciformis (Severin).
B. colloïdeus butyri (Lafar).
B. n° 41 (Conn).
B. n° 2 (Fulles).
B. industrius (Henneberg).
B. leucæmiæ bovis (Lucet).
B. (micrococcus) mucilaginosus (Schütz).
B. multiformis trichorrhexidis (Hodara).
B. pallens (Henrici).
B. pallidus (Henrici).
B. n° 18 (Pansini).
B. A et B. (Peters).
B. polymorphus (Frankland).
B. profusus (Frankland).
B. squamosus (Kern).
B. septicus keratomalaciæ (Babès).
B. tuberigenus n° 6 (Gonnermann).
B. ubiquitus (Jordan).
B. verrucosus (Kern).
B. vesiculosus (Henrici).
B. virulentissimus (Perroncito).
B. xylinus (Brown).

VIII

Bactéries ne liquéfiant pas la gélatine, non chromogènes, ne formant pas de spores, mobiles. (Gram inconnu.)

B. albus (Eisenberg).
B. (micrococcus) amylovorus (Burrill).
B. apii (Brizi).
B. A (Busse).
B. B (Busse).
B. corvi (Kern).
B. crassus pyogenes bovis (Lucet).
B. emulsinus (Fermi et Montesano).
B. ethacetosuccinicus (Frankland)
B. nº 1 (Fulles).
B. griseus (Keck).
B. nº 5 (Lembke).
B. nummorum (Matzuschita).
B. pellucidus (Halibacterium pel.) (Fischer).
B. sericeus (Tataroff).
B. sordidus (Kern).
B. stolonatus (Adametz et Wichmann).
B. testudiniformis (Matzuschita).
B. Utpadeli.
B. vesiculiformans (Henrici).

IX

Bactéries ne liquéfiant pas la gélatine, non chromogènes, ne formant pas de sproes, immobiles, ne prenant pas le Gram. (Propriétés fermentatives insuffisamment étudiées.)

B. aceticus (Peters).
B. albicans pateriformis (Unna et Tommasoli).
B. aphtosus (Siegel).
B. canalis capsulatus (Mori).
B. canalis parvus (Mori).
B. candicans (Frankland).
B. coli similis (Sternberg).
B. compactus (Kruse).
B. crassus sputigenus (Kreibohm).
B. cuniculicida immobilis (Smith).
B. cuniculi pneumonicus (Beck).
B. diphteriæ cuniculi (Ribbert).
B. dysenteriæ vitulorum (Jensen).
B. fungoides (Tschistowitsch).
B. hæmorragicus (Kolb).
B. hæmorragicus nephritidis (Vassale).
B. hæmorragicus velenosas (Tizzoni et Giovannini).
B. n° 6 (Lembke).
B. minutus (Zimmermann).
B. multipediculus (Flügge).
B. mycogenes (Eduards).
B. nacraceus (Tataroff).
B. ovatus minutissimus (Unna et Tommasoli).
B. pallescens (Henrici).
B. pneumosepticus (Babès).
B. pseudokeratomalaciæ (Loeb).
B. profusus (Frankland).
B. pseudomurisephicus (Bienstock).
B. pyogenes pulveris (Ogata).
B. salivæ minutissimus (Kruse).
B. Schimmelbuschi (= B. nomae).
B. Selanderi (B. de la peste porcine dano-suédoise (Selander).
B. sycosiferus fœtidus (Tommasoli).
B. umbilicatus (Zimmermann).
B. ureae (Leube).
B. Vaillardi (Kelsch et Vaillard).
B. Zurnianus (List.).

IX *bis*

Bactéries facultativement aérobies, isolables dans le bouillon acide à 1 % et cultivables sur gélatine ou sur gélose ordinaire (non glucosée) à 20°-22°. Ne formant pas de spores, prenant le Gram. Immobiles.

Se développant dans la gélatine ordinaire à 22°.

B. butyricus pseudobulgaricus (Distaso).

B. dimorphus (Distaso) = bac. acidophile des selles du nourrisson (Rodella, 1901).

Ne se développant pas en gélatine (ordinaire ou sucrée), cultivable dans la gélose ordinaire inclinée.

B. paraexilis (Distaso),

X

Bâtonnets aérobies très incomplètement décrits.

B aroideae (Köck).
B. Bütschlii (Schaudinn).
B. Cubonianus (Köck).
B. hyacinthi septicus (Köck).
B. morocarneus (Köck).
B. oligocarbophilus (Beijerinck et van Delden).
B. (Clostr.) persicæ tuberculosis (Köck).
B. Solmsii (A. Fischer).
B. sporonema (Schaudinn).
B. uveæ (Köck).
Bact. acaciæ (Greig Smith).
Bact. (Bac.) atrosepticum (Van Hall).
Bact. (Bac.) betæ (Busse).
Bact. (pseudomonas) campestre (Pammel) E. Smith.
Bact. (Bac.) carotovorum (Jones).
Bact. (pseudomonas) fluorescens exitiosa (Köck).
Bact. (pseudomonas) iridis (Van Hall).
Bact. metarabicum (Greig Smith).
Bact. mori (Köck).
Bact. (Bac.) omnivorum (Van Hall).
Bact. pararabicum (Greig Smith).
Bact. (Bac.) phytophthorum (Appel).
Bact. solanicola (Delacroix).
Bact. solanisaprum (Harrison).
Bact. (pseudomonas) Stewarti (E. Smith).
Bact.(pseudom.) syringæ (V.Hall).
Bact. (pseudomonas) vascularum (E. Smith).

XI

Bâtonnets strictement anaérobies, insuffisamment décrits

1° Bâtonnets liquéfiant la gélatine.

a) Prenant le Gram et formant des spores.

B. spinosus (Lüderitz).
B. Cincinnati (Gerstner).
B. funicularis (Gerstner).
B. fibrosus (Gerstner).
B. pinicœlatus (Gerstner).
B. diffrangens (Gerstner).
B. granulatus (Gerstner).
B. nebulosus (Veillon).

b) Gram inconnu.

B. anaerobius liquefaciens (Sternberg).
B. liquefaciens parvus (Lüderitz).
B. Severini (B. soriferus [Severin]).

2° Bâtonnets ne liquéfiant pas la gélatine.

a) Ne formant pas de spores.

α) Gram inconnu.

Bact. cadaveris butyricum (Buday) = B. Budayi.

β) Ne prenant pas le Gram.

B. fragilis (Veillon et Zuber).
B. stellatus anaerobius (Vincent).

b) Formant des spores. (Gram inconnu).

B. muscoïdes (Liborius).
B. polypiformis (Liborius).
B. solidus (Lüderitz).

3° Bactéries non cultivables en gélatine.

B. cadaveris (Sternberg).
B. angulosus (Garnier et Simon).

4° Bactéries ne se développant pas à 22°.

B. pyogenes anaerobius (Fuchs).

5° Bactéries dénitrificatrices.

B. sphaerosporus (Beijerinck)
B. nitroxus (Beijerinck).

6° Très incomplètement décrits.

B. de la balanite (Vincent).

XII

Microcoques strictement ou facultativement aérobies liquéfiant la gélatine

M. albatus (Kern).
M. albidus (Losski).
M. albus (Matzuschita).
M. annulatus (Kern).
M. Beckeri = M. der osteomyelitis (Becker).
M. beri-beri (Peckelhäring).
M. casei liquefaciens.
M. cerinus (Henrici).
M. chlorinus (F. Cohn).
M. chryseus (Frankland).
M. (dipl.) citreus conglomeratus (Bumm).
M. (dipl.) citreus liquefaciens (Unna et Tommasoli.
M. confluens (Kern).
M. M. dissimilis (Dyar).
M. exiguus (Kern).
M. flavescens (Henrici).
M. flaveus (Henrici).
M. flavidus (Henrici).
M. fragilis = Merismopedia frag. (Dyar).
M. galbanatus (Zimmermann).
M. gigas (Frankland).
M. influenzæ = M. II (Fischel).
M. lacteus faviformis (Flügge) = milchweisser diplococcus (Bumm).
M. lardarius (Krassiltschik).
M. liquefaciens tardus = diploc. flavus liq. tardus (Unna et Tommasoli).
M. lobatus (Siebert).
M. luteolus (Henrici).
M. lutosus (Kern).
M. nitidus (Kern).
M. obscœnus (Kern).
M. olens (Henrici).
M. osteomyelitidis (Becker) = M. Beckeri).
M. ovalis (Kern).
M. pultiformis (Kern).
M. rhenanus (Burri).
M. N° 1 (Rosenthal).
M. roseopersicinus = roter coccus (van Ermenghem).
M. saprogenes vini I (Kramer).
M. saprogenes vini II (Kramer).
M subcretaceus = kreideweisser verflüss. Mikrococcus (Keck).
M. vermiformis (Maschek).

XIII

Microcoques strictement ou facultativement aérobies; ne liquéfiant pas la gélatine

M. achrous = M. N° 16 (Lembke).
M. acidi paralactici (Nencki et Sieber).
M. albus (Maschek).
M. bovinus = M. der Lungenseuche der Rinder (Poels).
M. bovis = M. der seuchenhaften Hæmoglobinurie des Rindes (Babès).
M. butyri = Tetracoccus butyri (V. Klecki).
M. canescens = M. N° 4 (Adametz).
M. canus = M. bei infektiösen Tumoren (Manfredi).
M. casei = M. N° 3 (Adametz).
M. cerasinus siccus (List).
M. (Pediococcus) cerevisiæ (Balcke).
M. (dipl.) claviformis (Besser).
M. (dipl.) commensalis (Turro).
M. cretaceus (Henrici).
M. cyclops (Henrici).
M. eburneus (Henrici).
M. excavatus (Kern).
M. fulvus (Cohn).
M. b. (Foutin).
M. gelatinogenus (Bräutigam).
M. gilvus (Henrici).
M. gilvus (Losski).
M. globosus (Kern).
M. granulosus (Kern).
M. grossus (Henrici).
M. gummosus Happ).
M. helvolus (Henrici).
M. humidus = M. N° 2 (Adametz).
M. inconspicuus (Henrici).
M. iris (Henrici).
M. licheniformis (Kern).
M. luridus (Kern).
M. luteus (Cohn).
M. madidus = M. N° 19 (Lembke).
M. nacreaceus = perlmutterglänzender Diploc. (Tataroff).
M. (strept.) nasalis (Hack).
M. niveus (Henrici).
M. ochraceus (Rosenthal).
M. odoratus (Henrici).
M. odorus (Henrici).
M. pallens (Henrici).
M. pallidus (Henrici).
M. pannosus (Kern).
M. pellucidus (Kern).
M. polypus (Migula).
M. pseudocerevisiæ = Pediococcus acidi lactici (Lindner).
M. resinaceus (Kern).
M. roscidus = M. N° 1 (Adametz)
M. rubellus (Migula).
M. sarcinoïdes (Migula).
M. siccus = M. n° 5 (Adametz).
M. similis (Dyar).
M. sordidus (Schröter).
M. Sornthalii (Adametz).
M. tetras (Henrici).
M. vesicæ (Heim).
M. zonatus (Henrici).

XIV

Microcoques aérobies non cultivables sur la gélatine à 20°-22°

M. hæmatodes (Babès).
M. (str.) hollandicus (Scholl).

XV

Microcoques strictement anaérobies

M. N° 2 (Rosenthal).

XVI

Microcoques dont la description est tout à fait insuffisante au point de vue systématique

M. Beigelii. — Hyalcoccus Beigelii (Schröter).

M. chinicus (Emmerling et Abderhalden).

M. dendroporthos (Ludwig).

M. progrediens — M. der progressiven Abzessbildung bei Kaninchen (Koch).

M. pyæmiæ cuniculorum (Koch).

M. tritici (Köck).

INDEX BIBLIOGRAPHIQUE

INDEX BIBLIOGRAPHIQUE

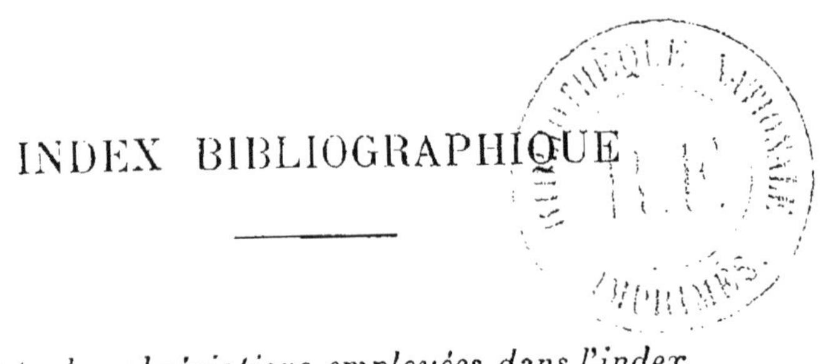

Liste des abréviations employées dans l'index

I, II, III, etc.	Numéros correspondant aux tableaux de détermination.
A. B. I. K.	Arbeiten aus dem bakteriologischen Institut der technischen Hochschule zu Karlsruhe.
Adametz.	Adametz. — Die Bakterien der Nutz-und Trinkwässer. Wien, 1888.
A. f. H.	Archiv für Hygiene.
A. K. G.	Arbeiten aus dem kaiserlichen Gesundheitsamt. Berlin. Springer.
A. I. P.	Annales de l'Institut Pasteur.
Arch. de M. e.	Archives de médecine expérimentale.
Babès.	Babès. — Bakt. Untersuchungen der septischen Prozesse des Kinderalters. Leipzig, 1889.
Besson.	Besson. Technique microbiologique. Paris, 1912.
B. I. P.	Bulletin de l'Institut Pasteur.
B. k. W.	Berliner klinische Wochenschrift.
Bumm.	Bumm. — Der Mikrorg. d. gonorrh. Schleimhauterkr. Wiesbaden, 1887.
C. f. B.	Centralblatt für Bakteriologie.
D. m. W.	Deutsche medizinische Wochenschrift.
D. m. Z.	Deutsche medizinische Zeitschrift.
Eisenberg.	Eisenberg. — Bakt. Diagnostik, 3e éd. Hamburg, 1891.
Escherich.	Escherich. — Die Darmbakterien des Säuglings. Stuttgart, 1886.
Fischer.	Fischer. — Die Bakterien des Meeres, 1894.
Flüg.	Flügge. — Die Mikroorganismen. Leipzig, 1886 (2e éd.) et 1896 (3e éd.).
Frankland.	Grace and Percy Frankland. — Philos. Transact. of the Royal Society of London.
Glage.	Glage. Handbuch der techn. Bakteriologie für Tierärzte.

H. et M.	Hutyra, u. Marek. — Spezielle Pathologie u. Therapie der Haustiere. III. Aufl. 1910. Iena.
J. D.	Jungano et Distaso. — Les anaérobies. Paris. 1910.
K. et W.	Kolle u. Wassermann. — Handbuch der pathogenen Mikroorganismen. Iena. 1902-1904-1906.
Kramer.	Kramer. — Die Bakteriologie in ihren Beziehungen zur Landwirtschaft. Wien, 1890.
L. et N.	Lehmann u. Neumann. — Atlas u. Grundriss der Bakteriologie. München, 1912.
Lafar.	Lafar. — Handbuch der techn. Mykologie.
Löhnis.	Löhnis. — Handbuch der landwirtschaftlichen Bakteriologie.
Lustig.	Lustig. — Diagnostik der Bakterien des Wassers. Iena, 1893.
Macé.	Macé. — Traité pratique de Bactériologie. Paris, 1912-1913.
Maschek.	Maschek. — Bakt. Untersuchungen d. Leimeritzer Triukwässer, 1887.
Matz.	Matzuschita. — Bakteriologische Diagnostik. Iena, 1902.
Mig.	Migula. — System der Bakterien. Iena, 1900.
Miller.	Miller. — Die Mikroorganismen d. Mundhöhle, 7te Aufl., 1892.
Or.	Originaux : Originale.
P. M.	Presse médicale. Paris.
Ph. T. R. S.	Philos. Transact. of the Royal Society of London.
p.	page.
R.	Referate.
S. de B.	Bulletin de la Société de Biologie. Paris.
Schröter.	Schröter. — Kryptogam. Flora von Schlesien, Pilze, 1886.
S. m. H.	Société médicale des Hôpitaux de Paris.
T.	Tome.
Th.	Thèse : Inaug. Dissertation.
— Bräutigam.	Leipzig, 1886.
— Breunig.	Kiel, 1888. Bakt. Untersuchung des Triukwassers der Stadt Kiel.
— Clauss.	Würzburg, 1889. Bakt. Untersuchung der Milch.
— Deetjen.	Würzburg, 1893. Uber Bakterien der Wurst.
— Fortineau.	Paris, 1904. Erythrobacillus pyosepticus.
— Gräfenhahn.	Halle, 1891. Beitrag. z. Keuntniss der Wasserbakt.
— Happ.	Berlin, 1893. Bakt. u. chem. Unters. über die schleimige Gärung.
— Henrici.	Basel, 1894. Beitr. z. Bakterienflora des Käses.
— Keck.	Dorpat, 1890. Uber das Verhalten der Bakterien in Grundwasser Dorpats.

Th. Kreibohm.	Göttingen, 1889. Über d. Vorkommen pathogener Mikroorganismen im Mundsekret.
— Legros.	Paris, 1900. Monographie des streptocoques.
— List.	Leipzig, 1885. Untersuchungen über die in u. auf dem Körper d. gesunden Schafes vorkommenden niederen Pilze.
— Losski.	Dorpat, 1893. Die Mikrorg. des Bodens.
— Rosenthal.	Berlin, 1893. Beitr. z. Kenntniss d. Bakterienflora der Mundhöhle.
— Siebert.	Würzburg, 1894. Über einige Mikr. des Haarbodens.
— Tataroff.	Dorpat, 1891. Die Dorpater Wasserbakterien.
— Tissier.	Paris, 1900. Rech. sur la flore intestinale du nourrisson.
Trait.	Traités.
Z. f. H.	Zeitschrift für Hygiene.
Ziegl. Beitr.	Ziegler's Beiträge : Beiträge z. allg. Pathologie u. pathol. Anatomie.
Zimm.	Zimmermann. — Die Bakterien unserer Nutz-und Trinkwasser. Chemnitz, 1890, 1894 et 1900.
Z. M.	Zeitschrift für klin. Medizin.
Zopf.	Zopf. — Spaltpilze, 3e Aufl., 1885.

Note. — Dans cet index bibliographique les noms des espèces adoptées dans notre ouvrage (les « bonnes espèces ») figurent en **égyptiennes** ; ceux des bactéries identifiées ou rattachées aux espèces types sont imprimés en caractères romains ordinaires ; les *italiques* ont été réservées aux bactéries insuffisamment connues et non déterminables.

INDEX BIBLIOGRAPHIQUE

Bacillus acidophilus (Moro) **L.** Jahresber. für Kinderheilk., T. 52, 1900, p. 38.

— — N° 1 (Mereschowsky) **L.**

— — N° 2 (Mereschowsky) **L.**

— **acido-résistants.** Voir Bacterium.

— *actinobacter* (Duclaux) (Actinobacter polymorphus) *Ap. III.* Annales de l'Institut agronomique, 1882 : — Chimie biol., p. 155.

— **n° 14** (Adametz) **XIII.** Landwirtschaftliche Jahrbücher, T. 18, 1889, p. 246.

— **n° 15** (Adametz) **VI.** Landwirtschaftliche Jahrbücher, T. 18, 1889, p. 246.

— **n° 16** (Adametz) **III** et **IV.** Landwirtschaftliche Jahrbücher, T. 18, 1889, p. 246.

— **n° 17** (Adametz) **VI.** Landwirtschaftliche Jahrbücher, T. 18, 1889, p. 246.

— *aerobius* (v. Wahl) *Ap. I.* C. f. B., 2e s., T. 16, p. 489.

— aerogenes capsulatus (Welch) **LIV.** V. B. perfringens.

— **aerophilosimilis** (Matzuschita) **Tabl. B.** A. f. Hyg. T. 35, p. 268.

— **aerophilus** (Flugge) **VI.** Flüg., T. 2.

— **agilis** (Tschistowitsch) **Tabl. B.** Berl. kl. W. 92, p. 512.

— agglomeratus. = B. n° 5 (Pansini) **V.** Virchow's Archiv, T. 122, 1890, p. 441. — L. et N.

— albatus (Kern) *Ap. III.* A. B. I. K., T. 1, p. 408.

— *albicans pateriformis* (Unna et Tommasoli) *Ap. IX.* Monatschr. f. prakt. Dermat., T. 9, p. 58.

— *albus* (Eisenberg) *Ap. VIII.* Eisenb., p. 140.

— albus (Loeffler) **V.** Flügge, T. 2.

— *albus gasoformans* (Tataroff) *Ap. VII.* Th., Dorpat, 1891, p. 35.

— albus liquefaciens. Voir Bact. termo fluorescens (Dujardin).

— **alvei** (Cheshire et Watson Cheyne) **IV.** Journ. of the Royal Microscopical Society, 2e s., T. V. — Mig. T. 2, p. 520.

— amarificans (Bleisch) **V.** Z. f. H., T. 13, 1893, p. 81. — Mig., T. 2, p. 584.

— **amylobacter** (A. Meyer et Bredemann). **LVIII.** C. f. B., 2e s., T. 23, p. 384-566.

— **amylobacter** (Van Tieghem) **LVIII.** Comptes rendus de l'Acad. des Sc., T. 83, 1879.

— *amylolyticus* (Choukévitch) *Ap. I.* A. I. P., 1911, p. 247.

— *amylovorus* (micrococcus) (Burrill) *Ap. VIII.* Flüg., T. 2, p. 328.

— **anaerobicus alcaligenes** (Debono) **LVIII.** C. f. B., 1re s. Or., T. 62, p. 229.

— anaerobius chromogenes (Ghon et Mucha) **LIV.** C. f. B. T. 42, p. 406 et 495.

Bacillus *arboreus* (MASCHEK) *Ap. III.* Maschek.
— argenteo-phosphorescens liquefaciens *1 et 3* (KATZ) **XLIII**. C. f. B., T. 9, p. 156 et T. 11, p. 157.
— *Armoraciae* (BURCHARD) *Ap. II.* A. B. I. K., T. II, p. 46.
— *aroïdeae* (KÖCK) *Ap. X.* Monatshefte f. Landwirtschaft., 1909, p. 247.
— *aromaticus* (PAMMEL) *Ap. II.* C. f. B., 2° s., T. II, p. 20.
— *asiaticus* (SAKHAROFF) *Ap. I.* A. I. P., 1893, p. 550.
— asterosporus (MIGULA) **V**. Chester, C. f. B., 2° s., T. XIII, p. 737. — L. et N.
— *Arthuri* (ARTHUR ET GOLDEN) *Ap. III. Smith,* American Naturalist, 1896, sept., p. 723.
— *articulatus* (KERN) *Ap. V.* A. B. I. K., T. I, p. 445.
— *ascendens* (HENNEBERG) *Ap. VII.* Deutsche Essigindustrie, 98, 12-23.
— **asterosporus** (MIGULA) **V**. Mig., T. 2, p. 528. — Chester. C. f. B. 2° s., T. XIII, p. 737.
— **aterrimus** (BIEL) (Lehmann et Neumann. **XVI**. C. f. B., 2° s., T. 2, p. 137. (= B. mesentericus-niger.)
— **aterrimus tschitensis** (KLIMENKO) **XVI**. C. f. B., 2° s., T. 20, p. 1.
— aureus (FRANKLAND) **XIV**. Ph. T. R. S., 1887, B., p. 272.
— aureus (PANSINI) **V**. Virchow's Archiv., CXXII, 1890, p. 436. L. et N.
— **avisepticus** (PERRONCITO) Voir Bact. cholerae gallinarum (P.).
— azureus (ZIMMERMANN) **X**. Zimm. — L. et N.
— *de la balanite* (VINCENT) *Ap. XI.* Ann. de dermat. 1904.
— *bernensis* (LEHMANN ET NEUMANN) *Ap. I.* L. et N., p. 460. (= Aromabild. Bac. aus Emmenth. Käse (Burri), C. f. B., 2° s., T. 3, p. 608.
— berolinensis (CLAESSEN) voir Bact. indigonaceum (Cl.).
— **bifermentans sporogenes** (TISSIER) **LIV**. A. I. P., 1902, p. 865. — J. D.
— bifidus communis (TISSIER). Voir Bacterium bifidum.
— bifurcatus gazogenes (CHOUKÉVITCH) **LXV**. A. I. P., 1911, p. 345. Voir Bact. helminthoïdes (*Lewkowicz*).
— *bipolaris* (BURCHARD) *Ap. II.* A. B. I. K., T. II, p. 34.
— Botkini. Voir Bac. butyricus (Botkin).
— *botriosporus aromaticus* (CHOUKÉVITCH) *Ap. I.* A. I. P., 1911, p. 247.
— **botulinus** (VAN ERMENGHEM) **LIV**. K. et W.
— bovisepticus (KRUSE).
— *brachysporus* (BURCHARD) *Ap. V.* A. B. I. K., T. II, p. 19.
— brassicae (POMMER) **IV**. Voir B. mycoïdes.
— **bronchitidis putridae** (LUMNICZER) **XXVII**. Wien. mediz. Presse, 1888. — Eisenberg. — Mig. T. II, p. 641.
— **bruneus** (ADAMETZ) **XXXVIII**. Adametz, 1888, n° 1, p. 51. — Eisenb.
— de Buday. Voir Bact. cadaveris butyricum.

Bacillus coccoïdeus n° 6 (PANSINI) **XIII**. Virchow's Archiv. T. 120, 1890, p. 442. — Mig., T. 2, p. 558. — Meyer et Neide, C. f. B., 2e s., T. 12, p. 350.

— cohaerens (MEYER ET GOTTHEIL) **V**. C. f. B., 2e s., T. 7.

— **colicogenes** (TISSIER) **LXIV**. A. I. P., 1912, p. 522.

— coli mobilis. Voir Bacterium monadiforme (Messea).

— *coli-similis* (STERNBERG) *Ap. IX*. Flüg., T. 2, p. 340.

— *colloïdeus butyri* (LAFAR) *Ap. VII*. A. f. H., T. 13, p. 17.

— colorabilis (KRUSE). Voir Bact. coli colorabile (Naunyn).

— *Comesii* (ROSSI). *Ap. I*. Arch. di farmacol. speriment. e scienze affini. T. 3, fasc. 10.

— *compactus* (KRUSE) *Ap. IX*, Flüg., T. 2, p. 353.

— *concentricus* (Kern) *Ap. V*. A. B. I. K., T. 1, p. 437.

— *n° 41* (CONN) *Ap. VII*. C. f. B., 2e s., T. I., 385.

— **coprogenes fœtidus** (LYDTIN ET SCHOTTELIUS) **XXVII**. Flüg., T. II, p. 305. — Mig., T. II, p. 327.

— de la coqueluche (BORDET-GENGOU). Voir Bact. pertussis.

— cornutus (DISTASO). C. f. B., 1re s., Or., T. 62, p. 443.

— *corvi* (KERN) *Ap. VIII*. A. B. I. K., T. 1, p. 394.

— *crassus aromaticus* (TATAROFF) *Ap. I*. Th., Dorpat, 1891, p. 27.

— *crassus pyogenes bovis* (LUCET) *Ap. VIII*. A. I. P., 1893, p. 330.

— *crassus sputigenus* (KREIBOHM) *Ap. IX*. Th., Göttingen, 1889.

— *Cubonianus* (KÖCK) *Ap. X*. Monatshefte f. Landwirtschaft, 1909, p. 247.

— *cuniculicida immobilis* (SMITH) *Ap. IX*. Baumgarten's Jahresber., T. 1, p. 155.

— *cuniculi pneumonicus* (BECK) *Ap. IX*. Z. f. H., T. 15, p. 363.

— *cuniculi septicus* (LUCET) *Ap. VI*. A. I. P., 1892, p. 558.

— *cursor* (BURCHARD) *Ap. II*. A. B. I. K., T. 2, p. 25.

— cuticularis (TILS) **XIV**. Z. f. H., 1890.

— cyaneus (SCHRÖTER) **XLII**. L. et N., p. 256.

— cyanogenes (FLUGGE). Voir Bact. syncyaneum (Ehrenberg).

— **cylindricus** (A. MEYER ET BLAU) **XLVII**. C. f. B., 2e s., T. 15, 1906, p. 97.

— cylindrosporus (BURCHARD) **V**. A. B. I. K., T. 2, p. 31. L. et N.

— *danicus* (LÖHNIS ET WESTERMANN) *Ap. I*.

— **Danteci** (LE DANTEC) **XIX**. A. I. P., 1891, p. 656.

— *daucorum* (V. WAHL) *Ap. I*. C. f. B., 2e s., T. 16, p. 489.

— *defessus* (KERN) *Ap. III*. A. B. I. K., T. I, p. 397.

— *dendriticus* (BORDONI-UFFREDUZZI) *Ap. III*. Lustig, p. 99.

— dendroïdes (HOLZMULLER) **IV**. Voir B. mycoïdes.

— denitrificans agilis (AMPOLA ET GARINO) **XXX**. C. f. B., 2e s., T. 2, 1896.

— **dermoïdes** (TATAROFF) **XVI**. Th., Dorpat, 1894, p. 19.

— *dessicans* (CHOUKÉVITCH) *Ap. I*. A. I. P., 1911, p. 247.

— destruens (v. WAHL) **VII**. C. f. B., 2e s., T. 16, p. 489.

— *diffrangens* (GERSTNER) *Ap. XI*. A. B. I. K., T. 1, 1894. — Matzu.

Bacillus n° 10 (Flugge). Voir B. intermedius.
— fluorescens nivalis (Eisenberg). Voir Bact. fluor. liq. (Flügge).
— fluorescens putidus (Flugge) **XXXIX**. Voir Bact. putidum (L. et N.).
— **fluorescens putidus** (Tataroff) **XXXIX**. Th., Dorpat, 1891. Mig., T. 2, p. 914.
— fæcalis alcaligenes (Petruschky). Voir Bacterium.
— fœtidus. (*Paraplectrum f.*) (Weigmann). C. f. B., 2e s., 1898. p. 820. — J. D., p. 131.
— fœtidus (*Clostridium f.*) (Liborius) **LIV**. Sanfelice, Z. f. H. T. 17. — J. D., p. 87.
— *fœtidus albus* (Choukévitch) *Ap. I.* A. I. P., 1911, p. 247.
— **fœtidus clostridiiformis** (Liborius) **LIV**. Z. f. H., T. 17. — J. D., p. 87.
— *Freudenreichii* (*Urobacillus*) (Miquel) *Ap. I*, Flüg., T. 2, p. 210. — Miquel, annales de micrographie, 1889, 1892.
— *n° 1* (Fulles) *Ap. VIII*. Z. f. H., T. 10, p. 250.
— *n° 2* (Fulles) *Ap. VII*. Z. f. H., T. 10, p. 250.
— *fungoïdes* (Tschistowitsch) *Ap. IX*. B. K. W., 1892, p. 513.
— *funicularis* (Gerstner) *Ap. XI*. A. B. I. K., T. 1, 1894. Matzu.
— **fusiformis** (Meyer et Gottheil) **V**. C. f. B., 2e s., T. 7, p. 725. — Chester, C. f. B., 2e s., T. 13, 1904, p. 737. L. et N
— fusiformis (Veillon et Zuber). Voir Bacterium.
— fusiformis (voir *spirillum fusiforme*) (Vincent) **LXVI**. Lewkowicz, C. f. B., 1906. Mühlens, Z. f. H., 1906, T. 55, p. 81.
— *gasoformans pyogenes* (Gærtner) *Ap. VI*. C. f. B., T. 15, 1.
— **gastromycosis ovis** [= Bradsotbacillus (J. Nielsen)] **LXIV**. Glage, p. 171.
— **gazogenes parvus** (Choukévitch) **LVIII**. A. I. P., 1911, p. 247.
— **gelaticus** (Gran) **XLIV**. Bergens Museum Aarbog, 1902, n° 2.
— *gelatinosus* (Glaser) *Ap. II*. C. f. B., 2e s., T. 1, p. 879.
— geniculatus (de Bary) **XIII**. Meyer et Neide. C. f. B., 2e s. T, 12, p. 350.
— **geniculatus** (*Tyrothrix*) (Duclaux) **III**. Annales de l'Institut agronomique, 1882. — Winkler, C. f. B., 2e s., T. 1, 1895.
— **n° 1** (Ghon et Mucha) **LIV**. C. f. B., T. 39, p. 497, T. 40, p. 37. — J. D.
— n° 2 (Ghon et Mucha). C. f. B., 1re s., T. 42, p. 406, 495. — J. D.
— n° 1, 2, 3 (Ghon, Mucha, Muller). Voir *Bacterium*.
— **n° 1** (Ghon et Sachs) **LIV**. C. f. B., 1903, p. 6. — J. D., p. 84.
— n° 2 (Ghon et Sachs). Voir *Bacterium*.
— *giganteus* (Kern) *Ap. V*. A. B. I. K., T. 1, p. 453.
— gliscens (Molisch) **XLIII**. Sitz. d. k. Akad. d. Wissensch in Wien CXIII, 1904, p. 513.
— glutinosus (Guillemot). Guillemot, Hallé et Rist, Archiv. de Méd. expérim., 1904. — J. D., p. 180.
— *glutinosus* (Kern). *Ap. V*. A. B. I. K., T. 1, p. 440.

Bacillus *kefir* (KUNTZE) *Ap. I.* C. f. B., 2e s., T. 24, p. 117.

— **kermesinus** (TATAROFF) **XLI**. Th., Dorpat, 1891. — Mig., T. 2, p. 858.

— n° 13 (KRUSE ET PASQUALE) Voir Bact. paradoxum.

— *lacca* (KERN) *Ap. I.* A. B. I. K., T. 1, p. 419.

— lacteus (LEMBKE) **V**. A. f. H., T. 29, 1897, p. 323. — L. et N.

— **lacticus** (PASTEUR) **XXVII**. Macé, T. 2, p. 452.

— *lactimorbi* (JORDAN ET HARRIS) *Ap. I.* C. f. B., 1re s., R., T. 42, p. 474.

— lactis n° 1 à 13 (FLUGGE) **V**. Z. f. H., T. 17, p. 294.

— lactis acidi (LEICHMANN) **L**. Löhnis, C. f. B., 2e s., T. 18, p. 97.

— lactis aerobans (CONN) **L**. — —

— **lactis niger** (GORINI) **XVI**. C f. B., T. 20, 1896, p. 94.

— **lactopropylbutyricus non liquefaciens** (TISSIER) **LVIII**. Tissier et Gasching, A. I. P., 1903.

— laevis (DISTASO). C. f. B., 1re s., Or., T. 62, p. 444.

— laevis (FRANKLAND) **XIII**. Meyer et Neide, C. f. B., 2e s., T. 12, p. 350.

— **leguminiperdus** (VON OVEN) **Tabl B**. C. f. B., 2e s., T. 16, p. 74.

— *n° 5* (LEMBKE) *Ap. VIII.* A. f. H., T. 29, p. 313.

— *n° 11* (LEMBKE) *Ap. I.* A. f. H., T. 29, p. 306.

— *n° 13* (LEMBKE) *Ap. I.* A. f. H., T. 29, p. 308.

— *n° 15* (LEMBKE) *Ap. III.* A. f. H., T. 29, p. 321.

— *n° 16* (LEMBKE) *Ap. III.* A. f. H., T. 29, p. 322.

— *lentiformis* (KERN) *Ap. III.* A. B. I. K., T. 1, p. 418.

— **leptodermis** (BURCHARD) **XIII** et **XXXV**. A. B. I. K., T. 2, n° 1, p. 33. — Meyer et Neide, C. f. B., 2e s., T. 12, p. 350.

— leptosporus (KLEIN) **V** et **XIII**. C. f. B., T. 6. 1889. — Meyer et Neide, C. f. B., 2e s., T. 12, p. 350.

— *leucaemiae bovis* (LUCET) *Ap. VII.* Baumgartens Jahresber. T. 7, p. 319.

— levaniformis (SMITH) **V**. C. f. B., 2e s., T. 8, p. 596.

— **limbatus butyri** (KLECKI) **XXVII**. C. f. B., T. XV, 1894, p. 359. — Mig., T. 2, p. 621.

— lineatus (WEIGMANN ET ZIRN) **XXVII**. C. f. B., T. XV, 1894, p. 467.

— liodermus (FLUGGE) **V**. B. K. W., 1887, p. 630 (= B. mesentericus liodermus.)

— liquefaciens (DISTASO) (*Coccobacillus*). C. f. B., 1re s., Or., T. 59, p. 102.

— **liquefaciens** (KLAMANN) **Tabl. B**. Allg. med. Centralzeit. 87, p. 1346.

— liquefaciens (TATAROFF) **VIII**. Th. Dorpat, 1891. — Mig. T. 2.

— *liquefaciens parvus* (LUDERITZ). *Ap. XI.* Z. f. H., T. V, 1889. J. D., p. 97.

— **liquefaciens pyogenes** (MATZUSCHITA) **VI** A. f. H., T. 35, p. 270. — Matz.

Bacillus *morocarneus* (KÖCK) *Ap. X.* Monatshefte f. Landwirtschaft, 1909, p. 247.
— *mucilaginosus* (HAPP) *Ap. I.* Th., Berlin, 1893.
— *mucilaginosus* (*micrococcus*) (SCHUTZ) *Ap. VII.* Arch. f. Tierheilk., T. 12.
— mucosus tenax (de Simoni) **XXXII**. V. Lohnis, C. f. B., 2e s., T. 18.
— **multiformis** (DISTASO) **LIV**. C. f. B., 1re s., Or., T. 59, p. 101.
— *multiformis trichorrhexidis* (HODARA) *Ap. VII.* Monatschr. f. prakt. Dermat., T. 19, p. 173.
— *multipediculus* (FLUGGE) *Ap. IX.* Flüg., T. 2, p. 319.
— **multipediculus flavus** (ZIMMERMANN) **XIII**. Zimm., II, 1894, p. 42.
— murinus (SCHRÖTER). Voir Bact. murisepticum (Koch.).
— *muscoïdes* (LIBORIUS) *Ap. XI.* Z. f. Hyg., T. 1. — J. D., p. 176.
— **mycoïdes** (FLUGGE) **IV**. Holzmüller, C. f. B., 2e s., T. 23, 1909, p. 304. — Trait.
— *myxodens* (BURCHARD) *Ap. II.* A. B. I. K., T. 2, p. 41. — Mig., T. 2, p. 529.
— *nacraceus* (TATAROFF) *Ap. IX.* Zimm., II, p. 34. — Mig., T. 2, p. 426.
— nanus (HOLZMULLER) **IV** (Voir B. mycoïdes). C. f. B., 2e s., T. 23, 1909, p. 304.
— *natans* (KERN) *Ap. I.* A. B. I. K., T. 1, p. 413.
— nebulosus (VINCENT). A. I. P., 1907, p. 62.
— necroseos (SALOMONSEN). Voir Bact. necrophorum.
— *nephritidis interstitialis* (LETZERICH) *Ap. I.* Z. M. T. 13, p. 33.
— nitens liquefaciens (KERN) **XIV**. A. B. I. K., T. 1. — Matzu.
— *nitri* (AMBROZ) *Ap. I.* C. f. B., 1re s., T. 51, p. 194.
— *nitroxus* (BEIJERINCK) *Ap. XI.* C. f. B., 2e s., T. 25, p. 30.
— des nodosités les légumineuses (RODELLA) **LVIII**. C. f. B., 2e s., T. 18, 1907, p. 455.
— *nomae* (SCHIMMELBUSCH) *Ap. IX.* D. m. W., 1889, p. 26.
— *nummorum* (MATZUSCHITA) *Ap. VIII.* C. f. B., T. 29, p. 387.
— *odoratus* (BURRI) *Ap. II.* C. f. B., 2e s., T. 3, p. 609.
— *odorificans* (MASCHEK) *Ap. III.* Maschek.
— **œdematis maligni** (KOCH) (*Vibrion septique* **LIV**. Trait.
— *oleae* (SCHIFF) *Ap. I.* C. f. B. 2e s., T. 15, p. 200.
— oleotuberculosis (SAVASTANO). Voir Bact. oleae (ARCANGELI).
— olfactorius (HOLZMULLER) **IV** (V. B. mycoïdes). C. f. B., 2e s., T. 23, 1909, p. 304.
— *oligocarbophilus* (BEIJERINCK ET VAN DELDEN) *Ap. X.* C. f. B., 2e s., T. 10, p. 33, T. 11, p. 594.
— oogenes fluorescens α (ZORKENDÖRFER) **XVII**. A. f. H., T. 16, p. 392.
— *oogenes hydrosulfureus g* (ZÖRKENDRÖFER) *Ap. VI.* A. f. H., T. 16, p. 389.

Bacillus phasianicida (Klein) **XXXII**. (Voir Bact. chol. gallin.). C. f. B. 1re s., Or., T. 31, p. 76.
— *phaseoli* (v. Wahl) *Ap. I*. C. f. B., 2e s., T. 16, p. 489.
— phlegmonis emphysematosae (E. Fraenkel). Voir B. perfringens.
— phosphorescens coronatus (Fischer) **XLIII**. C. f. B., T. II, p. 89.
— *pinicoelatus* (Gerstner) *Ap. XI*. A. B. I. K., T. 1. 1894. Matzu.
— **piscicidus agilis** (Siebert) **XIII**. C. f. B., T. 17. p. 888.
— *pituitans* (Burchard) *Ap. V*. A. B. I. K., T. 2, p. 9.
— plicatus (Deetjen) **VI**. Th. Würzburg, 1893. Mig., T. 2, p. 576.
— *plumbeus* (Keck) *Ap. III*. Th., Dorpat, 1890, p. 54.
— plymouthensis (Fischer **XX**. Z. f. H., T. 2, p. 74. — Mig., T. 2, p. 849.
— pneumoniae felis (Gærtner). **XXXII**. C. f. B., 1re s., Or., T. 51, p. 232.
— *pneumosepticus* (Babès) *Ap. IX*. Eisenb., p. 283.
— *pneumosepticus* (Klein) *Ap. VI*. C. f. B., 1re s., 1889, T. 5, p. 623.
— polyarthritidis (Poels) **LII**. Voir Bact. pyogenes suis.
— *polymorphus* (Frankland) *Ap. VII*. Ph. T. R. S., 1887, B, p. 275. — Mig., T. 2, p. 420.
— **polymyxa** (Prazmowski) **XXVII**. C. f. B., 2e s., T. 14, p. 359.
— *polypiformis* (Liborius) *Ap. XI*. Z. f. H. T. 1. — J. D., p. 176.
— praepollens (Maassen). Arb. aus d. kaiserl. Gesundheitsamte. Berlin, T. 15, p. 500.
— *profusus* (Frankland) *Ap. VIII* et *IX*. Ph. T. R. S., 1887, B, p. 276. — Mig., T. 2, p. 421.
— *promissus* (Kern) *Ap. III*. A. B. I. K., T. 1, p. 420.
— *propellens* (Zimmermann) *Ap*. Zimm. 3e s., 1900, p. 18.
— proteus fluorescens (Jæger) **XVII**. Voir Bact. fluorescens.
— proteus vulgaris. Voir Bact. vulgare (Hauser).
— pseudanthracis (Burri) **IV**. C. f. B., II, 3-81.
— pseudobulgaricus (Distaso). *Ap. IX bis* S. de B., 1911.
— **pseudobutyricus** (Botkin) **LIV**. Z. f. H., 1891 et 1892, p. 421. J. D. [= B. butyricus (Botkin)].
— pseudobutyricus (Hueppe) **V**. M. K. G, 2, 309.
— *pseudobutyricus* (Matzuschita) *Ap. I*. A. f. H., T. 36, p. 270.
— **pseudocoli anaerobius** (Jungano) **LXIII**. J. D., p. 162.
— pseudoconjunctivitidis (Kartulis) **XIV**. C. f. B., 1re s., T. 1, 289.
— pseudocyaneus (Cohn).
— pseudogracilis (Migula) **XVII** (Pseudomonas). Mig., T. 2, p. 888.
— *pseudokeratomalaciae* (Lœb) *Ap. IX*. C. f. B., 1re s. T. 10, p. 369.
— *pseudoepidermidis similis* (Rosenthal). *Ap. V*. Z. f. H., T. 5, p. 166.
— **pseudolividus** (Zimmermann) **XXII**. Zimmermann, II, p. 18.

Bacillus rosescens (Choukévitch) **XLI**. A. I. P., 1911, p. 345.
— rouge de l'eau (Lustig) **XX**. C. f. B., VIII, 1890, p. 33.
— rouge de Terre-Neuve (Le Dantec). Voir B. Danteci.
— rouge de la sardine (Du Bois St-Sévrin). **XX**. A. I. P., 1894, p. 152.
— rouge de la sardine (Auché). Voir Bact. sardinæ.
— rouge pathogène de Thévenin. Voir Bacterium.
— **rubellus** (Okada) **LIV**. C. f. B., T. 11, 1892. — J. D., p. 101. Voir B. n° 2 (Ghon et Mucha).
— **ruber** (Zimmermann) **XIX**. Zimm., I, p. 24. Mig., T. 2, p. 850.
— ruber balticus (Breunig). Voir Bact. kieliense (Br.).
— ruber indicus (Koch). Voir Bact. indicum (K.).
— ruber plymouthensis (Fischer). Voir Bact. plymouthense (F.).
— **rubiginosus** (Catiano) **XLI**. Cohn's Beiträge zur Biologie. T. VII, 1896, p. 538. — Mig., T. 2, p. 854.
— rubiginosus (Kern) **XX**. A. B. I. K., I. — Matzu.
— rugosus (Henrici) **III**. A. B. I. K., T. 1, p. 28.
— **ruminatus** (Meyer et Gottheil) **V**. C. f. B., 2e s., T. 7, p. 485. — Chester, C. f. B., 2e s., T. 13, p. 737. — L. et N.
— rusticus (Kern) **V**. A. B. I. K., I, p. 440.
— **sacchariphilus** (Laxa) **XLVII**. C. f. B., 2e s., T. 4, 1898.
— saccharobutyricus (Klecki) **LVIII**.
— saccharobutyricus immobilis (Grassberger et Schattenfroh) **LIV**. Voir Bac. perfringens.
— *salivae minutissimus* (Kruse) *Ap. IX*. Flüg., T. 2, p. 440.
— *saprogenes vini n° 1* (Kramer) *Ap. III*. Kramer, T. 2, p. 235.
— *saprogenes vini n° 2* (Kramer) *Ap. III*. Kramer, T. 2, p. 136.
— *saprogenes vini n° 3, n° 4* (Kramer) *Ap. II*. Kramer, T. 2, p. 203.
— *saprogenes vini n° 5* (Kramer) *Ap. III*. Kramer, T. 2, p. 138.
— *Sattleri* (*Jequirity-B.*) *Ap. I*. Flüg., T. 2, p. 203.
— scaber (*Tyrothrix*) (Duclaux) **V**. Duclaux, Le lait, Paris, 1889. Winkler, C. f. B., 2e s., T. 1, 1895.
— Schafferi (Freudenreich) **XXX**. Landwirtschaftl. Jahrb. der Schweiz, T. 4, 1890. — Koch's Jahresbericht, 1890, p. 97.
— Schimmelbuschi. Voir B. nomae.
— de Schmorl voir Bact. abortus (Bang).
— secalis (Burrill). Voir Bact. zeae (B.)
— *Selanderi* (*B. de la peste porcine dano-suédoise*) *Ap. IX*.
— septicaemiae canis (Paranhos) **LII**. C. f. B. 1re s.
— **septicaemiae hemorragiae** (Hueppe). **XXXII**. Tagbl. d. Naturf.-Vers. Wiesbaden, 1887.
— de la septicémie gangréneuse de la grenouille (Legrain). Voir Bact. hydrophilum fuscum.
— *septicus keratomalaciae* (Babès) *Ap. VII*. Bakt. d. sept. Proz. d. Kind., Leipzig, 1889.
— **septicus vesicae** (Clado) **XXVII**. Th., Paris, 1887.
— *sericeus* (Tataroff) *Ap. VIII*. Th., Dorpat, 1891, p. 26.
— sessilis (Klein). C. f. B., T. 6, 1889, p. 10.

Bacillus subtiliformis conjunctivitidis (MICHALSKI) **V**. C. f. B., 1re s., Or., T. 36, p. 312.

— **subtilis** (COHN) **V**. Chester, C. f. B., 2e s, T. 13, 1904, p. 737. Traités.

— subtilis similis (STERNBERG) **V**. Flügge, T. 2, p. 216.

— *subtyphosus* (LUSTIG) **XXVII**. Lustig, p. 18.

— suipestifer (KRUSE) = Bact. intestinale suis.

— *sulcatus liquefaciens* (KRUSE) *Ap. III*. Flüg., T. 2, p. 318.

— sulfureus (KERN) **XIV**. A. B. I. K., T. 1. — Matzu.

— *superficialis* (JORDAN) *Ap. III*. Mig., T. 2, p. 724.

— *sycosiferus fœtidus* (TOMMASOLI). *Ap. IX*. Monatschr. f. prakt. Dermat., T. 8, p. 483.

— *tenax* (KERN) *Ap. V*. A. B. I. K., T. 1, p. 443.

— tenuis (*Tyrothrix*) (DUCLAUX) **V**. Duclaux, Le lait, Paris, 1889. Winkler. C. f. B., 2e s., T. 1, 1895. — Meyer et Neide, C. f. B., 2e s., T. 12, p. 350.

— **tenuis non liquefaciens** (CHOUKEVITCH) **XXVII**. A. I. P., 1911, p. 345.

— **tenuis spatuliformis** (DISTASO) **LIV**. C. f. B., 1re s., Or., T. 59, p. 101.

— teres (MEYER ET NEIDE) **V**. C. f. B., 2e s., T. 12, p. 161.

— *terrestris* (MATZUSCHITA) *Ap. I*. C. f. B., 1re s., T. 29, p. 379.

— *testudiniformis* (MATZUSCHITA) *Ap. VIII*. C. f. B., 1re s., T. 29, p. 387.

— **tetani** (NICOLAÏER) **LIV**. Traités.

— tethoïdes (HALLÉ). Voir B. funduliforme (V. ET Z.).

— thalassophilus (RUSSELL) **LIV** = B. sporogenes (METSCHNIKOFF), Z. f. H., T. 11, 1892, p. 190. — J. D., p. 132.

— **thermophilus n° 1** (BRUINI) **XLVII** et **XLVIII**. C. f. B., 1re s., Or., T. 38, p. 177 et 298.

— — **n° 2** (BRUINI) **XLVIII**. C. f. B., 1re s., Or., T. 38, p. 177 et 298.

— — **n° 3** (BRUINI) **XLIX**. C. f. B., 1re s., Or., T. 38, p. 177 et 298.

— — **n 4** (BRUINI) **XLIX**. C. f. B., 1re s., Or., T. 38, p. 177 et 298.

— — **n° 5** (BRUINI) **XLIX**. C. f. B., 1re s., Or., T. 38, p. 177 et 298.

— — **n° 6** (BRUINI) **XLVIII**. C. f. B., 1re s., Or., T. 38, p. 177 et 298.

— — **n° 7** (BRUINI) **XLIX**. C. f. B., 1re s., Or., T. 38, p. 177 et 298.

— — **n° 8** (BRUINI) **XLVIII**. C. f. B., 1re s., Or., T. 38, p. 177 et 298.

— — **n° 10** (BRUINI) **XLVIII**. C. f. B., 1re 2., Or., T. 38, p. 177 et 298.

— — **n° 1** (L. RABINOWITSCH) **XLVIII**. Z. f. H., 1895, T. 20, p. 154.

Bacillus thermophilus aquatilis liquefaciens (MICHAELIS) **XLVIII**. A. f. H., T. 36, n° 3.
— — **aquatilis liquefaciens aerobius** (MICHAELIS) **XLVIII**. A. f. H., T. 36, n° 3.
— — **lacmus** (SAMES) **XLVIII**. Z. f. H., T. 33, p. 320.
— — **liquefaciens aerobius** (OPRESCU) **XLVIII**. A. f. H., T. 33, p. 164.
— — **reducens** (OPRESCU) **XLVII**. A. f. H., T. 33, p. 164.
— tomentosus (HENRICI) **III**. Th., Bâle, 1894, p. 40.
— **tostus** (A. MEYER ET BLAU) **XLIX**. C. f. B., 2e s., T. 15, 1906, p. 97.
— *tracheiphilus* (SMITH) *Ap. VI*. C. f. B., 2e s., T. 1, p. 364; et T. 7, p. 80 et 190.
— *Trambustii* (TRAMBUSTI ET GALEOTTI) *Ap. III*. Kruse, C. f. B., 1re s., T. 2, p. 717.
— **Tricomii XIII**. Eisenb., p. 274.
— tuberigenus *n° 1* (GONNERMANN) *Ap. III*. Landwirts. Jahresber., T. 23, p. 656.
— tuberigenus *n° 2* (GONNERMANN) *Ap. III*. Landwirts. Jahresber., T. 23, p. 656.
— — n° 3 (GONNERMANN). Landwirts. Jahresber. T. 23, p. 656.
— — n° 4 (GONNERMANN) **XX**. Landwirts. Jahresber., T. 23, p. 656.
— — *n° 5* (GONNERMANN) *Ap. V*. Landwirts. Jahresber., T. 23, p. 656.
— — *n° 6* (GONNERMANN) *Ap. VII*. Landwirts. Jahresber., T. 23, p. 656.
— tuberosus (KERN) **XX**. A. B. I. K. — Matzu.
— **tumescens** (ZOPF) **V**. C. f. B., 2e s., T. VII, p. 534. — Chester, C. f. B., 2e s., T. XIII, 1904, p. 737. — L. et N.
— *turgescens* (BURCHARD) *Ap. V*. A. B. I. K., T. 2, n. 1, p. 16.
— **turgidus** (*Tyrothrix*) (DUCLAUX) **III**. Duclaux, Le lait, Paris, 1889. — Winkler, C. f. B., 2e s., T. 1, 1895.
— *ubiquitus* (JORDAN) *Ap. VII*. Experimental investigations by the state board of health of Massachussetts, 1890, p. 830. — Mig., T. 2, p. 424.
— *umbilicatus* (ZIMMERMANN) *Ap. IX*. Zimm., II, p. 6.
— *ureae* (LEUBE) *Ap. IX*. Virchow's Archiv, T. 100, p. 558.
— urocephalum (*Tyrothrix*) (DUCLAUX) **V**. Duclaux, Le lait, Paris, 1889. — Winkler, C. f. B., 2e s., T. 1, 1895.
— *Utpadeli*. *Ap. VIII*. A. f. H., T. 6, p. 359.
— *uveae* (KOCK) *Ap. X*. Monatshefte f. Landwirtschaft, 1909, p. 247.
— *uvaeformis* (KERN) *Ap. I*. A. B. I. K. T. 1, p. 415.
— *vacuolosus* (STERNBERG) *Ap. I*. Flüg., T. 2, p. 216.
— Vaillardi (KELSCH ET VAILLARD). A. I. P., T. IV, 1890, p. 276.
— *vegetus* (KERN) *Ap. III*. A. B. I. K., T. 1, p. 399.

Bacterium acidi laevolactici halensis (KOZAI) **XXXII**. C. f. B., 2ᵉ s., T. 11, p. 735.
— **acido-résistants** **XXXVII** (POTET), Th., Lyon, 1902. — Philibert, Th., Paris, 1908.
— acido-résistant de AUJEWSKI. **XXXVII**.
— — de BECK **XXXVII**. Arb. aus dem kaiserl. Gesundheitsamte, 1905, T. 3, p. 145.
— — de BENVENUTTI **XXXVII**.
— — de BINOT **XXXVII**. Archiv. de parasitologie, 1903. — Borrel, B. I. P., 1904.
— — de CARNEVALI.
— — de COGGI **XXXVII**. Giornale d. reale Sozieta italiana d'Igiene, 1899.
— — de la gangrène pulmonaire (L. RABINOWITSCH) **XXXVII**. D. m. W., 1900, n° 16.
— — de GRASSBERGER **XXXVII**.
— — de HERBERT **XXXVII**. C. f. B., 1900, T. 27, p. 390.
— — de HERR ET BENINDE **XXXVII**. Z. f. H., 1901, p. 182.
— — de KORN **XXXVII**. C. f. B., 1899, T. 25, p. 532, 1900, T. 27, p. 480.
— — de MARKL **XXXVII**. W. k. W., 1901.
— — de MIRONESCU **XXXVII**. Z. f. H., XXVII, 1901, p. 497.
— — de MOELLER **XXXVII**. D. m. W., T. 28, juin et juillet 1902.
— — de PETRI **XXXVII**. Arbeit. aus dem kaiserl. Gesundheitsamte. T. XIV, 1898, p. 1.
— — de L. RABINOWITSCH **XXXVII**. Z. f. H., 1897, p. 90.
— — de M. TOBLER **XXXVII**. Z. f. H., T. 36, 1901, p. 120.
— **acnes contagiosae** (DIECKERHOFF ET GRAWITZ) **XXIX**. Virchow's Archiv., T. 102. — Eisenb.
— **acutangulum** (LEMBKE) **XVI**. A. f. H., T. 29, p. 319.
— **n° 12** (ADAMETZ) **XIV**. Landwirtschaftliche Jahrbücher, 1889, p. 245.
— **n° 18** (ADAMETZ) **XXXVIII**. Landwirtschaftliche Jahrbücher, 1889, p. 245.
— **n° 19** (ADAMETZ) **XXXII**. Landwirtschaftliche Jahrbücher, 1889, p. 245.
— aegyptiacum (KOCH) **LII**. C. f. B., T. 25, p. 457.
— aeruginosum (SCHROETER) **XVII**. Cohn's Beiträge zur Biologie. T. 1, 1872, n° 2, p. 126. Voir Bact. pyocyaneum.
— d'Aertryck (*Groupe paratyphosum B.*) **XXX**. K. et W.
— agglomerans (BEIJERINCK). Botan. Zeitung, 1888, p. 749. = Bact. herbicola aureum (B. et D.).

Bacterium *auratum* (Harz) *Ap. X.* C. f. B., 1re s., Or., T. 35, p. 153.
— **aureo flavum** (Flugge) **XXXVI**. Flüg., T. II. = B. aureum.
— aurescens (Frankland) **XXXVII**. Ph. T. R. S., T. 178, 1887. — Mig., T. 2, p. 466.
— **aureum** (Adametz) **XXXVI**. Adametz. = Bact. aureo-flavum.
— **aureum liquefaciens** (Matzuschita) **XIV**. A. f. H., T. 35, p. 268. — Matzu.
— **avicidum** (Kitt). Voir Bact. cholerae gallinarum.
— **azotobacter** (Beijerinck) **LIII**. — Azotobacter rhodochrous.
— **azureum** (Zimmermann) **XLII**. Zimm., II, 1894.
— du Barbone des buffles (Oreste, Armanni). **XXXII**. C. f. B., T. 20, p 288; T. 23, p. 32.
— Belfantii. Voir Bact. accidentale tetani.
— *betae* (Busse) *Ap. X.* Zeitschr. f. Pflanzenkrank., 1897, T. 7.
— betae viscosum (Panek) **XLIV**. Acad. des sc. de Cracovie, janvier 1905.
— **bifidum** (*Bac. bif. communis*) (Tissier) **LXIII**. Tissier, Th. Paris, 1900. — A. I. P. 1909, p. 189.
— **Billingsii XXX**. Baumgarten's Jahresber., T. 5, p. 184.
— brassicae (Wehmer). Voir Micrococcus.
— **brassicae acidae** (Conrad) **XXXI**. A. f. H., 1897, T. 39, p. 56.
— de Breslau (*Groupe paratyphosum*) (Flugge, Kaensche) **XXX**. K. et W.
— **bristolense** (Klein) **XXXII**. C. f. B., 1re s., Or., T. 32, p. 674.
— **Broqueti**. **XX**. A. I. P., 1910, p. 529.
— de Bruges (*Groupe paratyphosum*) (de Nobele) **XXX**. K. et W.
— bruneum (Breunig) **XXXVIII**. Th., Kiel, 1888.
— **bruneum rigense** (Bazarewski) **XVI**. C. f. B., 2e s., T. 15, p. 1.
— **brunificans** (Matzuschita) **XVI**. A. f. H., T. 35, p. 264. — Matzu.
— **brunificans** (Lehmann et Neumann) **XXXVIII**. L. et N.
— de Bruxelles *Groupe paratyphosum*) (de Nobele) **XXX**. K. et W.
— Budayi. Voir Bact. cadaveris butyricum (Buday) *Ap. XI.* C. f. B., T. 26, p. 369.
— **bullosum** (Distaso) **LX**. C. f. B., 1re s., Or., T. 59, p. 101.
— bullescens (Zimmermann) **XXXVIII**. Zim., III, 1900, p. 14.
— *cadaveris butyricum* (Buday). *Ap. XI.* C. f. B., T. 26, p. 369.
— *campestre* (E. Smith). *Ap. X.* C. f. B., 2e s., T. 3, p. 284. Zeitschr. f. Pflanzenkrank, 1898, p. 134.
— de Calmphout (*Groupe paratyphosum*) (Van Ermenghem) **XXX**. K. et W.
— **canariense** (Freese) **VII**. Deutsche Zeitschr. f. Tiermedizin, 89. — Glage, Bakt. f. Tierärzte, 1910, p. 178.
— **canariense** (Rieck) **XXXI**. Deutsche Zeitschr. f. Tiermedizin, 89. — Flüg., T. 2.

Bacterium chromo-aromaticum (GALTIER) **XVII**. Compte-rendus de l'Acad. des sc. de Paris, T. 106, p. 1368.

— **chryseum** (ADAMETZ) **XXXVI**. Adametz. — Pohl, C. f. B., T. XI, 1892.

— **chrysoglœa** (ZOPF) **XXXVI**. Zimm., II, 1894, p. 12. — Mig. T. 2, p. 832.

— **citreum** (FRANKLAND) **XXXVII**. Ph. T. R. S., T. 178, B. 1887, p. 272.

— **citreum cadaveris** (STRASSMANN ET STRECKER) **XIV**. Zeitschr. f. Medizinalbeamte, 1888, nº 3. — Eisenb.

— **cloacae** (JORDAN) **VIII**. Experim. investig. by the State Board of Health of Massachusetts, 2ᵉ partie, 1890, p. 836. — Mig., T. 2, p. 722.

— **clostridiiforme** (BURRI ET ANKERSMIT) **LXV**. C. f. B., 2ᵉ s., T. 15, p. 115.

— **clostridiiforme var. mobilis** (CHOUKÉVITCH) **LXV**. A. I. P., 1911, p. 345.

— coccineum (CATIANO) **XLI**. Cohn's Beiträge zur Biologie, T. VII, 1896.

— **cœlicolor** (R. MULLER) **VII**. C. f. B., 1ʳᵉ s., Or., T. 46, p. 195.

— cœruleum (KRAL, LEHMANN) **XXII**. L. et N., p. 406.

— cœruleum (SMITH) **XXII**. Medical News, 1887, T. 2. — C. f. B., 1888, T. 3.

— **cœruleum** (VOGES) **XXII**. C. f. B., T. 14, 1893, p. 303. — Mig., T. 2, p. 945.

— **coli, var. albido-liquefaciens** (LEHMANN ET LÉVY). F. Lévy, A. f. H., T. 49.

— **coli anindolicum** (MATZUSCHITA) **XXXI**. A. f. H., T. 41, p. 13. — Matzu.

— **coli colorabile** (NAUNYN) **XXVIII**. D. m. Zeitschr., 1891.

— **coli commune** (ESCHERICH) **XXXI**. Traités.

— **coli communior** (DURHAM) **XXXI**. Tissier, A. I. P., 1909, p. 189. — K. et W.

— **coli immobile** (GILBERT ET LION) **XXXII**. Semaine méd., 1893, p. 130.

— **coli var. luteo-liquefaciens** (LEHMANN ET LÉVY) **XIV**. F. Levy, A. f. H., T. 49.

— coli lymphaticum aerogenes (JÆGER) **XXXI**. Archiv. f. Tierheilk, T. 32, nᵒˢ 4, 5.

— **coli mutabile** (MASSINI) **XXXI**. A. f. H., T. 61, p. 250.

— **coli non fervoris** (MATZUSCHITA) **XXXII**. Matzu.

— **coli β polaris** (LEHMANN ET NEUMANN) **XXXI**. L. et N., p. 381.

— **coli proximum** (MATZUSCHITA) **XXX**. Matzu.

— coloïdes rubescens (DEELEMAN) **XXXI**. C. f. B., 1ʳᵉ ser., Or., T. 26, p. 542.

— **coloïdes virescens** (DEELEMAN) **XXXI**. C. f. B., 1ʳᵉ s., Or., T. 26, p. 542.

Bacterium diphteriae avium (GALLI-VALERIO) **XXX**. C. f. B., 1re s., Or., T. 36, 1904, p. 467.

— **diphteriae avium** (GUÉRIN) **XXX**. A. I. P., 1901, p. 941.

— diphteriae columbarum (LOEFFLER) **XXX** = B. dipht. avium (Loffler). Mitth. a. d. k. Gesundheitsamte, T. 2, 1884, p. 421.

— **diphteroïdes** (JUNGANO) **LXIV**. J. D., p. 166.

— diphteroïdes (E. KLEIN) **XLVI**. C. f. B., T. 28, p. 416.

— **disciformans** (ZOPF) **X**. Zimm., II, p. 48. — L. et N., p. 385.

— **duplex** (MORAX) **LII**. A. I. P., 1896, p. 337. — L. et N.

— **dysenteriae** (SHIGA) **XXXII**. Kruse, D. m. W., 1900. — K et W.

— dysenteriae liquefaciens (OGATA) **VII**. C. f. B., 1892, T. 11, p. 264. — Flüg., T. 2, p. 284.

— **Elmassiani LII**. A. I. P., 1899, p. 621.

— endothrix (GUÉGUEN) **XIV**. Acad. des Sc., 1908, 27 janvier.

— de l'entérite infectieuse des veaux (*Groupe paratyphosum*) (MALVOZ) **XXX**. K. et W.

— **enteritidis** (GARTNER) **XXX**. Correspondenzbl. des allg. Aerzt. Vereins von Thüringen, 1888.

— **equi intestinale** (DYAR ET KEITH) **XXXI**. C. f. B., 1re s., T. 16, p. 838.

— *erodiens* (BECKER) *Ap*. C. f. B., 2e s., T. 14, p. 140.

— **erubescens** (B. oogenes hydro. α) (ZÖRKENDÖRFER) **XLI**. A. f. H., T. 16, p. 391.

— erysipelatos suum (LÖFFLER) Migula. Voir Bact. rhusiopathiae suis.

— **erythrogenes lactis** (HUEPPE, GROTENFELDT) **XX**. Fortschr. der Med., 1899, p. 41. — Baginski, D. m. W., 1899, no 11.

— erythromyxa Micrococcus) (ZOPF) **XLI**. Mig., T. 2, p. 487.

— europaeum = Nitrosomonas europaea (WINOGRADSKY). Voir Bact. nitrosoformans.

— *febris exanthematici manchurici* (HORINCHI) *Ap*. C. f. B., 1re s., Or., T. 46, p. 594.

— **ferrugineum** (RULLMANN) **XVI**. C. f. B., T. 24, 1898, p. 465.

— **filamentosum** (JUNGANO) **LXIV**. J. D., p. 167.

— **flavo fuscum** (LEMBKE) **XIV**. A. f. H., T. 26, p. 304.

— **flavum** (FUHRMANN) **XIV**. C. f. B., 2e s., T. 19, p. 217, 233. L. et N., p. 392.

— **flavum** (LUSTIG) **XIV**. Lustig, p. 78.

— **fluorescens** (*B. proteus fluorescens*) (JÆGER) **XVII**. Z. f. H., T. 12, 1892, p. 525.

— **fluorescens n° 7** (LEMBKE). Voir B. oogenes fluorescens γ et ε (Zörk.).

— — **n° 8** (LEMBKE). Voir B. oog. fluoresc. β et δ (Zörkend.).

— — **n° 9** (LEMBKE). Voir B. oog. fluoresc. β et δ (Zörkend.).

Bacterium n° **1** (Ghon, Mucha, Müller) **LVI.** C. f. B., T. 41.
— n° **2** (Ghon, Mucha, Müller) **LVI.** C. f. B., T. 41.
— n° **3** (Ghon, Mucha, Müller) **LX.** C. f. B., T. 41.
— n° **2** (Ghon et Sachs) **LXV.** C. f. B., T. 34 et 35. — J. D., p. 174.
— **glaciale** (Vaughan et Perkins) A. f. H., T. 27, p. 308.
— **glaucum** (Adametz) **X.** = B. canus (Maschek) Adametz.
— **gliserogenum** (Malerba et Sanna Salaris) **XXX.** Giornale internazion. delle scienze med., n° 2, Naples, 1883. — Eiseub., p. 175.
— **gracile** (*B. anaerobius gracilis*) (Lewkowicz) **LXV.** Archiv. de Méd. expérim., 1901. — J. D., p. 181.
— **gracile ethylicum** (Achalme, Rosenthal) **LXIV.** S. de B., 1906.
— **gracile putidum** (Tissier) **LX.** Tissier et Martelly. A. I. P., T. 16, p. 865.
— granulosum. (Lehm. et Neum.) = Kornchenbacillus (Luerssen et Kühn) **L.** C. f. B., 2° s., T. 20, p. 234.
— **granulosum** (Jungano) **LXIV.** J. D., p. 165.
— **granulosum var. acidophilum** (Distaso) **LVI.** A. I. P., 1909, p. 954.
— **graveolens** (Bordoni Uffreduzzi) **XIV** et **XVII.** Fortschritte der Medizin., 1886, p. 157. — Eisenb.
— a (Grassberger) **LI.** Z. f. H., T. 25, 1897, p. 453.
— b (Grassberger) **LI.** Z. f. H., T. 25, 1897, p. 453.
— A (Grigoroff) (= *B. ramosum*) **LXIV.** Th., Paris, 1905.
— A (Guillebeau) Annales de micrographie, T. 2, 1890.
— B (Guillebeau) Annales de micrographie, T. 2, 1890.
— haemoglobinophilum meningitidis spinalis (Carini-Paranhos) **LII.** C. f. B., 1re s., T. 50, p. 607.
— hæmoglobinophilum canis (Friedberger) **LII.** C. f. B., 1re s., T. 33, p. 401.
— **halophilum** (Russell) **VIII.** Z. f. H., T. 11, 1892, p. 200.
— de Hanstedt (*Groupe paratyphosum*) (Fischer) **XXX.** K. et W.
— de Hatton (*Groupe paratyphosum*) (Durham) **XXX.** K. et W.
— **helixoïdes** (Muto) **Tabl. D.** C. f. B., 1re s., Or., T. 37, 1904.
— **helminthoïdes** (Lewkowicz) **LXIV.** Archiv. de Méd. expér., 1901. — J. D., p. 181.
— **helvolum** (Zimmermann) **XIV.** Zimm., I, 1890, p. 52.
— **heminecrobiophilum** (Arloing) **XXXVI.** Compte-rendus de l'Académie des Sciences, Paris, T. 106 et 108.
— hemophilum (Wolff) **LII.** C. f. B., 1re s., Or., T. 33, p. 407.
— **herbicola aureum** (Burri et Düggeli) **XIV.** C. f. B., 2e s., T. 12 et 13. — L. et N.
— **Hermanni VIII.** Hygienische Rundschau, T. 5, 1895, p. 642.
— **Hoffmanni XXXI.** Baumgartens Jahresber., 1891, p. 326.
— **du Hog-Choléra.** Voir Bact. intestinale suis.
— **hydrophilum fuscum** (Sanarelli). **XVI.** C. f. B., T. 9, p. 193.

Bacterium lethale (*B. proteus lethalis*) (BABÈS) **XXVIII** et **XXXVI**. Eisenb., p. 296. — Flüg., T. 2, p. 279.
— **n° 4** (LEUBE) **XXXVI**. Virchow's Archiv., T. 100, p. 563.
— **leucaemiae canis** (LUCET) **XVII**. Journ. de Méd. vétérinaire, T. 42, p. 50.
— **levans** (LEHMANN ET WOLFFIN) **XXX**. A. f. H., T. 21, p. 279.
— **lilacinum** (MACÉ), **XXI**. Macé, T. 2, p. 416.
— **limbatum acidi lactici** (MARPMANN) **XXXII**. Eisenb., p. 161.
— **liquefaciens lactis amari** (FREUDENREICH) **XIV**. Landwirtsch. Jahrb. d. Schweiz, T. 8, 1894. — Koch's Jahresber., 1894, p. 222.
— **littorale** (RUSSELL). **XVI**. Z. f. H., T. 11, p. 199.
— **lividum** (PLAGGE ET PROSKAUER) **XXII**. Z. f. H., T. 2, p. 443.
— **loculosum** (*Fæcherbacillus*) (CLAUSS) **XXXII**. Th. Würzburg. 1889. — Mig., T. 2, p. 408.
— *loxiacida* (TARTAKOWSKY) **XXX**.
— **lucidum** (LEMBKE) **VIII**. A. f. H., T. 26, 1896, p. 303.
— **luciferum** (MOLISCH), **XLIII**. Sitz. d. k. Akad. d. Wissensch. in Wien., T. CXIII, 1904, p. 513.
— luteum (LIST) **XXXVII**. Th. Leipzig, 1885. — Adametz, p. 48.
— du mal de Lure (CARRÉ) **LII**. A. I. P., 1912.
— de la maladie des grouses = Bact. scoticum (KLEIN).
— de la maladie des jeunes chiens (LIGNIÈRES). **XXXII**. Contribution à l'étude des sept. hém. Buenos-Ayres, 1900.
— **mallei** (LÖFFLER) **XLVI**. Traités.
— **mammitidis** (GUILLEBEAU) **XXXI**. Flügge, T. 2.
— **margarineum** (*Diplobacillus capsulatus margarineus*) (JOLLES ET WINKLER) **VII** et **XXXVII**. Z. f. H., T. 20, p. 103.
— margarittaceum (*Perlschnurbacillus*) (MASCHEK) **XXXII**. Maschek. — Mig., T. 2, p. 422.
— mariense (KLIMENKO) **XXX**. C. f. B., 1re s., Or., T. 45, p. 481.
— mediterraneum, voir M. melitensis (BRUCE).
— Mazun (WEIGMANN, GRÜBER ET HUSS) **L**. C. f. B., 2e s., T. 19, p. 70.
— trouvé dans le *melæna neonatorum* (GÆRTNER) *Ap. VI*. C. f. B., T. 15, p. 865.
— **membranaceum amethystinum** (EISENBERG) **XXI**. Mig., T. 2, p. 491.
— **membranaceum amethystinum mobile** (GERMANO) **XXI**. C. f. B., T. 12, 1892, p. 516.
— meningitidis cerebro-spinalis (COHEN) **LII**. L. et N.
— **mesentericum roseum** (KRAL). Zimm., II, p. 26.
— *metarabicum* (GREIG SMITH) *Ap. X*. C. f. B., 2e s., T. 10, p. 61; T. 11, p. 678; T. 15, p. 380.
— miniaceum (ZIMMERMANN) **XX**. Zimm., I, 1890, p. 46. — Mig., T. 2, p. 851.
— **minutissimum** (*Coccobacillus minutissimus gazogenes*) (JACOBSON) **LXV**. A. I. P., 1908, p. 300.

Bacterium olens (MATZUSCHITA) **XXX**. C. f. B., 1re s., T. 29, p. 383. — Matzu.
— oleotuberculosis. Voir Bact. oleae.
— *omnivorum* (VAN HALL) *Ap. X.* C. f. B., 2e s., T. 12, p. 507.
— **oogenes fluorescens** β (ZÖRKENDÖRFER) **XXXIV**. A. f. H., T. 16, 1893.
— — γ (ZÖRKENDÖRFER) **XXXIX**. *Ibid.*
— — δ (ZÖRKENDÖRFER) **XXXIX**. *Ibid.*
— — ε (ZÖRKENDÖRFER) **XXXIX**. *Ibid.*
— opale agliaceum (VINCENZI) **XXXII**. C. f. B., 1re s., Or., T. 50, p. 2.
— **orchiticum** (KUTSCHER) **VII**. Z. f. H., T. 11, 1895, p. 156.
— **oviforme** (*Coccobacillus*) (JACOBSON) **LIX**. A. I. P., 1908, p. 300. — Tissier, A. I. P., 1908. p. 189.
— ozaenae (ABEL) **XXXII**. C. f. B., T. 13. 1893, p. 161.
— n° 4 (PANSINI) **VI**. Virchow's Archiv, T. 122.
— n° 9 (PANSINI) **VII**. Virchow's Archiv., T. 122.
— n° 14 (PANSINI) **VII**. Virchow's Archiv., T. 122.
— n° 15 (PANSINI) **VII**. Virchow's Archiv., T. 122.
— **paradoxum** (*B. n° 13*) (KRUSE ET PASQUALE) **XXX**. Z. f. H., T. 16, p. 1.
— *pararabicum* (GREIG SMITH) *Ap. X.* C. f. B., 2e s., T. 10, p. 61 ; T. 11, p. 678 ; T. 15, p. 380.
— **paratyphosum A** (BRION ET KAYSER) **XXX**. K. et W.
— **paratyphosum B** (SCHOTTMULLER) **XXX**. K. et W.
— paratyphosum C (UHLENHUTH) **XXX**. C. f. B., 1re s., Ref., T. 42, p. 133.
— **parvum liquefaciens** (JUNGANO) **LXIV**. J. D., p. 132.
— **pasteurianum** (HANSEN) **XXXII**. Beijerinck, C. f. B., 2e s., T. 4, p. 211 et 867.
— **perfoetens** (*Coccobacillus anaero. perfœtens*) (TISSIER), **LXV**. Th., Paris, 1900.
— **pertussis** (BORDET ET GENGOU) **LII**. A. I. P., 1906, p. 731. — Traités.
— pertussis Eppendorff (JOCHMANN ET KRAUSE) **LII**. Z. f. H., T. 36, p. 193. — C. f. B., 1re s., Or., T. 32, p. 21.
— de la peste des furets = Bact. mustelae septicum (E. ET S.).
— **de la peste des poissons rouges** (CERESOLE) **XX**. C. f. B., T. 28, 1900, p. 305.
— de la peste des truites. Voir B. salmonicida (KRUSE).
— **pestis** (YERSIN) **XXXII**. Traités.
— **phaseoli** (SMITH) **XXXVI**. Proceed. of the Amer. Ass. f. the adv. of. Sc., T. 46, 1897. — Mig., T. 2, p. 776.
— phasianidarum mobile (ENDERS) **XXXI**. C. f. B., 1re s., R., T. 34, p. 384.
— **phasiani septicum** (KLEIN) **XXXI**. Flüg., T. 2, p. 410.
— **phosphorescens caraïbicum** (FISCHER) **XLIII**. Z. f. H., T. 2, p. 89.

Bacterium proteolyticum (Choukévitch) **VII**. A. I. P., 1911, p. 247.
— **pseudodiphteriticum** (Hoffmann) **XLVII**. Versamml. deutscher Naturf. u. Aerzte, Wiesbaden, 1887.
— **pseudodiphtericum gazogenes** (Jacobson) **XLVI**. A. I. P., 1908, p. 300.
— pseudo-influenzae (Pfeiffer) **LI**. Voir Bact. influenzae.
— pseudo-mallei. Voir Bact. orchiticum (Kutscher).
— pseudo-melanosis (Ernst) **VIII**. Virchow's Archiv., T. 152, p. 148.
— **pseudo-pestis** (Neumann) **XXXII**. Z. f. H., T. 45, p. 452.
— **pseudo pneumonicum** (Passet) **XXXII**. Mig., T. 2, p. 396.
— **pseudoramosum** (Distaso) **LXIV**. C. f. B., Or., T. 59, p. 101.
— **pseudotuberculare orchiphlogogenes** (Cagnetto) **XXXI**. A. I. P., 1905, p. 449.
— **pseudotuberculosis liquefaciens** (Du Cazal et Vaillard) **VIII**. A. I. P., 1891, p. 353.
— **pseudotuberculosis ovis** (Preicz, Guinard) **XLVI**. Preicz, A. I. P., 1894, p. 231. — Nocard, A. I. P., 1896, p. 609.
— pseudotuberculosis murium (Kutscher) **XLVI**. Z. f. H., T. 18.
— **pseudotuberculosis rodentium** (Pfeiffer) **XXX** et **XXXII**. Ueber die bacilläre Pseudotuberkulose bei Nagethieren. Leipzig, 1889. — Preicz, A. I. P., 1894, p. 231. Macé, T. 2.
— pseudotuberculosis similis (Courmont) **XXX**. S. de B., 16 mars 1889.
— pseudotyphosum n° 1 à n° 5 (Loesener) **XXX**. K. et W.
— pseudoviolaceum (*pseudomonas pseudoviolacea*) (Migula) **XXI**. Mig., T. 2, p. 943.
— psittacosis (*Groupe paratyphosum*) (Nocard) **XXX**. K. et W.
— **punctatum** (Zimmermann) **VIII**. Zimm., I, 1890, p. 38. — Mig., T. 2, p. 717.
— **putidum** (Lehmann et Neumann) **XXXIX**. L. et N.
— **putidum splendens** (Bernabei) **XXVIII**. C. f. B., T. 17, 1895.
— **pyelonephritidis bovis** (Enderlen, Hoeflich) **XLVI**. Ernst, C. f. B., 1re s., Or., T. 40, p. 90. — Glage, p. 157.
— pyocinnabareum (Ferchmin) **XX**. C. f. B., 1re s., R., T. 13, 1893, p. 103.
— **pyocyaneum** (Gessard) **XVI** et **XVII**. Th., Paris, 1882. — Traités.
— pyogenes (Grips) = Bact. pyogenes suis.
— pyogenes bovis (Künnemann) = Bact. pyogenes suis.
— pyogenes caprae (Dammann et Freese) **LII**. C. f. B., 1re s., T. 43, p. 575.
— *pyogenes fœtidum* (Passet). Untersuchungen über eitrige Phlegmone. Berlin, 1885.
— **pyogenes fœtidum liquefaciens** (Lanz) **VIII**. C. f. B., T. 14, 1893, p. 269.

Bacterium rubescens (JORDAN) **XLI**. Experim. investig. by the State board of Health of Massachusetts, Boston, 1890, p. 835. — Mig., T. 2, p. 860.
— **rubidum** (EISENBERG) **XX**. Eisenb.
— **rubro-fuscum** (*Halibacterium*) (FISCHER) **LIII**. Fischer. Die Bakt. d. Meeres, 1894, p. 36.
— **rubrum** (MIGULA) **XLI**. Mig., T. 2, p. 488.
— rubrum balticum = Bact. kieliense (BREUNIG).
— de Rumpfleth (*Groupe paratyphosum*) **XXX**. K. et W.
— **saliphilum** (MATZUSCHITA) **XIV**. C. f. B., 1re s., T. 29, p. 385. — Matzu.
— **salivarium septicum** (BIONDI) **XXIX**. Z. f. H., T. 2, 1887, p. 196.
— **salmonicida** (LEHMANN ET NEUMANN) **X**. L. et N.
— **sapolacticum** (EICHHOLZ) **XXXIX**. C. f. B., T. 9.
— **Santorii XX**. Ann. d'Igiene sperim., VI, 1896.
— de la Schweineseuche (LOEFFLER ET SCHÜTZ) **XXXII**. = Bact. suicida (Migula).
— **sardinæ** = cocco-bac. rouge de la sardine (AUCHÉ). S. de B., 1894, s. 10, I, p. 16.
— **Schrœderi** (SCHRŒDER ET COTTON) **LIII**. Amer. veterin. Rev., nov. 1911.
— scissum (FRANKLAND) **XXXIX**. Z. f. H., T. 6, 1889, p. 399.
— **scoticum** (KLEIN) **XXXI**. C. f. B., T. 4, 1889, p. 36 et T. 7, p. 81.
— septatum (GELPKE) (= B. Xerosis) **XLVI**. A. B. I. K., T. 2, n° 2, 1898.
— septicaemiae (KOCH, GAFFKY). Voir Bact. chol. gallin.
— septicaemiae haemorragicae (HUEPPE). Voir Bact. chol. gallin.
— de la septicémie des canaris. Voir Bact. canariense (RIECK).
— de la septicémie hémorragique des bovidés. Voir Bact. multocidum.
— de la septicémie hémorragique du cheval (LIGNIÈRES) **XXXII**. Contribution à l'ét. d. sept. hém. Buenos-Ayres, 1900.
— **de la septicémie des veaux** (*Groupe paratyphosum*) (THOMASSEN) **XXX**. A. I. P., 1897, p. 523. — Macé, T. 2, p. 219. — K. et W.
— **septicum putidum** (ROGER) **VIII**. Revue de Méd., 1891, p. 10.
— **septicum hominis** (MIRONOW) **XXXVI**. C. f. Gynæcol., T. 16, p. 817.
— **septicum ulceris gangrænosi cutis** (BABÈS) **XIV**. Septische Prozesse des Kindesalters, 1889. — Eisenb., p. 328.
— **serpens** (VEILLON ET ZUBER) **LVI**. Arch. de Méd. expérim., 1898. — J. D.
— **n° 5** (SIEBERT) **XIV**. Th., Würzburg, 1894, p. 13. — Mig., T. 2, p. 456.
— **singulare** (LOSSKI) **XXXVI**. Th., Dorpat, 1893, p. 45. — Mig., T. 2, p. 819.

Bacterium thermophilum n° 5 (Tsiklinsky) **XLIX**. A. I. P., 1903, p. 216, et 492.
— — n° 6 (Tsiklinsky) **XLIX**. A. I. P., 1903, p. 216 et 492.
— — n° 16 (Tsiklinsky) **XLIX**. A. I. P., 1903, p. 216 et 492.
— — aquatile n° 1 (Tsiklinsky) **XLIX**. A. I. P., 1899, p. 788.
— — — n° 3 (Tsiklinsky) **XLIX**. A. I. P., 1899, p. 788.
— — — n° 4 (Tsiklinsky) **XLIX**. A. I. P., 1899, p. 788.
— — — n° 5 (Tsiklinsky) **XLVIII**. A. I. P., 1899, p. 788.
— tholoeideum (Gessner) **XXXII**. A. f. H., T. 9, p. 129.
— **tortuosum** (Debono) **LIX**. C. f. B., 1re s., Or., T. 62, p. 229.
— **tremelloïdes** (Tils) **XIV** et **XXXVII**. Z. f. H., 1890. — Mig., T. 2, p. 823.
— n° 15 (Troïli Petersson) **L**. Z. f. H., T. 32, p. 368.
— **truncatum** (*n° XIX*) (Adametz) **XXXII**. Landwirtschaftliche Jahrbücher, 1889. — Mig., T. 2, p. 407.
— **tuberculosis** (Koch) **LI**. Traités.
— tuberculosis zooglœicae (Malassez et Vignal) **XXX**. Archives de physiologie, 1883 et 1884. — Macé, T. 2.
— **tuberigenum** n° 3 (Gonnermann) **XVI**, Landw. Jahrb., T. 23, p. 656.
— **tuberigenum** n° 7 (Gonnermann) **XXXVIII**. Landw. Jahrb., T. 23, p. 656.
— **turcosa** (*Türkisfarbener Bac.*) (Tataroff, Zimmermann) **XIV**. Zimm., II, 1894. — Mig., T. 2, p. 937.
— **typhi murium** (*Groupe paratyphosum*) (Loeffler) **XXX**. C. f. B., T. 11, 1892. — K. et W.
— **typhosum** (Eberth, Gaffky) **XXX**. Traités.
— **ulceris cancrosi** (Ducrey) **LII**. (B. du chancre mou). Traités.
— **variabile** (Distaso) **LXV**. C. f. B., 1re s., Or., T. 59.
— **varicosum conjunctivae** (Gombert) **VII**. Th., Montpellier, 1889.
— **variegatum** (Distaso) **LIX**. C. f. B., 1re s., Or., T. 59.
— *vascularum* (Smith) *Ap*. X. C. f. B., 2e s., T. 13, p. 756.
— ventriculi (Rackzynski) **XXXI**. Eisenb., p. 192.
— **ventriosum** (Tissier) **LXIV**. A. I. P., 1908, p. 189.
— **vesicae** (Deeleman) **XXVII**. C. f. B., 1re s., Or., T. 26, p. 542.
— **violaceum** (Schröter, Lehmann) **XXI**. L. et N., p. 403.
— violaceum laurentium (Jordan) **XXI**. Experim. investig. by the State board of Massachusetts, 1890. — Mig., T. 2, p. 944.
— **virescens** (Dangeard), **VIII**. Billiard. Bull. de la Soc. botanique T. 56, 1909, p. 322 et 328. — Macé, T. 2, p. 418.
— **viridans** (Symmers) **XVII**. Brit. med. Journ., 1891, p. 1552.

Coccobacillus hémophile (ROSENTHAL) **LI**. Th., Paris, 1900.
— minutissimus gazogenes (JACOBSON). Voir Bact. minutissimum.
— mobilis non liquefaciens (CHOUKÉVITCH) **XXVIII**. A. I. P., 1911, p. 345.
— de la péripneumonie (NOCARD ET ROUX) **LI**. Traités.
— proteolyticus mobilis (CHOUKÉVITCH). Voir Bact. proteolyticum.
— rouge de la sardine (AUCHÉ) = Bact. sardinae.
— rouge pathogène de Santori = Bact. Santorii.
Coccus. Voir Micrococcus.
— A (FOUTIN). Voir M. typhoïdeus. (Mig.)
— B (FOUTIN). Voir B. nubilus (Mig.).
— rouge de (MASCHEK). Voir M. carneus (ZIMMERMANN).
Cornstalk disease. Voir Bact. Billingsi.
Corynebacterium. Voir Bacterium.
— vaccinae (GALLI-VALERIO) **XLV**. C. f. B., 1re s., Or., T. 36. p. 465.
— variolae (GALLI-VALERIO) **XLV**. C. f. B., 1re s., O., T. 36, p. 465.
Cryptococcus. Voir Micrococcus.
Diplobacillus. Voir Bacterium et Bacillus.
— de la conjonctivite (MORAX) = Bact. duplex.
Diplococcus. Voir Micrococcus.
— capsulatus margarineus (JOLLES ET WINKLER) = Bact. margarineum.
— jaune orangé de Steinschneider **XI**. B. k. W., 1890, p. 553.
— pleuropneumoniae equi (SCHUTZ) **XXVI**. Glage.
— pneumoniae (WEICHSELBAUM) = M. Pasteuri.
— pyogenes (PASQUALE). Voir M. sanguineus (MIG.).
— roseus (EISENBERG). Voir M. roseus (BUMM).
— ureae non pyogenes trifoliatus (ROYSING) = M. ureae trifoliatus.
Discomyces equi (RIVOLTA). Voir M. ascoformans (JOHNE).
Entérocoque (THIERCELIN) = M. ovalis (Escherich).
Erythrobacillus pyosepticus (FORTINEAU) = Bact. pyosepticum **XX**.
Fächerbacillus (CLAUSS). Voir Bact. loculosum.
Fleischfarbiger Bazillus. Voir B. carnosus (TILS).
Glycobacter peptolyticus (WOLMANN). **XXVII**. A. I. P., 1912, p. 610.
Goldgelber Wasserbacillus (ADAMETZ). Voir Bact. chryseum.
Granulobacter pectinovorum (BEIJERINCK). Voir B. pectinovorus.
Grauer Bacillus (MASCHEK). Voir Bact. glaucum.
Grauer coccus (MASCHEK). Voir M. subgriseus.
Grüngelber Bacillus (TATAROFF). Voir Bact. chlorinum.
Halibacterium. Voir Bacterium et Spirillum.
Jequirity bacillus (SATTLER). Voir B. Sattleri.
Karminroter Bacillus (TATAROFF) = B. kermesinus.
Kornchenbazillus. Voir Bact. granulosum (LUERSSEN ET KUHN).
Lactobacillus caucasicus (BEIJERINCK). Voir Bact. caucasicum.

Micrococcus anaerobius minimus (GIOELLI). Voir minimus (G.). Arch. italiano di Ginecologia, 1907 et 1908.
— anaerobius (STERNBERG). Voir M. sputigenus an (St.).
— **anaerobius micros** (LEWKOWICZ) ⊥ **X**. Arch. de med. exper. 1901. — J. D., p. 196.
— *annulatus* (KERN) *Ap. XII*. A. B. I. K., T. 1, p. 490.
— aquatilis (BOLTON) **XXIV**. Z. f. H., T. 1, 1886, p. 94.
— aqueus = M. n° 25 (LEMBKE). **I**. A. f. H., T. 26, p 317.
— argenteus = M. n° 27 (LEMBKE). **I**. A. f. H., T. 26, p. 318.
— **asaccharolyticus** (Staphylococcus) (DISTASO) **LXI**. C. f. B., 1re s., Or., T. 62, p. 445.
— **ascoformans** (JOHNE) **XI** (= Ascococcus equi). Bericht über das Veterinarwesen im Konigreich Sachsen f. d. Jahr 1884. — Mig., T. 2, p. 116.
— asper = M. n° 4 (SIEBERT) **XXV**. Th., Würzburg, 1894.
— **aurantiacus** (SCHRŒTER) **XXXIII**. Mig., T. 2, p. 119.
— **aurantiacus sorghi** (BRUYNING) **XXXIII**. Arch. Néerl. des sc., série 2, T. 1.
— baccatus = M. n° 18 (LEMBKE) **XXIV**. A. f. H., T. 26, p. 311.
— **badius** (LEHMANN ET NEUMANN) **XV**. L. et N.
— banani (coccus) (DISTASO). C. f. B., 1re s., Or., T. 59, p. 48.
— *Beckeri* = M. der Osteomyelitis (BECKER). *Ap. XII*. D. m. W., 1883, p. 665.
— Beigelii (SCHRŒTER). Pilze-Flora von Schlesien, 1886, p. 152.
— *beri-beri* (PECKELHARING) *Ap. XII*. D. m. W., T. 87, p. 845.
— **bicolor** (KERN) **XL**. A. B. I. K., T. 1, 1897. — Mig. T. 2, p. 175.
— **bicolor** (ZIMMERMANN) **XI** Zimm. — L. et N., p. 252.
— Billrothii (ascococcus (COHN). Beiträge z. Biol. d. Pflanzen, T. 3, ou I, 3.
— **Biskra** (DUCLAUX ET HEYDENREICH) **XI**. Annales de dermatologie, juillet 1884.
— blanc à colonies foliacées (LEGRAIN). I° Th., Nancy, 1888. — Macé, T. 1, p. 539.
— botryogenes (RABE). Voir M. ascoformans (JOHNE).
— *bovinus* = M. der Lungenseuche der Rinder (POELS) *Ap. XIII*. Fortschr. d. mediz., 1886, p. 217.
— *bovis* = M. der seuchenhaften Hæmoglobinurie des Rindes (Babès) *Ap. XIII*. Virchow's Archiv., T. 115, p. 81.
— brassicae (= Bact. brassicum) (WEHMER) **XXV**. C. f. B., 2e s., T. 10 et 14.
— **buccalis** [*streptoc.*] (ROGER) **XLV**. P. M., 1909, p. 97.
— *butyri* (Tetracoccus) (v. KLECKI) *Ap. XIII*. C. f. B., 1re s., T. 15, p. 360.
— butyri (KEITH) = M. butyri aromafaciens.
— **butyri aromafaciens** (KEITH) **I**. C. f. B., 2e s., T. 8, p. 584.
— **candicans** (FLUGGE) **XXIV**. Flüg. — Mig., T. 2, p 47.
— candidus (COHN) **XXIV**. Mig., T. 2.

Micrococcus citreus rigensis (Bazarewsky) **XI**. C. f. B., 2e s., T. 15, p. 5.
— **claviformis** (Diplococcus) (Besser) **XXXIII**. Ziegler's Beiträge, T. 6, p. 348.
— coccineus (M. n° 6) (Adametz) **XL**. Landwirt. Jahrb., 1889. T. 18, p. 239.
— **coli brevis** (Streptococcus) (Escherich) **XI**. Die Darmbakterien des Saüglings und ihre Beziehungen zur Physiologie der Verdauung. 1886, p. 86.
— *commensalis* (Diplococcus) (Turró) *Ap. XIII*. C. f. B., 1re s., T. 16, p. 1.
— concentricus (Zimmermann) **XXIV**. Zimm. 1890.
— *confluens* (Kern) *Ap. XII*. A. B. I. K., T. 1, p. 494.
— conjunctivae (Migula). Voir M. liquefaciens conjunctivae (Gombert).
— **conjunctivae** (Diplococcus) (Verderame) **Tableau B**. C. f. B., 1re s., Or., T. 54, p. 543.
— corallinus (Catani) **XVIII**. C. f. B., T. 23, 1898, p. 308. — Mig., T. 2, p. 197.
— **coralloïdes** (Zimmermann) **I**. Mig., T. 2, p. 109.
— **coronatus** (Flügge) **I**. Flüg., Mig., T. 2, p. 140.
— corrugatus (Dyar) **XI**. Matz., p. 210.
— coryzae (Hajek) **XXIV**. B. k. W., 1888. — Eisenb.
— **crassus** (Jaeger). **XLV**. D. m. W., 1896, p. 423.
— **cremoïdes** (Zimmermann) **I**. Mig., T. 2, p. 145.
— *cretaceus* (Henrici) *Ap. XIII*. Th., Bâle, 1894.
— cristatus (Glage) **I**. C. f. B., 1re s., B., T. 23, p. 790.
— cumulatus (Kern) **XVIII**. A. B. I. K., T. 1, 1897, p. 497. — Mig., T. 2, p. 180.
— cumulatus tenuis (Besser) **XXIV**, Ziegler's Beiträge, T. 6. — Eisenb.
— cupularis (Lembke) **XI**. A. f. H., T. 29, 1897, p. 331.
— **cupuliformis** (Lembke) **XXXIII**. — Mig., T. 2, p. 213.
— cyaneus (Schröter) **XLII**. Schrœter, p. 145.
— cyanogenus (Pammel et Combs) **XLII**. C. f. B., 2e s., T. 2, p. 764.
— *cyclops* (Henrici) *Ap. XIII*. Th., Bâle, 1894.
— cystiopœus (Muller-Thurgau). C. f. B., 2e s., T. 20, p. 463.
— **cytophagus** (Merker) **LIII**. C. f. B., 2e s., T. 31. Nos 23-25.
— decalvans (Bacterium) (Thin) **I**. Monatshefte für prakt. Dermatol., 1885, n° 28.
— decolor (= M. n° 22 (Lembke) **I**. A. f. H., T. 26, p. 314.
— *dendroporthos* (Ludwig). *Ap. XVI*. C. f. B., 1re s., T. 10, p. 1.
— **diffluens** (Schröter) **XXXIII**. Schrœter, p. 144.
— *dissimilis* (Dyar) *Ap. XII*. Mig., T. 2, p. 118.
— *eburneus* (Henrici) *Ap. XIII*. A. B. I. K., T. 1, p. 470. — Mig., T. 2, p. 71.
— **endocarditis rugatus** (Weichselbaum) **XLV**. Beiträge zur Patholog. Anatomie und zur allgem. Pathologie, T. 4, p. 164. — Eisenb.

Micrococcus gazogenes alcalescens (LEWKOWICZ) **LVII** = M. parvulus (V. et Z.).
— *gelatinogenus* (BRAUTIGAM) *Ap. XIII.* Pharmaceut. Central., T. 91, p. 30. — Mig., T. 2, p. 78.
— giganteus urethrae (LUSTGARTEN ET MANNABERG) **XXV**. Eisenb.
— *gigas* (FRANKLAND) *Ap. XII.* Mig., T. 2, p. 157.
— *gilvus* (HENRICI) *Ap. XIII.* Th., Bâle, 1894.
— *gilvus* (LOSSKI) *Ap. XIII.* Mig., T. 2, p. 132.
— **gingivae pyogenes** (MILLER) **XXXIX.** Miller. — Mig., T. 2, p. 68.
— **glandulosus** (WEISS) **I.** A. B. I. K., T. 2, n° 3.
— *globosus* (KERN) *Ap. XIII.* A. B. I. K., T. 1, p. 469.
— **gonorrheae** (NEISSER) **LII.** Traités.
— **gracilis** (Streptococcus coli gracilis) (ESCHERICH) **I.** Die Darmbakterien des Saüglings., 1886. — Eisenb.
— *granulosus* (KERN) *Ap XIII.* A. B. I. K., T. 1, p. 433.
— **A** (GRIGOROFF) **LVII.** Thèse, Paris, 1905.
— **griseus non liquefaciens** (TISSIER ET MARTELLY) **XXIV.** A. I. P., 1902. — Macé, T. 1, p. 597.
— *grossus* (HENRICI) *Ap. XIII.* Th., Bâle, 1894, p. 70.
— *gummosus* (HAPP) *Ap. XIII.* Th., Berlin, 1893.
— *haematodes* (BABÈS) *Ap. XIV.* Flüg., T. 2, p. 182.
— **haemorrhagicus** (KLEIN) **XV.** C. f. B., T. 22, 1897, p. 81.
— **halensis** (KOZAÏ) **I.** Z. f. H., T. 31, p. 372 et T. 38, p. 386.
— **Hauseri** (ROSENTHAL) **XXXIII.** Ernst, Th, Berlin, 1893. — Mig., T. 2, p. 80.
— van Harrevelti (Diplococcus) **Tableau B.** C. f. B., 1re s., Or.
— *helvolus* (HENRICI) *Ap. XIII.* Th., Bâle, p. 77.
— **hemophilus albus** (Diplococcus) (DEGUY ET LEGROS) **I.** Legros, Th., Paris, 1900.
— *hollandicus* (Streptococcus) (SCHOLL) *Ap. XIV.* L. et N.
— *humidus* = M. n° 2 (ADAMETZ). *Ap. XIII.* Jahrb. Landw. T. 18, p. 239.
— inconspicuus (HENRICI) *Ap. XIII.* Th., Bâle, p. 64.
— *influenzae* (= M. n° 2 Fischel). *Ap. XII.* Zeitschr. f. Heilk., T. 12.
— **intracellularis meningitidis** (WEICHSELBAUM) **XLV** et **LII.** Tr.
— involutus (Streptococcus) (KURTH) **XXV.** A. K. G., T. 8, 1893, n° 3.
— *iris* (HENRICI) *Ap. XIII.* Th., Bâle, p. 67.
— **jaune non liquéfiant de l'urètre** (LEGRAIN) **XXXIII.** Th., Nancy, 1888. — Macé, T. 1, p. 536.
— **Jungani** (Staphylocoque) **LVII.** S. de B., 1907. — J. D., p. 194.
— lacteus (HENRICI) **I.** A. B. I. K., T. 1, n° 1, 1894, p. 74.
— lacteus faviformis (FLUGGE) (= Milchweisser Diplococcus (BUMM) — Flüg., T. 2, p. 182.
— lactis (Streptococcus) (LISTER). Voir M (Str.) acidi lactici (GROTENFELDT).

Micrococcus (sta.) mastitidis albus (GUILLEBEAU) **I.** Macé, T. 1, p. 551.
— (sta.) mastitidis aureus (GUILLEBEAU) **XI.** Voir Lœhnis.
— **mastitidis** (Streptococcus) (NOCARD ET MOLLEREAU) **XXV** et **XXVI.** Nocard et Mollereau, A. I. P., 1887. — Macé, T. 1, p. 551.
— **melanocyclus** (Merker) **LIII.** C. f. B., 2e s., T. 31, nos 23-25.
— **melanogenes** (Streptococcus) (SCHLEGEL) **XXVI.** Glage.
— **melitensis** (BRUCE) **XLIV.** Traités.
— **meningitidis** (BONOME) **XXV.** Arch. per le scienze Med., 1890, T. 13, p. 431.
— **meningitidis aurantiacus** (WYSSOKOWITCH) **XI.** Rousski Wratch, 1895, p. 29.
— **meningitidis equi** (Streptococcus) (OSTERTAG) **XXVI.** Glage.
— **mesenterioïdes** (CIENKOWSKI) **XXV.** Macé, T. 1, p. 641.
— minimus (BESSER) **XXIV.** Ziegl. Beiträge, T. 6, p. 348.
— **minimus** (GIOELLI) **LXI.** C. f. B., 1re s., R., T. 42, p. 595.
— **minor** (= Porzellancoccus) (ESCHERICH) **XXIV.** Die Darmbakterien d. Säuglings, Wien., p. 96.
— *mucilaginosus* (SCHUTZ) *Ap. VIII.* Arch. f. Tierheilk., T. 12, n° 1.
— **mucosus** (Streptococcus) (HOWARD ET PERKINS) **XXV.** Journ. of med. research, 1901, T. 6.
— *nacraceus* (= perlmutterglanzender diplococcus) (TATAROFF) *Ap. XIII.* Th., Dorpat, 1891, p. 70.
— *nasalis* (Streptococcus) (HACK) *Ap. XIII.* Strauch's Monatschr. f. Ohrenheilk., T. 21, p. 187.
— **neoformans** (DOYEN) **I.** Le M. neoformans et les néoplasmes. Paris, 1903. — Macé, T. 1, p. 546.
— **nigrescens** (CASTELLANI) **XV.** The British journ. of Dermatology, 1911, T. 23, p. 341.
— *nitidus* (KERN) *Ap. XII.* A. B. I. K., T. 1, p. 476.
— nitrosus (WINOGRADSKY). Voir Bact. nitrificans.
— niveus (HENRICI) *Ap. XIII.* Th., Bâle, p. 66.
— **nubilus** (MIGULA) **XXIV.** (= Coccus B (Foutin). C. f. B., T. VII, 1890). — Mig., T. 2, p. 60.
— *obscœnus* (KERN) *Ap. XII.* A. B. I. K., T. 1, p. 473.
— *ochraceus* (ROSENTHAL) *Ap. XIII.* Th., Berlin, 1893, p. 22.
— **ochroleucus** (PROVE) **XI.** Cohn's Beitrage zur Biologie, T. 4, n° 3, 1887, p. 409.
— *odoratus* (HENRICI) *Ap. XIII.* Th. Bâle, 1894, p. 73.
— *odorus* (HENRICI) *Ap. XIII.* Th., Bâle, 1894, p. 71.
— *olens* (HENRICI) *Ap. XII.* Th., Bâle, 1894, p. 71
— **orbiculus** (TISSIER) **LXI.** A. I. P., 1908, p. 189. — J. D., p. 191.
— *osteomyelitidis* (BECKER) (= *M. Beckeri*).
— *ovalis* (KERN) *Ap. XII.* A. B. I. K., T. 1, p. 500.
— **ovalis** (ESCHERICH) (Entérocoque) **XXV.** Beitrage zur Kenntniss der Darmbakterien. Stuttgart, 1886. — Muench. med Wochenschr., 1886, p. 43.

Micrococcus pyogenes citreus (Staphylococcus) (Passet) **XI**. Trait.
— pyogenes tenuis (Rosenbach) = M. Pasteuri.
— pyogenes ureae (Roysing). Voir M. ureae pyogenes
— pyosepticus (Richet et Héricourt) **I**. Archives de méd. expérim., 1889, p. 673. — Macé, T. 1, p. 454.
radiatus (Flugge) **I**. Flüg., 1886, p. 176.
— Reesii (Rosenthal) **I**. Mig., T. 2, p. 94.
— regularis (Weiss) **XXIV**. A. B I. K., T. 2, 1902, fas 3/4.
— **reniformis** (Cottet) **LVII**. Th., Paris, 1899. — J. D., p. 192.
— *resinaceus* (Kern) *Ap. XIII*. A. B. I. K., T. 1, p. 487.
— *rhenanus* (Burri) *Ap. XII*. Mig., T. 2, p. 109.
— rheumaticus (Walker et Beaton) **XXV**. C. f. B. 1re s. Reg.
— rhodochrous (Zopf) **XL**. Berichte der Deutsch. Bot. Gesellsch. T. 9, 1891. — Mig., T. 2, p. 162.
— rosaceus (Frankland) **XVIII**. Frankland. — Mig., T. 2, p. 183.
— *n° 1* (Rosenthal) *Ap. XII*. Z. f. H., T. 5, p. 166.
— *n° 2* (Rosenthal) *Ap. XV*. Z. f. H., T. 5. p. 166.
— *roscidus* (= M. n° 1 (Adametz) *Ap. XIII*. Landw. Jahrb., T. 18, p. 238.
— rosettaceus (Zimmermann) **XXIV**. Zim. 1890. — Mig., T. 2, p. 48.
— roseo-fulvus (Lehmann et Neumann) = var. de M. roseus (Bumm). L. et N.
— *roseopercinicus* (Roter Coccus) (van Ermenghem) *Ap. XII*. Mig., T. 2, p. 184.
— **roseus** (Bumm) **XVIII**. Bumm. — Flüg.
— *rubellus* (Migula) *Ap. XIII*. Mig., T. 2, p. 169.
— **rubescens** (n° 20) (Lembke) **XL**. A. f. H., T. 26, 1896. — Mig., T. 2, p. 208.
— rubidus (Hefferan) C. f. B., 2e s., T. 11, p. 319.
— rubiginosus (Kern) **XVIII**. A. B. I. K., T. 1, 1897, p. 492. — Mig., T. 2, p. 182.
— saccatus (Migula). Voir M. albus liquefaciens (Besser).
— **salivarius pyogenes** (Biondi) **XI**. Z. f. H., 1887, p. 194. — Eisenb.
— **salivarius septicus** (Biondi) **XXIV**. Z. f. H., 1887, p. 194. — Eisenb.
— **sanguineus** (Pasquale) **XL**. Giornale medico del R. esercito e della R. marina, 1890. — Baumgarten's Jahresbericht, 1891.
— *saprogenes vini n° 1* (Kramer) *Ap. XII*. Kramer, p. 139.
— *saprogenes vini n° 2* (Kramer) *Ap. XII*, Kramer, p. 140.
— *sarcinoïdes* (Migula). *Ap. XIII*. Mig., T. 2, p. 168.
— scariosus (M. n° 2) (Siebert) **I**. Th., Würzburg, 1894.
— scarlatinus (Migula) **XL**. Mig., T. 2, p. 173.
— scarlatinosus (Klein) = M. (str.) pyogenes.
— **Schwarzenbecki** (Streptococcus) (Graf et Wittneben) **LXI**. C. f. B., 1907, p. 97. — J. D., p. 190.
— **septicus liquefaciens** (Streptococcus) (Babès) Str. septicus (Migula). **I**. Babès. — Mig., T. 2.

Micrococcus tetragenus subflavus (BESSER). **Tableau F.** Ziegler's Beitrage, T. 6, p. 347.
— tetragenus tardissimus (ALTANA). C. f. B., 1re s., R., T. 47. p. 44 [var. de M. tetragenus (Gaffky)].
— *tetras* (HENRICI) *Ap. XIII.* Th., Bâle, 1894.
— trachomatis (SATTLER ET MICHEL) **XXIV.** Baumgarten, Lehrbuch der pathologischen Mykologie, T. 1, 1890.
— **n° 32** (Troïli-Petersson) **XI.** Z. f. H., T. 32, p. 368.
— tritici (KÖCK). Monatshefte f. Landwirtschaft, 1909, p. 247.
— tuberosus. Voir M. n° 23 (LEMBKE).
— **typhoïdeus** (= M. A. FOUTIN) **XVIII.** C. f. B., 1re s., R., T. 7, 1890, p. 373.
— **ureae** (COHN) **XIV.** Virchow's Arch., T. 100, p. 560.
— **ureae liquefaciens** (BURCHARD) **I.** Flüg., 1886, p. 169. — Burchard, A. f. H., T. 36.
— ureae non pyogenes trifoliatus (ROVSING) **XXV.** Die Blasenentzündungen, ihre Actiologie, Pathogenese und Behandlung, 1890.
— ureae pyogenes (Streptococcus) (ROVSING) **XXV.** *Id.*
— utriculosus. Voir M. n° 20 (LEMBKE).
— **vaginitidis** (OSTERTAG) **XXVI.** Glage.
— varians lactis (CONN) **I.** Lafar, Technik Mykol, T. 2.
— *vermiformis* (Streptococcus) (MASCHEK) *Ap. XII.* Maschek.
— *vesicae* (HEIM) *Ap. XIII.* Heim, p. 297. Mig., T. 2, p. 84.
— **versicolor** (FLUGGE) **XXXIII.** Flüg. — Eisenb.
— vesicosus (WEISS) **I.** A. B. I. K., T. 2, n° 3/4.
— vesiculiferus. Voir M. n° 28 (LEMBKE).
— violaceus (COHN) **XLII.** Maschek.
— **viridis flavescens** (GUTTMANN) **XXXIII.** Virchow's Archiv., T. 107, p. 261.
— **viticulosus** (KATZ) **XXIV.** Flügge. — Mig. T. 2, p. 53.
— vulgaris (WEISS) **XXIV.** A. B. I. K., T. 2, 1902, n° 3/4.
— **xanthogenicus** (Cryptococcus) (DOMINGOS FREIRE) **XI.** Rech. sur la cause de la fièvre jaune. Rio de Janeiro, 1898.
— **xerophilus** (GLAGE) **XI.** C. f. B., 1re s., R., T. 23, p. 790.
— *zonatus* (HENRICI) *Ap. XIII.* Th., Bâle, 1894, p. 68.
— **zymogenes** (MAC CALLUM ET HASTINGS) **I.** C. f. B., 1re s., T. 25, p. 384 et T. 30, p. 353.

Morocoque (UNNA) = Micrococcus cutis communis (Welch).
Nekrosebacillus (BANG). Voir Bact. necrophorum.
Nitrobacter (WINOGRADSKY). Voir Bact. nitrificans.
Nitrosomonas (WINOGRADSKY). Voir Bact. nitrosoformans.
Paraplectrum fœtidum. Voir Bac. anaerobius fœtidus (Weigmann).
Pasteurella. Voir tabl. XXXII (groupe des sept. hém.).
Pediococcus. Voir Micrococcus.
Perlschnurbacillus (MASCHEK). Voir Bact. margarittaceum.
Photobacterium. Voir Bacterium et Spirillum.

Sarcina citrea conjunctivae (VERDERAME) XXXIV. C. f. B., 1re s., Or., T. 59, p. 377.
— citrina (GRUBER) XXXIV. A. B. I. K., 1895, p. 239.
— equi (STUBENRATH) XII. Das Genus Sarcina, Munich, 1897.
— erythromyxa (KRAL) XL. L. et N., p. 211.
— flava (DE BARY) XII. Vorlesungen über Bakterien, 1887. — Mig., T. 2.
— flava (*Races non liquéfiantes*) (DE BARY) XXXIV. Vorlesungen über Bakterien, 1887. — Mig., T. 2.
— flavescens (HENRICI) XII. A. B. I. K., T. 1, 1894, p. 91.
— fulva (STUBENRATH) XV. Das Genus Sarcina, Munich, 1897. — L. et N., p. 203.
— gasoformans (GRUBER) XXXIV. A. B. I. K., T. 1, 1895, p. 239.
— gigantea (KERN) XII. A. B. I. K., T. 1, 1897, p. 508.
— incana (GRUBER) II. A. B. I. K., T. 1, 1895, p. 239.
— incarnata (GRUBER) XL. A. B. I. K., T. 1, 1895, p. 239.
— intermedia (GRUBER) XXXIV. A. B. I. K., T. 1, 1895, p. 239.
— lactea (GRUBER) XXIII. A. B. I. K., T. 1, 1895, p. 239.
— liquefaciens (FRANKLAND) XII. Mig., T. 2.
— livido-lutescens (STUBENRATH) XII. Das Genus Sarcina, Munich, 1897.
— Lœwenbergii XXIII. A. I. P., 1899, p. 358.
— lutea (FLUGGE) XII. Schroeter. — Flüg.
— luteola (GRUBER) XXXIV. A. B. I. K., T. 1, 1895, p. 239.
— meliflava (GRUBER) XXXIV. A. B. I. K., T. 1, 1895, p. 239.
— mobilis (MAUREA) XII. C. f. B., T. 11, 1892, p. 228.
— nivea (HENRICI) XXIII. A. B. I. K., T. 1, 1894.
— olens (HENRICI) XII. A. B. I. K., T. 1, 1894, p. 94.
— persicina (GRUBER) XL. A. B. I. K., T. 1, 1895, p. 239.
— pseudo-gonorrheae (NAGANO) Tableau B. C. f. B., 1[re] s., Or., T. 82. p. 327.
— pulchra (HENRICI) XXIII. A. B. I. K., T. 1, 1894, p. 89.
— pulmonum (VICHOW) II et XXIII. Hauser, Deutsche archiv f. klin. med., 1887, p. 127. — Gruber, A. B. I. K., T. 1, 1895.
— rosacea. = S. rosea.
— rosea (SCHROTER) XVIII. Lindner, Th., Berlin, 1888. — Gruber, A. B. I. K., T. 1, 1895, p. 239.
— rubra (MENGE) XVIII. C. f. B., 1[re] s., T. 6, p. 596.
— Samesae (SAMES) XXIII. C. f. B., 2e s., T. 4, p. 664.
— striata (GRUBER) XXXIV. A. B. I. K., T. 1, 1895, p. 239.
— sulfurea (HENRICI) XXXIV. A. B. I. K., T. 1, 1894, p. 93.
— superba (HENRICI) XII. A. B. I. K., T. 1, 1894, p. 93.
— variabilis (STUBENRATH) XII. Das Genus Sarcina. Munich, 1897.
— ventriculi (GOODSIR) XXIII. Macé, T. 1, p. 628.

Spirillum roseum (Halibacterium) (FISCHER) **XLI**. Fischer.
— roseum (MACÉ) **XLI**. Macé, T. 2, p. 712.
— rubrum (v. ESMARCH) **XLI**. C. f. B., T. 1, 1887. — Mig.
— de Sanarelli **IX**. A. I. P., T. 7, p. 693. Voir sp. cholerae.
— **serpens** (MULLER) **IX**. Kutscher, Z. f. H., T. 20, 1895, p. 54. — Mig.
— **tenue** (EHRENBERG) **IX**. Kutscher, Z. f. H., T. 20, 1895, p. 56. — Bonhoff, A. f. H., T. 26, 1896, p. 173.
— Vogleri. **IX**. D. m. W., 1893, p. 836. Voir sp. cholerae.
— **volutans** (KUTSCHER) **IX**. Z. f. H., T. 20, 1895, p. 58.
— Zorkendorferi. **IX**. Dieudonné, C. f. B., T. 16, 1894, p. 363.
Spirochaeta. A, B et C (REPACI). Voir Spirillum.
Staphylococcus. Voir Micrococcus.
— cereus aureus = M. aurantiacus (SCHROTER).
— cutis communis (SABOURAUD) = M. epidermidis albus (WELCH).
— de Jungano. = M. Jungani.
Streptobacillus. Voir Bacillus.
— lebenis (RIST ET KHOURY) **XLIX**. A. I. P., 1902, p. 65.
Streptobacterium fœtidum (JACQUE ET MASAY) **VIII**. C. f. B., 1912, 1re s., T. 62, p. 180.
Streptothrix cuniculi (SCHMORL) = Bact. necrophorum (BANG).
Streptococcus. Voir Micrococcus.
— aerophilus (LEWKOWICZ) **XXV**. Arch. de méd. exp., 1901, p. 663.
— agalactiae contagiosae (ADAMETZ) = M. mastitidis (GUILLEBEAU)
— aggregatus **XXV** (SEITZ). C. f. B., 1re s., T. 20, n° 24.
— albidus (HENRICI) **XXV**. A. B. I. K., T. 1, 1894.
— anaerobius (STERNBERG) = M. sputigenus anaerobius.
— articulorum (LOEFFLER) **XXV**. Flüg.
— A (BARBIER) **XXV**. Archiv. de méd. expér., 1892, p. 827.
— B (BARBIER) **XXV**. Archiv. de méd. expér., 1892, p. 827.
— de Bœkhout et de Vries. **I**. Voir Lohnis, C. f. B., 2e s. T. XVIII.
— bombycis (PASTEUR-MACCHIATI) **XXV**. Pasteur, Etudes sur la maladie des vers à soie, Paris, 1879. — Macé.
— de Bonome = M. meningitidis (BONOME).
— de la bouche (MAROT) **XXV**. Arch. de méd. expér., 1893.
— buccal (Roger) = M. buccalis (Roger).
— capsulatus (BINAGHI) = M. Pasteuri.
— coli gracilis (ESCHERICH) = M. gracilis.
— compactus (LEWCOWICZ) **XXV**. Arch. de méd. expér., 1901, p. 663.
— conglomeratus (KURTH) **XXV**. A. K. G., T. 7, 1891, p. 389.
— de Cottet et Tissier. Voir M. pyogenes.
— diphteriae (PRUDDEN) **XXV**. Amer. Journ. of med. sc., 1889, p. 329.
— de Doléris et Bourges **XXV**. Voir Legros, Th., Paris, 1900.
— erysipelatos (FEHLEISEN). Voir M. pyogenes.
— Type d'Espine et Marignac **XXV**. Legros, Th., Paris, 1900.

Tyrothrix (DUCLAUX). Voir Bacillus. — Duclaux, Le lait, Paris, 1889. — Winckler, C. f. B., 2e s., T. 1, 1895.

Urobacillus. Voir Bacillus.
— liquefaciens septicus (KROGIUS) **VII**. Voir Bact. vulgare.
— Schützenbergii (MIQUEL) **VII**. Annales de micrographie, 1889 et 1892. — Flüg.

Vibrio. Voir Spirillum.
— *albis n° 1* (WERNICKE) *Ap. IV*. A. f. H., T. 21, p. 172.
— *albis n° 2* (WERNICKE) *Ap. IV*. A. f. H., T. 21, p. 179.
— *banillensis* (KAMEN) *Ap. IV*. C. f. B., 1re s., T. 18, p. 417.
— Bonhoffi = Sp. n° **1** (BONHOFF).
— butyrique (PASTEUR) = B. amylobacter (M. et B.) = B. butyricus.
— cyanogenus (FUCHS) = Bact. syncyaneum (EHRENBERG).
— *havelensis* (WERNICKE) *Ap. IV*. A. f. H., T. 21, p. 192.
— *Kutscheri* (*Groupe II*) *Ap. IV*. Z. f. H., T. 19, p. 468.
— *Kutscheri* (*Groupe III*). *Ap. IV*. Z. f. H., T. 19, p. 470.
— *Kutscheri* (*Groupe V*). *Ap. IV*. Z. f. H., T. 19, p. 476.
— nasale (WEIBEL) **Tableau D**. C. f. B., II, 1887, p. 465, et IV, 1884, p. 225.
— septique de Pasteur = B. œdematis maligni (KOCH).
— *spermatozoïdes* (LOFFLER) *Ap. IV*. C. f. B., 1re s., T. 7, p. 637.
— subtilis (EHRENBERG) = B. subtilis.
— syncyaneus (EHRENBERG (= Bact. syncyaneum).

Violetter coccus (MASCHEK) = M. violaceus (COHN).

Virus Danysz (*Groupe de Bacill. paratyphosum*) **XXX**. A. I. P., 1900, p. 193.

TABLE DES MATIÈRES

TROISIÈME PARTIE

TABLEAUX DE DÉTERMINATION

QUATRIÈME PARTIE

APPENDICE

MAYENNE, IMPRIMERIE CHARLES COLIN